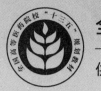

全国高等医药院校"十三五"规划教材

供护理学等专业使用

急危重症护理学

主　编　彭　蔚　王利群

副主编　王　新　战同霞　钱　荣

　　　　　周　燕　何莉莉

编　者　(以姓氏笔画为序)

王　新　广州医科大学护理学院

王　璇　沈阳医学院附属中心医院

王利群　吉林医药学院护理学院

李志芳　山东潍坊市人民医院

何莉莉　荆楚理工学院医学院附属中心医院

张传坤　济宁医学院护理学院

周　燕　河北工程大学医学院

胡　静　沈阳医学院附属中心医院

胡倩倩　安徽中医药大学

战同霞　潍坊医学院

钱　荣　蚌埠医学院

彭　蔚　荆楚理工学院医学院

谢　虹　蚌埠医学院

U0350141

华中科技大学出版社
http://www.hustp.com
中国·武汉

内 容 简 介

　　本教材为全国高等医药院校"十三五"规划教材。

　　本教材共十三章,包括绪论、院前急救、现场急救技术、急诊科的护理工作、急性中毒的救护、常见理化因素所致疾病的救护、常见各系统急症、常用急救技术、体外生命支持、重症监护病房的护理工作、重要脏器功能的监测及护理、机械通气、多器官功能障碍及衰竭的护理。

　　本教材供护理学等专业使用。

图书在版编目(CIP)数据

　　急危重症护理学/彭蔚,王利群主编.—武汉:华中科技大学出版社,2017.1(2021.3重印)
　　全国高等医药院校"十三五"规划教材
　　ISBN 978-7-5680-1643-8

　　Ⅰ.①急…　Ⅱ.①彭…　②王…　Ⅲ.①急性病-护理学-医学院校-教材　②险症-护理学-医学院校-教材
Ⅳ.①R472.2

　　中国版本图书馆 CIP 数据核字(2016)第 059852 号

急危重症护理学

Jiwei Zhongzheng Hulixue

　　　　　　　　　　　　　　　　　　　　　　　　　　　　　　　彭　蔚　王利群　主编

策划编辑：荣　静
责任编辑：余　琼　荣　静
封面设计：原色设计
责任校对：何　欢
责任监印：周治超
出版发行：华中科技大学出版社(中国·武汉)　　　　电话：(027)81321913
　　　　　武汉市东湖新技术开发区华工科技园　　　　邮编：430223
录　　排：华中科技大学惠友文印中心
印　　刷：武汉中科兴业印务有限公司
开　　本：787mm×1092mm　1/16
印　　张：18.5
字　　数：479千字
版　　次：2021 年 3 月第 1 版第 2 次印刷
定　　价：46.00 元

全国高等医药院校"十三五"规划教材编委会

前 言
QIANYAN

急危重症护理学是一门具有很强综合性的护理学科。本教材参考目前国内外急危重症护理最新理论和技术进展,力求突出先进性、前瞻性、创新性和实用性的原则。根据国际急救医学从心肺复苏研究重点转向灾难医学研究,在全球"国际减灾十年"计划中突出三个方面的职能,即紧急救援系统、预防与计划、灾害预防及应急准备。故而将灾难护理这个内容提至在院前急救章节里面讲述,按照"先救命,后治病"原则,重新整合各项病种的衔接性和关联性,更加突出培养学生的急救意识,以达到临床中所需实用性人才的培养目标。

本书结合国内外最新资料和编者丰富的临床与教学经验,保证教材编写内容新颖及精选,层次分明,拓宽急危重症护理学的范围。全书共分为四个板块十三章。具体内容:第一板块是急危重症护理学总论,包括急危重症护理学的发展与现状、急危重症专科护士培训及资质认证;第二板块是院前急救,包括院前急救机构设置及配备、灾难护理、院前急救的工作模式及管理、现场急救技术;第三板块是急诊护理,包括急诊科的工作任务和设施、急诊科护理人员素质要求、急性中毒的救护、常见理化因素所致疾病的救护、常见各系统急症、常用急救技术、体外生命支持;第四板块是危重症护理,包括重症监护病房的护理工作、重要脏器功能监测及护理、机械通气、多器官功能障碍及衰竭的护理。

本教材主要供全国高等医药院校护理专业本科生使用,也可供在职急危重症护理工作者参考。

在本教材编写过程中各编者精诚合作,作风严谨求实,不辞辛苦,对书稿内容进行了反复斟酌和修改。多名未署名专家协助认真审校书稿。本教材的编写得到了荆楚理工学院、吉林医药护理学院、广州医科大学护理学院等主编及参编单位领导和专家的鼓励与支持,在此一并深表感谢!但由于水平有限,时间仓促,难免有疏漏和不妥之处,恳请广大师生和临床护理工作者不吝指正。

彭 蔚　王利群

目 录

MULU

第一章　绪论 / 1
　第一节　急危重症护理学概述 / 1
　第二节　急危重症护理学的学科特点与学习要求 / 4
　第三节　急危重症专科护士培训及资质认证 / 5
第二章　院前急救 / 7
　第一节　院前急救概述 / 7
　第二节　院前急救的工作模式及管理 / 11
　第三节　灾难护理 / 15
第三章　现场急救技术 / 38
　第一节　心搏骤停与心肺复苏 / 38
　第二节　呼吸道异物梗阻的现场急救 / 47
　第三节　创伤的现场急救 / 50
第四章　急诊科的护理工作 / 76
　第一节　急诊科的工作任务和设施 / 76
　第二节　急诊科的管理要求 / 85
　第三节　急诊患者的分诊 / 87
　第四节　急诊患者的心理护理 / 93
第五章　急性中毒的救护 / 97
　第一节　概述 / 97
　第二节　有机磷杀虫药中毒 / 104
　第三节　一氧化碳中毒 / 107
　第四节　镇静催眠药中毒 / 111
　第五节　细菌性食物中毒 / 113
　第六节　急性酒精中毒 / 117
第六章　常见理化因素所致疾病的救护 / 120
　第一节　中暑 / 120
　第二节　淹溺 / 123
　第三节　触电 / 126
　第四节　蛇咬伤 / 130
第七章　常见各系统急症 / 135
　第一节　呼吸系统急症 / 135
　第二节　循环系统急症 / 141
　第三节　消化系统急症 / 150

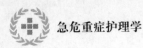

第四节　代谢系统急症 / 157
第五节　神经系统急症 / 163

第八章　常用急救技术 / 170
第一节　高级生命支持概述 / 170
第二节　人工气道管理 / 173
第三节　动静脉通路建立技术 / 187
第四节　与呼吸相关的技术 / 192
第五节　胸腔穿刺与闭式引流术 / 196
第六节　除颤和除颤仪的维护与检测 / 199
第七节　洗胃技术 / 201

第九章　体外生命支持 / 203
第一节　ECMO 概述 / 203
第二节　ECMO 的建立 / 208
第三节　ECMO 的护理管理 / 209

第十章　重症监护病房的护理工作 / 217
第一节　ICU 概述 / 217
第二节　ICU 的设置与要求 / 218
第三节　ICU 的病室管理 / 219
第四节　ICU 的感染管理与控制 / 224
第五节　急危重症患者的心理护理 / 227
第六节　急危重症患者的营养支持 / 229
第七节　急危重症患者的护理记录 / 235

第十一章　重要脏器功能的监测及护理 / 238
第一节　循环功能监测及护理 / 238
第二节　呼吸功能监测及护理 / 247
第三节　肾功能监测及护理 / 252
第四节　神经系统功能监测及护理 / 255

第十二章　机械通气 / 259
第一节　概述 / 259
第二节　机械通气方式 / 263
第三节　呼吸机的使用和护理 / 264
第四节　呼吸机的撤离 / 269

第十三章　多器官功能障碍及衰竭的护理 / 272
第一节　概述 / 272
第二节　多器官功能障碍及衰竭的病因与发病机制 / 274
第三节　多器官功能障碍及衰竭的诊断标准 / 276
第四节　多器官功能障碍及衰竭的临床综合治疗对策 / 277
第五节　多器官功能障碍及衰竭的监测与护理 / 279

中英文名词对照 / 282

参考文献 / 285

第一章 绪 论

学习目标

识记：急诊医疗服务体系和急危重症护理学的概念。

理解：叙述急危重症护理学的研究范畴、学科特点与学习要求。

应用：阐述急危重症护理学发展史和急危重症护士资质认证的趋势。

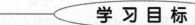

导学案例

当你在旅途中，突然听到有人大声叫喊，过去一看，见一妇女晕倒在地，意识丧失、面色苍白，呼吸、心跳停止。请问：

1. 作为一名护理学专业的学生，你应该怎么办？

2. 你是否知道专用呼救电话？

急危重症护理学（emergency and critical care nursing）是护理学、急诊医学和危重症医学的重要组成部分，以挽救患者生命、提高抢救成功率、促进患者康复、减少伤残率、提高生命质量为目的，以现代医学科学、护理学专业理论为基础，研究急危重症患者抢救、护理和科学管理的一门综合性应用性学科。

急危重症护理学不仅是一门很年轻的学科，也是一门解决急性病和危重病的学科。伴随国际急救医学研究重点从心肺复苏转向灾难医学，其在全球"国际减灾十年"计划中突出了三个方面职能，即紧急救援系统、预防与计划、灾害预防及应急准备。而当前需要研究的是如何更迅速、更有效、更有组织地抢救急危病例，以及处理"灾难医学"所遇到的问题。

目前，在全世界范围内已形成了由院前急救、医院急诊科（室）救治、重症监护病房（intensive care unit，ICU）救治三部分组成的急诊医疗服务体系（emergency medical service system，EMSS）。医院急诊科、院前急救、重症监护病房是与 EMSS 密不可分的，在急危重症患者实施救治和重症监护中起着关键作用。

第一节 急危重症护理学概述

一、急危重症护理学的研究范畴

急危重症护理学的研究范畴包括：院前急救、急诊科抢救、危重症救护、灾难护理、急救医疗服务体系的建立和完善、急危重症护理人才的培养和科学研究工作等内容。

（一）院前急救

院前急救也称院外急救，是急诊医疗体系中首要环节，它是指急危重症患者进入医院前的医疗救护，包括患者发生伤病现场对医疗救护的呼救、现场救护、途中监护和转运等环节。它的主要任务是对未进入医院的急危重症患者实施现场和送院途中的救护，以及转院患者途中的监护与救治，参与大型社会活动的重要外宾的医疗预防。它具有紧急、体力强度大、急救环境和条件差、任务不确定性、病种涉及学科多，且有一定的危险性等特点。

（二）急诊科抢救

急诊科抢救是院前急救的延续，是急诊医疗体系的第二个重要环节，也称为院内抢救，是指院内急诊科医护人员接收各种急危重症患者，对其进行抢救治疗和护理，并根据病情变化和轻重缓急，对患者进行正确的分诊和救治。

医院急诊除了需要独立成区和配备合格的装备外，还需要组建一支具有足够固定编制及高素质、快速反应的医疗团队，同时建立合理的管理模式、可行的制度，以达到高效率、高质量的救护目的。

（三）危重症救护

危重症救护是指受过专门培训的医护人员在备有先进监护设备和救治设备的重症监护病房，接收由急诊科和院内相关科室转来的急危重症患者，对各种严重疾病或创伤，以及继发于各种严重疾病或创伤的各种并发症患者进行全面监护及治疗护理。其主要研究范围：危重症患者的监护与治疗；ICU 人员、设备的配置和管理；ICU 技术。

（四）灾难救护

灾难伴随着人类社会的发展，千百年来从未停止过，人们也不断地增长抗击灾难的能力。灾害事故从广义上讲涵盖包括自然灾害在内的所有灾害，从狭义上讲主要是指突发的社会安全和公共卫生事件，包括各种工业事故、交通事故、火灾、爆炸、毒气泄漏、放射性物质泄漏、烈性传染病及恐怖袭击等。

在整个灾难救助工作中，医疗救援是其中一个非常重要的环节。由于突发事件和灾害事故的应急处理不同于正常的医疗工作，因此，如何有预见、有针对性地开展应急救治，成为现代急救医学面临的重大课题。

（五）急救医疗服务体系的建立与完善

急诊医疗服务体系是集院前急救、院内急诊科救治、重症监护病房救治和各专科的"生命绿色通道"为一体的急救网络，即院前急救负责现场急救和途中转运，急诊科、ICU 负责院内救护。它既适合于平时的急诊医疗工作，也适合于大型灾害或意外事故的急救。一个完整的急诊医疗体系包括完善的通信指挥系统、现场救护、有监测和急救设备的运输工具、高水平的医院急诊科服务和强化治疗。急救医疗服务体系的研究重点是如何建立、充实和完善高质量、高效率的急救医疗服务体系。

（六）急危重症护理人才的培训和科学研究工作

随着急危重症护理学的迅速发展，护理人才的培养已成为急诊医学、急诊科规范化建设的关键所在。因此，为了满足急危重症患者对急救护理的日益需求，提高急危重症护理水平和抢救成功率，我们应将急危重症护理学教学、科研、实践紧密结合，以适应急危重症护理学的快速发展。

二、急危重症护理学的发展与现状

急危重症护理学是与急诊医学及危重症医学同步建立和成长起来的,在我国它经历了急诊护理学、急救护理学、急危重症护理学等名称上的不断演变,涵义也得到了极大的拓展。目前,我国急危重症护理学发展处于初级阶段,整体发展不平衡。但是,急危重症护理学作为一门独立学科或专业逐渐为政府和医学学术界所接受。特别是在开展医院管理年、三级医院评审活动中,急诊科成为各医院考察的重点科室,促进了急危重症护理学的发展。

现代急危重症护理学的起源,可追溯到19世纪弗洛伦斯·南丁格尔(F. Nightingale)的年代。19世纪50年代英国、俄国、土耳其在克里米亚交战期间,南丁格尔率领38名护士前往战地医院对英国伤病员进行救护,在短短6个月的时间内收治了6万余名伤病员,并且使前线战伤士兵的死亡率由42%下降到2%,这充分说明急危重症护理工作在抢救危重伤病员过程中的重要作用。

同时,南丁格尔在医院手术室旁设立手术后患者恢复病房,患者进行护理的时候提供住所,这不但被称为护理学和医院管理上的革命,而且,也被传统观念认为是ICU的起源。20世纪50年代脊髓灰质炎的流行导致了延髓疾病呼吸衰竭通气支持的需要。美国洛杉矶医院用50多台"铁肺"(呼吸机)抢救呼吸衰竭的患者,为ICU的雏形奠定了基础。"铁肺"成功的应用让医学界看到了希望,也认识到了抢救设备和专业技术的重要性。从此,确立了抢救危重患者的两个主要环节:急症抢救和重症监护。

20世纪70年代,全世界均开始重视现场急救,积极培养急危重症专业技术人员,普及急救知识,为抢救急危重症患者争取时间。1975年5月,国际红十字会参与了在联邦德国召开的有关高级保健指导研究的急救医疗会议,提出了急救事业国际化、国际互助和标准化的方针,确立了急救车装备必要仪器(使急救车真正成为院前急救单元)、急救号码的统一及急救情报方面的交流等急救基本建设问题。

20世纪80年代,北京、上海等地正式成立了急救中心,各医院也先后建立了急诊科和ICU,促进了急诊医学与急危重症护理学的发展,开始了急危重症护理学发展的新阶段。1986年11月,我国通过了《中华人民共和国急救医疗法》。从此,急救工作加快发展,设立全国统一呼叫号码"120"。此后,国家教育部将急危重症护理学确定为护理学科的必修课程,中华护理学会及护理教育中心每年举办急危重症护理学习班,为开展急危重症护理工作及急危重症护理教育培训人才,将现代急危重症护理观、急危重症护理技术由医院内延伸到现场、扩展到社会。

我国现在每个二级以上的医院均设有急诊科,地市级城市均有急救中心或急救站。许多医学院校还成立了急危重症护理学教研室或急诊医学系。但是,目前我国急危重症护理学存在的问题主要包括以下两个方面。

(1)尚未建立急诊科专科护士的培训和准入制度。由于我们尚无独立的急危重症护理专业化培养体系和准入制度,导致目前从事急诊工作的护士缺乏专业化急危重症护理知识培训。因此,很多急诊从业人员素质参差不齐,许多急诊操作不规范,对最新的急诊医学发展也缺乏深入的了解。

(2)急诊科结构模式混乱。我国急诊科目前尚未形成统一模式。在一些重视急诊科的医院,急诊科人员和设备配置及学科发展情况稍好。但在那些急诊科不被重视的医院,人员结构不合理,设备配置严重不足。合理的急诊科结构模式应是院前急救、院内急诊科和急诊 ICU 三位一体的结构模式。院前急救是急诊的突击队或先锋队,院内急诊科是急诊的桥头堡,而急诊 ICU 则是大本营,三者相互依从,构成一个急救生命链,有利于急危重病患者的抢救。

尽管目前我国急危重症护理学的发展存在问题,但其仍是一个很有发展前途的新兴学科,其主要有如下几方面原因。

(1)随着我国经济的发展,人们生活水平不断提高,也要求更快捷有效质量更高的急救医疗服务。

(2)随着社区医疗制度逐渐完善,很多慢性病、常见病和多发病有望在社区医疗机构得到有效诊治,而由社区转来的危急病救治则是院前急救、医院急诊科责无旁贷的工作。

(3)现代医学进展使专业分化越来越细,许多专科理论知识和临床技能日益专一化,有的仅是某种疾病的专家。而患者是一个整体,特别是老年患者常有多种慢性病同时存在,某种慢性病急性发作或在许多慢性病的基础上出现新的急性病,急诊科医护人员应该有能解决这些急症的专家。

(4)一些重大突发公共卫生事件如禽流感、SARS 等,还有交通事故伤及地震、海难等意外灾害事故都要求有常备不懈的灾难救治和急救医学队伍。急危重症护理学较其他发展较为成熟的护理学科而言,目前处于初步发展阶段,但最具发展活力,就像一块白色的画布,等待着未来的急危重症护理人员去描绘出美丽的图画。

第二节　急危重症护理学的学科特点与学习要求

一、急危重症护理学的学科特点

急危重症护理学是一门跨学科的综合性学科,它的学科特点:素质要求高、涉及知识范围广、技术技能要求高。

急危重症护理学也是一门新兴边缘的护理学科,与临床各护理专科均有着密切关系,是临床各科危重急症抢救的第一环节,急诊护士更是抢救患者的前沿哨兵;临床各科急危重症的快速诊断、有效抢救与合理转归都与其有着密不可分的关系;急危重症护理学不以系统器官定界而是以病情急缓和程度界定护理活动范围。而且,急诊患者处于疾病的早期阶段,不确定因素多;危重患者在作出明确诊断前就要给予医疗护理干预;来诊患者常以某种症状或体征为主导,而不是以某种病为主导;病情轻重相差甚大,从伤风感冒到心搏、呼吸骤停;患者和家属对缓解症状和稳定病情的期望值高;急诊科工作随机性强,劳动强度大,不确定因素多,是医患纠纷高发科室。所以,急诊医护人员必须具有特殊的临床思维方式、知识体系和临床护理专业技能,这就给急诊医护人员的专业知识和专业素质提出了更高的要求。

二、急危重症护理学的学习要求

急症危重症护士是护理队伍中的特种兵,要求能在任何时间、任何地点和任何医疗环境中作出快速而准确的治疗护理决定。具体而言,学好急危重症护理学,成为一名合格的急症危重症护士的素质主要包括以下几点。

1. 培养良好的职业道德　首先要求有较强的责任心,因为很多急危重症患者生命体征极度不稳定,再加上应诊时间短,不可能在短时间内了解患者的全部病情。因此要求分诊护士多看、多问,不放过任何蛛丝马迹。对于一个急危重症科护士,职业道德比医疗技术更为重要。

2. 广博的护理理论知识和过硬的专业技能　急诊科护士不但要求掌握广博扎实的基础护理理论,具备各临床专业的知识和操作技能,还要掌握各种急诊抢救技术,如心肺复苏技术、现场急救技术、中毒抢救等。这些是急危重症护理学的专业基础,能够保障其在错综复杂、险象环生的急症病情中,找出患者最关键的问题,作出正确决定,做好医生的左膀右臂。另外,急诊科护士还应掌握一些法律知识,因为急诊科是一个容易发生医疗纠纷的科室。

3. 严谨的工作态度　急危重症工作中经常会碰到危急患者,诊治时间十分有限,有的患者甚至一进入急诊室即先进入抢救过程,根本来不及了解病史。正因为如此,急诊科护士必须具备一丝不苟、严谨认真的工作态度,勤查勤问、认真观察、反复思考等良好的工作习惯,详细地做好抢救记录。

4. 良好的心理素质与应变能力　急诊科护士不仅要面对各种急诊患者,特别是对病情危急患者,其家属往往心情焦急,容易情绪失控,而且急诊科还经常会面对酗酒闹事者、吸毒者、打架斗殴者等。这都要求急诊科护士要有良好的心理素质,处乱不惊,有条不紊地按照科学方法和操作规范处理患者。"时间就是生命"这句话对急诊工作而言最具代表性。对于病情危急的患者,要求急诊科护士具有良好的应变能力,能够果断决策。而这些素质的形成,有赖于平时临床经验的积累、对患者的责任感和严谨的工作态度。

5. 良好的管理协调、沟通能力　急危重症科抢救工作要做到有条不紊、忙而不乱,护士的管理能力、沟通协调及团队意识一定要强。能否排除抢救护理中的各种障碍,准确及时遵医嘱使用抢救器械和药品,协调好各方面的关系,迅速,准确地对外联系,安抚好患者及家属的情绪,方方面面都有可能影响抢救工作的顺利进行。

6. 学习和创新能力　急危重症医学发展迅速,急危重症护士的知识结构也在不断地更新,学习急危重症护理必须具备良好的自学习惯和在工作中不断总结经验、研究创新的能力。只有这样才能适应日新月异的急诊医学知识,才能正确指导平时急危重症患者抢救工作。

第三节　急危重症专科护士培训及资质认证

一、国内外急危重症护士培训

急危重症护士作为抢救急危重症患者的生力军,积极培养专业的高、精、尖护理人才,加强急危重症专科护士的培训是国内外的共识。

美国急危重症专科护士的培训始于20世纪30—40年代,早期通过对护士进行短期在职培训,使之成为急危重症护理领域的专家。后来,大学专门开设了急危重症专科护士研究生专业系统的培训。加拿大、英国等国家急危重症护士的培训始于20世纪60年代,有专科证书课程和研究生学位课程两种形式。日本急救医学会护理分会在1981年制定了急救护理专家的教育课程和实践操作标准,急救护理专家的课程主要在日本护理学会的研修学校中实施。

我国急危重症专科护士培训起步较晚,但已得到重视。目前,各大医学院校均开设急危重症护理学必修科目。各大医院也积极组织急危重症护士进行在职的培训,培养急危重症专业的护理专家。在人员的选拔上也有一定的要求,参加急危重症专科护士培训必须是取得护理专科文凭、护士执照,且在急诊科、ICU 工作满 2 年的护师。除此之外,三级以上医院也进行了急危重症专科护士培训基地的建设与完善工作。

各国的培训课程不尽相同,但都注重急诊专科护士的应急应变能力、快速评估能力、过硬的操作技能,旨在培养综合能力强的专业人才。

二、国内外急危重症护士的资质认证

发达国家对急危重症护士已实行资质认证制度,注册护士经过培训后方可成为专科护士,为了保证护理工作质量,这些国家还对证书的有效期作了明确的规定,需定期进行资格审查。

我国的专科护士资质认证还不是很成熟,没有统一的标准,仅在北京、上海等城市开始了急危重症专科护士的认证工作。而且,培训后的专科护士因为种种原因转岗现象比较严重。

小结

本章着重介绍了急危重症护理学的概述(包括急危重症护理学的研究范畴、发展与现状)、急危重症护理学的学科特点与学习要求、急危重症专科护士的培训及资质认证,让学生明确了合理的急危重症结构模式应是院前急救、院内急诊科和急诊 ICU 三位一体的结构模式。院前急救是急危重症的突击队或先锋队,院内急诊科是急诊的桥头堡,而急诊 ICU 则是大本营,三者相互依从,构成一个急救生命链,有利于急危重症患者的抢救。为后续章节的学习奠定基础。

(彭 蔚)

思考题

简答题

1. 急危重症护理学的研究范畴有哪些?
2. 急危重症护理学的发展和现状如何?
3. 简述急诊医疗服务体系的概念,以及院前急救、院内急诊科、急诊 ICU 三者的关系。
4. 展望未来急危重症专科护士资质认证的趋势及发展远景。

第二章 院前急救

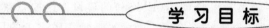

导学案例

患者，男性，48 岁。在高空作业时不慎坠落致螺旋钢筋穿透头颈部，立即呼叫 120 急救人员。现场查体：神志清楚，左侧瞳孔约 5.0 mm，对光反射消失，右侧瞳孔约 2.0 mm，对光反射迟钝，患者被动体位，头部可见一约 90 cm 螺旋钢筋自左侧头顶穿过头部从左侧下颌穿出，两端残端外露。请问：

1. 现场护士该如何进行急救？

2. 转运途中护士应如何监测病情及相关注意事项？

传统院前急救（prehospital emergency medical care）是急诊医疗服务体系的一个重要组成部分，是指伤者或患者进入医院前的医疗急救；现代院前急救则指伤者或患者进入固定医院前的医疗救治，其中包括在野外移动医院内的各种救治。院前急救已从简单的现场和入院前的普通急救向基于通信、急救、运送及野外移动医院紧急处置"四位一体"的现代院前急救模式转变。

第一节　院前急救概述

一、院前急救的概念

院前急救（prehospital emergency）是指到达医院前急救人员对急症和（或）创伤患者开展现场或转运途中的医疗救治。院前急救有广义和狭义之分，广义是指当患者突然急症发作或遭到意外伤害时，救护人员或目击者对患者立即救治，以达到保全生命、缓解疼痛和防止疾病恶化的行为的总称。狭义是指由通信、运输和医疗基本要素所构成的专业急救机构，在患者到达医院前实施的现场救治和途中监护的医疗活动。二者的区别为是否有公众参与。

院前急救主要包括四层含义：患者发病地点在医院以外，急救的时间是在进入医院以前；患者的病情紧急、严重，必须进行及时抢救；院前急救是患者进入医院以前的初期救治，而不是救治的全过程；经抢救的患者需要及时、安全地输送到医院进行延续、系统救治。

随着人类对健康维护的观念的改变、医学技术的进步和各类突发事件的增多，院前急救越发凸显其重要性。一是院前急救是急诊医疗体系的重要组成部分和最前沿阵地；二是院前急救是城市和地区应急防御功能的重要组成部分；除此之外，院前急救效率和质量直接影响后续的院内救治，关乎生命，关乎健康，关乎民生，关乎社会和谐。

现代急救管理的集中点是重视院前急救、规范医院急诊科管理和强化监护病房管理三方面的内容，落实在组织建设上为不断完善急救医疗体系（EMSS）的建设。这种急救管理模式的最大特点就是改变了过去只局限在狭隘的医院急诊科范围内被动地等候患者的局面，扩大到走出医院"围墙"，同时致力于院前急救。院前急救并不仅仅是急救站的事，也不只是抢救危急患者时在场的人们的责任，因为医院急诊科的设备装备得再好，急诊科的技术人员配备得再多，如果不重视院前急救，如果没有院前急救的有效救治，致使患者失去了抢救时机，那么急诊科将是一事无成。重视院前急救，并非可以不重视医院急诊科管理和建设，而是应该做好院前急救和医院急诊科工作之间的联系衔接和合作配合，因为院前急救是短暂的，是应急性的，经过简单急救后，患者还要转送到医院急诊科继续救治；做好途中运送和救治其目的是为了争取抢救时机，保证将患者运送到医院得到更好的救治；没有医院的继续救治，院前急救的效果也是很难巩固的，甚至会有继续恶化的可能性。

二、院前急救的特点

（一）社会性强、随机性强

院前急救活动涉及社会各个方面，使院前急救跨出了纯粹的医学领域，这就是其社会性强的表现。随机性强则主要表现在患者何时呼救、重大事故或灾害何时发生往往是个未知数，永远不知道下一步会发生什么，需要院前急救人员时刻准备着。

（二）时间紧急

时间紧急表现在两个方面，一是行动急：一有"呼救"必须立即出车，一到现场必须迅速抢救。不管是危重患者还是急诊患者，几乎都是急病或慢性病急性发作，必须充分体现"急在时间之前，救在生死之间"的急救理念，紧急处理，不容迟缓。二是病情急：需要院前急救的患者往往发病急，有的甚至病情危重。突如其来的意外让多数患者及其亲属心理上出现焦急和恐惧，要求迅速送往医院的心理十分迫切，即使对无生命危险的急诊患者也不例外。院前急救人员，要求迅速到达现场，要充分注意患者及其家属的心理上焦急和恐惧的特点，不论是一般急诊患者还是危急垂死患者都要毫不拖延地运送以满足患者及其家属的要求。因此要求救护人员常备不懈、保持车辆完好状态，做到随叫随出。

（三）流动性大

平时救护车一般在本区域活动，而急救地点可以分散在区域内每个角落。患者的流向一般也不固定，它可以是区域内每一个综合性医院（有固定接收医院的地区除外）。遇有特殊需要，如有突发灾害事故时，可能会超越行政医疗区域分管范围，如可能到邻近省、市、县帮助救援，前往的出事地点其往返距离常可达数百公里。

（四）急救环境条件差

现场急救的环境大多较差，如狭窄的地方难以操作，暗淡的光线不易分辨；有时在马路街头，围观人群拥挤、嘈杂；有时事故现场的险情未排除，可能造成人员再损伤；运送途中，救护车振动和马达声常使听诊难以进行，触诊和问诊也受影响。要求医护人员在技术操作上、急救基本功上都有较好的熟练技能。

（五）病种涉及多科

院前急救的患者科目是多种多样的，因此要求救护人员在较短时间对患者病种科目作出初步筛选、诊断和处理，要求救护人员掌握全科的知识和技能，能自然地应付各科急诊患者，这是院前急救十分重要的特点，尤其在发生重大事故进行现场救护时，如果过分强调专科是对急救工作十分不利的。

（六）体力消耗较大

院前急救的现场是各种各样的，可能要爬高楼或高坡，也可能穿街过巷到车辆无法到达的地方，甚至是布满荆棘的地方，医护人员身背急救箱既要救治患者，又要指导和帮助搬运患者，因此消耗体力较大，要求有强健的体魄。

（七）对症急救是主要任务

通常在院前急救时没有足够的时间来给医护人员进行鉴别诊断。他们的主要任务是对症急救，是针对生命指征的问题尤其是心、肺、脑功能衰竭进行复苏，以及对外伤的止血、包扎、固定和搬运等能使患者初步得以救生的各种对症急救。

三、院前急救的任务及救治原则

（一）院前急救的任务

院前急救的主要任务包括以下三个方面。

1. 对呼救伤患者进行现场急救和运送 要求接到呼救电话或其他方式的信息后，救护车（或救护艇）要立即出动，医护人员要随车（或随艇）前往尽快到达现场，进行现场急救后，迅速安全地将患者送到就近的合适的医院急诊科（室）。根据我国情况，呼救伤患者中一类是生命有危险的患者，如急性心肌梗死、窒息、大出血、昏迷患者等，称为危重患者，占 $10\%\sim15\%$，其中要就地进行复苏抢救的特别危重患者不足 5%；另一类是病情紧急但短时间内不会发生生命危险的患者，如骨折、急腹症、普通外伤患者等，占呼救患者中的大多数，在进行简单现场处理后，就近送到合适医院或特约医院治疗。

2. 对各类灾难遇难者进行院前急救 如水灾、火灾、地震等自然灾害及战场救护等，在现场救护并组织合理分流运送，在这种现场急救中还关系到救护人员自身的安全问题。

3. 特殊任务的救护值班 如大型会议、重要会议、比赛等，在现场做好医疗保障工作。

（二）院前急救的救治原则

院前急救的基本原则是先救命，后治病。当急救人员到达现场后，首先迅速果断地处理直接威胁患者生命的伤情或症状，同时迅速有效地对患者进行全身的体检，这对因创伤所致的昏迷患者，从外观上不能确定损伤部位和伤情程度时尤为重要。院前急救必须遵守以下六条原则。

1. 先排险后救护 先排险后救护是指在进行现场救护前应先根据现场情况排除险情后

再进行救护。目的是防止继续损伤或再损伤，确保现场人员安全。

2. 先重伤后轻伤 先重伤后轻伤是指遇有危重或较轻的患者，应优先抢救危重者，后抢救较轻患者。如遇批量伤员，应在有限的时间、人力、物力情况下，在遵循“先重后轻”原则的同时，重点抢救有生存希望的患者；如果有心搏骤停同时伴有骨折者，应先复苏后固定；如果有大出血同时伴有创口者，应先止血后包扎。

3. 先救治后运送 先救治后运送是指在接到呼救后立即赶赴现场，先进行现场的紧急救治，待病情许可方可转运，否则易引起转运途中病情加重或死亡。在搬运患者特别是危重患者时，医护人员必须步调一致，重视并合理运用搬运技术，在运送医院途中，不要停止抢救措施，持续观察病情变化，少颠簸，注意保暖，应尽量减少患者的痛苦，减少死亡率，将患者安全护送到目的地。

4. 急救与呼救并重 急救与呼救并重是指在现场抢救患者时，应分工与合作，急救与呼救同时进行，以尽快争取到急救外援。需要强调的是当一个人在急救现场时，先处理危及生命现状，再呼叫援助；当有两人以上在急救现场时，合理分工，边急救边呼叫援助，决不能仅仅等待援助。

四、院前急救的现状与发展趋势

国外院前急救始于19世纪初，院前急救发展经历了一个漫长的过程，已逐步形成了一套较成熟的与各国国情相适应的体系。国内的院前急救始于20世纪50年代初，院前急救体制起步较晚，但发展速度快。我国的院前急救共分为三个阶段：第一阶段即改革开放之前，基本上是纯粹的救护车转运服务；第二阶段是改革开放到本世纪初，我国的院前急救逐步形成了集“独立型、院前型、依托型、指挥型”为一体的运作模式；第三阶段是在2003年SARS后，中国的院前急救飞速发展，成为了集“医学急救、灾难救援、医疗保障、危重病监护转运”等功能为一体急诊医疗体系。

知识链接

院前医疗急救机构于20世纪50年代始成立，常称为急救中心或紧急救援中心，没有统一的体制，现主要有四种运行模式：一是独立型模式，是指急救中心的管理和运行完全单独且具有法人资质的机构，财务独立核算，从受理急救电话到患者送达医院均由急救中心负责；二是依托型模式，从管理体制上讲，急救中心属于一个独立机构，但设在医院内，部分急救人员、救护车、急救设备和经费支出靠医院解决，由政府和医院共同投入解决中心的运行成本；三是依附型模式，不作为一个独立机构，不但设在医院内，而且急救人员、救护车、急救设备和经费支出全部靠医院解决，属于医院的一个部门；四是指挥型模式，急救中心是一个具有独立法人的机构，但承担的职能仅仅是受理急救电话，调度指挥其他医院的救护车和人员到现场进行急救。

（一）院前急救的现状

1. 西方院前急救的现状 英美急救模式、法德急救模式均有国家急救法律保障，政府投入恒定；城市报警电话号码统一，调度指挥采用计算机平台；急救人员为医学院校毕业生，培训规范；待遇类同警察，队伍稳定；发展较为成熟。

2. 中国院前急救现状 中国的急救法律不成熟，部分地区（广州市、杭州市等）有法规，但政府投入不足,重视不够。急救人员为医学院校毕业生,培训欠规范,待遇偏低,晋升困难,队伍不稳定。城市报警电话分医疗、警务、消防等几种,报警信息未联网,调度指挥为计算机平台和电话两种。车载医疗装备参差不齐,仅北京等少数城市拥有专用医用直升机。

▌知识链接▐

《杭州市院前医疗急救管理条例》(以下简称《条例》)是杭州市人大常委会2014年的正式立法项目。2014年6月27日,杭州市人大常委会审议通过。2014年9月26日,浙江省人大常务委员会审议批准公布。2015年1月1日起正式施行。《条例》三十条规定:"公民发现急、危、重伤病员时可以拨打'120'电话呼救。鼓励经过培训取得合格证书、具备急救专业技能的公民对急、危、重伤病员按照操作规范实施紧急现场救护,其紧急现场救护行为受法律保护,不承担法律责任。"这是全国首个明确急救免责的法律法规。不过《条例》也规定,必须"经过培训取得合格证书"才能够享有该权利。

目前,国内尚没有一个统一的院前急救模式,多种模式并存,急救人员大多不固定,在岗的院前急救人员业务水平、专业急救技能及综合素质参差不齐,影响了院前急救的水平。另外,各行政区发展也不平衡。

(二)院前急救的发展趋势

西方国家院前急救体系处于发展成熟阶段,但依然存在"急救盲区"。因此,国外一直在持续改进,以提高院前急救的质量。

中国院前急救机构与20世纪50年代始成立,虽然起步较晚,但已经逐步得到政府和公众的重视,目前迫切的工作在于:①国家应通过立法,制定政策,确立院前急救的公益性和资金保障机制。②院前急救医学应列入医学院必修课程,医务工作者必须掌握院前急救知识。③建立院前急救准入标准,保障急救人员的福利、晋升方向。④出台急救技术指南,规范院前急救工作。⑤研发通信、运输、急救设备器械,适应院前急救需要。⑥加强急救网络建设,完善地区的院前急救网络布局。⑦大力宣传普及自救互救,落实预防为主,"三分提高,七分普及"的原则,使之与专业的院前急救衔接。

第二节 院前急救的工作模式及管理

一、院前急救的机构设置及配置

一个完整的急诊医疗服务体系包括完善的通信指挥系统、现场救护、有监测和急救设备的运输工具、高水平的医院急诊科服务和强化治疗。院前急救作为整个急诊医疗服务体系中的首要环节,是降低急危重症患者死亡率和伤残率的关键。院前急救被世界各国广泛认同并通过医疗部门来实施。

我国院前急救机构大致可以分为以下几种模式:一是广州模式,这是由市急救指挥中心负责,以若干个医院急诊科成为一区域中心,实行分区域分科负责急救工作的模式,指挥中心与各片医院无直接行政隶属关系,但负责进行调度指挥,并负责与其他系统如公安、消防等的联络协作,以应付重大突发事件,负责急救情报收集研究,负责群众性急救知识培养。医院接指挥中心通知后派车并配备医护人员赴现场急救后将患者运送回本院继续救治。二是重庆模式,这是依托医院展开院前急救。三是上海模式,这是由医疗急救中心站及其所属分站与市内一些医院紧密协助的模式,即分站设在区、县中心医院,通过中心站调度后由分站派车到现场急救,将患者送到分站所在医院或到患者特约劳保医院继续救护。四是北京模式,即独立型的院前急救、院内结合开展急救。五是香港模式,即与消防、公安等结合联动模式。六是沈阳模式,沈阳模式综合了以上各模式的优点,规范化培训后,将 EICU 的医生、急诊住院医生、专科医生推向院前急救,将院内急救搬到院前,提高了整体救治水平,实际工作中得到了广大医务工作者的认可。

我国现阶段是以医院为中心,以医院急诊科为职能核心,院前强调快速转运伤病员,通过求救电话判断派出救护车的种类,患者的检伤分类、辅助检查、诊断与鉴别诊断主要在急诊科完成。

我国的院前急救,每辆救护车上配备 1 名医生、1 名护士,医生根据现场情况决定立即转运或者是首先给予一定的医疗干预稳定病情,医生有权决定将患者送往急诊科或适合病情的医院,现阶段的院前急救的特点是救治与运送结合。

目前,院前急救的装备配置成为衡量一个国家或地区的急救水平的标志,一辆符合装备水平的救护车要装备以下设备:①担架与运送保护用品,包括普通或折叠式担架、床垫、床单、枕头、被子等;②止血用品,包括止血带、压迫绷带、止血钳等;③人工呼吸器具,包括人工呼吸器、开口器、压舌板、医用氧气等;④绷带夹,包括三角巾、急救包、纱布等;⑤手术器械,包括手术刀、剪刀、镊子等;⑥容器,包括急救箱、无菌容器等;⑦急救用具,包括救生带、安全帽、救生具、非常信号用具(应急灯、警报器等)、患者标记片等;⑧夹板;⑨护理用品,包括便器、冰袋、体温计、血压计等;⑩消毒器具;⑪外伤消毒药,包括碘酒、过氧化氢等;⑫一般消毒液;⑬洗眼用品;⑭必要的药物等。

对于具有复苏功能的救护车除上述常规装备外还要装备除颤器、监护仪(直流供电)、按需起搏器、射流式人工呼吸器及有关救助设备。

二、院前急救的工作模式

(一)现场急救

时间就是生命,一定要改变所谓现场急救是迅速把患者送到医院去进行治疗的陈旧观念。实践证明,一些原有希望救活的患者失去抢救机会,其关键是忽视现场急救的重要性,应采用先"救"后"送"的重要原则。如外伤大出血患者必须先进行止血处理后再运送,可减少失血性休克发生的可能性及其休克程度;又如对骨折患者必须先进行初步固定并正确地搬运和护送,才能减轻患者痛苦,并预防骨折加重和其他并发症的发生;又如对心搏、呼吸骤停的患者必须进行心肺复苏才能使患者有得救的希望。因此,对院前急救的新概念应扩展到对急诊患者(尤其是危重患者),要求能在其发病和呼救时,及时将医疗措施送到他的身边,立即开始有效处理,然后安全护送到就近合适的医院作进一步诊断和处理。

院前现场急救包括在家庭、工厂、农村、街道及交通事故现场等所有出事地点对患者的初步救护,这是我国当前医疗救护中最为薄弱的环节,其关键问题是要大力进行急救知识普及训练及提高广大群众初步急救技能,提高自救互救的能力和效果;对医务人员也同样有普及急救知识的问题,专业分科越来越细,过于专业化带来的问题是对急诊伤患者缺乏有效的急救技能,内科医师可能对外伤止血、骨折固定的急救技能缺乏足够的掌握,外科医师可能不懂得常见内科急诊的初步急救,因此要求医务人员都能掌握全面的急救知识,才能满足各类急救患者的需要。尤其是急救五项技术:进行有效的通气、止血、包扎、固定和搬运。这些现场急救技术的特点:基本上徒手进行,很少依赖器械设备;操作简单易行,容易掌握;效果强调确实可靠,要求程序和操作方法的准确性;不仅医务人员,而且一般群众都能掌握;对医务人员来说,现场急救的要求更高,不仅要掌握基础生命支持(basic life support,BLS,又称初期复苏处理)或现场CPR等急救技能,而且强调高级心血管生命支持(advanced cardiovascular life support,ACLS),在现场可以同时开展BLS和ACLS,即CABD复苏程序:抢救C(circulation)是循环支持,建立静脉通道等;抢救A(airway)是控制气道,保持呼吸道通畅,必要时要果断采用气管插管或气管切开方法;抢救B(breathing)是氧疗和人工通气;抢救D(defibrillation)是早期除颤。

（二）搬运

经过初步现场处理后,必须把伤患者及时转送到合适的医院进行进一步急救处理。在这个转送过程中,搬运做得及时正确不但可减少伤患者的痛苦,还可有利于防止造成新的损伤而招致残疾或死亡。搬运方法有多种,可因地、因时、因人而异选择合适的,最常用的方法有担架搬运法、徒手搬运法等。对颈、腰椎骨折患者必须三人以上同时搬运,托住头颈、胸腰、臀部脚腿,切忌一人搬头、一人搬腿的双人搬运。

（三）监护运送

现代急救医学的新概念,已摒弃过去把运送急诊患者看成是交通部门或医务人员只是协调运输部门进行,导致在运送过程中得不到有效医疗救护的保证的陈旧概念,而是认为医疗急救运送是院外(院前)急救的重要组成部分,是联结急救医疗体系的一个重要的"链",要把单纯的患者运载工具改造成为抢救危重者的"流动医院""活动急救站",成为医务人员院前抢救的场所,即"浓缩急诊室",甚至发展到"集装箱急救车"(实际上是一种微型医院)。

三、院前急救的管理

重视和加强院前急诊工作的关键是管理,要特别注意以下四个方面。

（一）良好的通信联络

现代急救医疗已把通信连同运输、技术称为院前急救的三大要素,通信是其中重要的最先的一环,全国"120"急救电话的收接畅通,充分利用各种有线、无线通信器材来进行联络、指挥、调度是不可缺少的。

（二）完好的运输工具

通常情况下是指救护车。根据世界卫生组织(WHO)报道,全世界急性心肌梗死(AMI)有40%~60%因合并症在发病最初几小时内死亡,其中70%因来不及送医院而死于现场或途中,对于这种严重的逼向死亡(dead on arrive,DOA)的患者,即使在救护车内也是很难以挽救的,因此自20世纪70年代起,一些救护车内装备心肺复苏(CPR)和生命高级维持技术(ALS)和患者监护(monitor)等急救器械设备,使救护车成为集运、救、护三种功能于一体的急救运载工具,称其为"复苏救护车"(resuscitative ambulance)或"复苏救护艇"(resuscitative ambulance ship),有人又称其为流动监护病房(MICU)。根据《中华人民共和国卫生部救护车专业标准》规定,我国救护车可分为:①指挥型救护车,具有指挥、通信、扩音等功能;②抢救型救护车；③专科型救护车；④普通型救护车。

（三）较高的技术水平

院前急救的成功率在很大程度上与急救技术水平有关，因此培训提高（从在校学习和临床实习时就应开始）急救技术水平，要使每一位医师和护士都能熟练掌握基础生命支持（即急救 CABD），尤其是 CPR，要能熟练使用心电监护仪、除颤仪、起搏器、气管插管等，制定一整套院前急救操作常规，实现院前急救规范化管理。

（四）健全管理制度

制度是急救质量的保证和基础，要重视建立健全调度制度，做到国际上普遍规定的受理呼救电话后 1 min 内出车，严格值班制度；要做好随车记录制度，准确、及时记录伤患者病情和院前急救情况及其疗效；要坚持车辆维修保养制度，始终保持车辆的完好状态；要做好通信器材维修保养制度，始终保持急救通信指挥系统的灵敏有效。

四、院前感染管理

（一）出诊医务人员感染的预防

（1）出诊医务人员应做好个人防护，穿好工作服，戴好口罩、帽子。

（2）有可能接触患者血迹、分泌物、排泄物时应戴手套，脱去手套后应洗手，手部没有明显污染物时可用速干手消毒液按六步洗手法揉搓。

（3）工作服有可能被污染时应穿隔离衣。

（4）脸部及眼睛有可能被血液、体液、分泌物等物质喷溅到时应戴防护眼镜或面罩。

（5）处理所有的锐器时应当特别注意，防止被刺伤，将锐器置入锐器盒。

（6）运送经空气传播疾病时医务人员应戴 N95 口罩，患者若病情允许亦应戴口罩。

（7）医务人员在进行治疗操作时应遵守无菌操作原则。

（二）救护车的消毒与隔离

1. 救护车隔离　驾驶区与患者区应相对独立，有严密的隔段。

2. 车厢内清洁与消毒　车上配备速干手消毒液及必要的防护器具；每次接送患者后，应对车内进行清洁、通风；运送传染病患者后，用紫外线消毒不少于 30 min，然后开窗通风；车内有血液、体液污染时，要即时消毒；每日对值班车内外环境彻底清洁及消毒。

3. 车内急救物品的清洁与消毒　车内尽量使用一次性急救物品；患者被褥一人一换；若遇血液、体液、分泌物较多，用一次性床单；用一次性吸氧管，一人一管；备用状态的氧气湿化瓶及湿化液每日更换；每位患者使用后立即更换。湿化瓶用 500 mg/L 含氯消毒剂浸泡消毒，湿化瓶液用灭菌注射用水；听诊器用 75% 酒精擦拭，血压计及袖袋分别用含氯消毒剂擦拭及浸泡消毒；舌钳、开口器、喉镜等器械重复使用前要高水平消毒。担架的消毒：每次用后用 500 mg/L 含氯消毒剂消毒。如遇有血液或呕吐物污染时，用 1000 mg/L 含氯消毒剂消毒后再冲洗；急救箱表面、除颤仪、心电监护仪及氧气瓶等用物用消毒液擦拭，每周 1~2 次；拖把每次用后在 500 mg/L 的含氯消毒剂浸泡 30 min 晾干备用。

4. 医疗废物处理　医疗废物置入黄色医疗废物袋；医疗废物桶应加盖、防渗漏，密闭；有医疗废物专用标识；锐器应置入专用锐器盒中。

（三）有医院感染相关性记录

（1）建立健全各种登记，如救护车内空气和各种物品的消毒登记、监测记录等。

（2）记录要认真、真实，护士长定期检查并签字。

第三节 灾 难 护 理

近年来,世界各地灾难频繁发生,对人类的生存环境和生存质量产生了很大的影响。如何发展灾难医学,提高人类应对灾难的能力,是全球关注的问题。应对各种特大自然灾害、事故灾害、公共卫生事件、社会安全事件等突发事件的能力是检验一个国家的综合能力的标志。如何有效的应对灾害已经成为当今世家各界关注的问题。

根据联合国危机预防与重建署资料显示,全球约75%的人至少经历过一次灾害。护理人员是灾害救援的主体力量之一,在减灾救灾方面发挥着重要作用,但目前还存在护理人员灾害救援知识不足、救援技能薄弱、现场救援经验缺乏等问题。因此护士作为灾难应急救援中的主力军,掌握灾难医学救援知识和技术,为公众普及灾害护理知识,提升护理人员应对突发事件与灾害事件的处理能力,发展灾害护理体系,对于减少灾难所致的人员伤亡、提高受灾人群的健康水平具有重要的意义。

▌知识链接▌

在长期的院前急救实践中,群体灾害事件和公共卫生事件的救援越来越受到重视。以 20 世纪 70 年代在美国成立的世界急救、灾害医学协会(world association for emergency and disaster medicine,WAEDE)为标志,灾难医学真正成为一门独立的学科。同时,灾难医学从此成为院前急救的一个重要的里程碑和新的研究热点。

一、概述

(一)灾难护理的概念

灾难医学(disaster medicine)是指因灾害事故中涉及人员伤亡必须迅速实施的医疗救援,包括对灾害的预见、预防和准备,灾害现场伤员的解救和医疗急救,重大灾害后卫生防疫,如饮水卫生、营养及适时的心理危机干预等。

▌知识链接▌

2014 年 6 月 21 日,由世界灾害护理学会、中华护理学会共同主办,中国国际科技会议中心承办的第三届世界灾害护理大会在北京召开。本届大会的主题为"机遇、减灾、发展——为了一个目标"。灾害的预防与应对目前已经成为各国政府所关注的重要议题。自 2008 年我国四川省汶川发生强烈地震后,中华护理学会于 2009 年成立了中华护理学会灾害护理专业委员会,并于当年得到了世界卫生组织灾害护理培训项目。2011 年,中华护理学会加入了世界灾害组织,为我国灾害护理发展搭建了平台。2013 年中华护理学会重返国际护士会,旨在扩大中国护理的国际影响力,促进我国护理事业发展,不断提高护理专业水平。本届大会共有来自美国、加拿大、澳大利亚、英国、德国、瑞士、印度尼西亚、日本、韩国、泰国、中国等 11 个国家的 1389 位代表围绕灾害护理救援、灾害护理能力建设、灾害护理管理、灾害护理心理等热点问题进行了专题讲座和交流。

灾难医学是急诊医学的一个组成部分,是一门综合性医学学科。急诊医学是对急危重症、创伤和意外伤害评估、急诊处理、治疗和预防的学科专业体系,其核心是早期判断、有效救治急危重症和创伤。而急救医学的含义侧重对急危重症、创伤、灾害事件伤害的急救反应能力,包括急救人员、车辆、通信和调动准备,现场的初级抢救、转运过程,乃至到达医院的初期抢救,更突出抢救生命,其核心是急救过程中的急救措施和组织管理。灾难医学和现场急救及急诊医学所涉及的理论与实践相互交叉、重叠,但在应对的现场急救和救援任务上有所不同,随着深入的研究和实践探索,二者可以在很多方面融合于一个完整的急诊医疗服务体系之中。

灾难医学救援应把握的六个重要环节:①反应快捷的组织领导。②层次分明的急救体系。③专业化的救治力量。④性能良好的救治器材。⑤畅通的急救转运通道。⑥高效的保障系统。

灾难医学的原则是"先抢后救",是强调在灾难条件下,先使伤员脱离危险环境,再进行必要的急救。灾难至少要与院前急救紧密衔接,使之更有效的发挥 EMSS 的作用。

所谓灾难护理,即系统、灵活地应用有关灾害护理独特的知识和技能,同时与其他领域开展合作,为减轻灾害对人类的生命、健康构成的危害所开展的活动。灾害护理需要灵活地应用与灾害相关的特殊技能和知识,在更广范围内推广这种护理,可以有效地让灾害引起的健康危害和生命危险最小化。灾害护理应该包括该范围内所有的护理活动,即从灾难预防,到灾难发生初期、灾难中期及灾难后期的所有护理活动。

当前,灾难救援护理学的概念和相关理论初步形成,并在各种灾难救援实践中得到完善。在国际灾难护理的教育方面,已成立"大规模灾难教育国际护理"(international nursing coalition for mass casualty education,INCMCE),旨在系统而深入地探讨灾难医疗救援护理工作。我国的灾难护理学起步较晚,目前尚处于探索阶段,尚未形成完整的学科体系。目前已愈来愈清楚地认识到,灾难医学救援离不开护理学的理论和实践,护理人员是灾难医学救援不可缺少的重要力量。

灾难救援护理的发展趋势:在组织管理上逐渐向全国性的专业性组织发展;在教学培训上逐渐强化灾难护理学的系统教育;在救援人员配置上逐渐重视护理人员所占比例;在救援任务上逐渐把心理支持纳入灾难护理工作;在国际合作上灾难护理学的国际交流将更加广泛。

(二) 医疗单位灾难应急预案的制定

为了进一步加强各级卫生部门对灾难医疗救援的应对能力,国家先后颁布多项规定,如《灾难事故医疗救援工作管理办法》《全国救灾防病预案》《国家突发公共事件医疗卫生救援应急预案》等,对灾害事故的防范和应急处置提出了规范。各级医疗单位的灾难应急预案应包括以下内容。

(1) 明确本单位灾难事故应急处置组织机构、指挥体系及其工作职责,明确人员疏散、报警、指挥程序及现场抢救程序等事项,做到分工细致、职责明确。

(2) 单位全体工作人员应在发生灾难事故时主动、及时到达现场,在现场指挥部统一指挥下投入救灾与抢险救援工作,有组织地开展医疗救援工作。

(3) 应将人员的疏散、转移和应急救治作为预案的重点内容,尽最大可能避免和减少人员伤亡。

(4) 对在灾难或突发事件中受伤的人员以及转移出的患者进行检伤分类,便于医务人员采取相应的救护措施。

(5) 明确规定伤病员转送至其他医疗机构的原则、程度、途中救援措施、交接手续等。

（6）定期对本单位全体人员进行灾难事故应急处置知识、技能培训，并组织灾难事故应急预案模拟演练。

（三）突发公共事件的分类及分级

突发公共事件是指突然发生、造成或者可能造成严重社会危害，需要采取应急处置措施予以应对的自然灾害、事故灾难、公共卫生事件和社会安全事件。根据突发公共事件的发生过程、性质和机制，可以将它划分为自然灾害、事故灾难、突发公共卫生事件、突发社会安全事件四大类。

（1）自然灾害：主要是指水旱灾害、气象灾害、地质灾害及森林火灾和重大生物灾害等。

（2）事故灾难：主要是指重大交通运输事故、各类重大安全事故、造成重大影响和损失的城市生命线事故、核辐射事故、重大环境污染和生态破坏事故等。

（3）突发公共卫生事件：主要是指突然发生，造成或可能造成社会公共健康严重损害的重大传染病疫情、群体性不明原因疾病、重大食物和职业中毒，重大动物疫情，以及其他严重影响公众健康的事件。

（4）突发社会安全事件：主要是指重大刑事案件、涉外突发事件、恐怖袭击事件及规模较大的群体性突发事件。

根据公共卫生的性质、危害程度、涉及范围可分为特别重大、重大、较大和一般四级。突发事件预警级别：一般依据突发事件可能造成的危害程度、波及范围、影响力大小、人员及财产损失等情况，由高到低划分为特别重大（Ⅰ级）、重大（Ⅱ级）、较大（Ⅲ级）、一般（Ⅳ级）四个级别，并依次采用红色、橙色、黄色、蓝色加以表示。

突发公共事件的特点：①突发性。事件发生的真实时间、地点、危害难以预料，往往超乎人们的心理惯性和社会的常态秩序。②危险性。事件给人民的生命财产或者给国家、社会带来严重危害。这种危害往往是社会性的，受害主体也往往是群体性的。③紧迫性。事件发展迅速，需要采取非常态措施、非程序化作出决定，才有可能避免局势恶化。④不确定性。事件的发展和可能的影响往往根据既有经验和措施难以判断、掌控，处理不当就可能导致事态迅速扩大。

（四）院前急救在灾难救护中的重要性

灾难救护是灾难医学的实践，灾难护理是灾难救护中不可或缺的重要组成部分。那么，院前急救不仅是急诊医疗服务体系中的首要环节，同时，也在灾难救护中也扮演着重要的角色。灾难救护需要院前急救，院前急救是灾难医学的基础，灾难医学是院前急救的深化与延伸。灾难救护主要包括灾前准备、灾时救援、灾后预防三部分。救护的内容包括寻找并救护伤病员、检伤分类和不同处理、现场急救、运输和疏散伤病员。灾难救护其研究范围包括以下两个方面。

1. 自然灾难 如地震、洪水、旱灾、台风、龙卷风、海啸、火山爆发、泥石流、滑坡、虫害等发生时，如何迅速有效地救治众多伤病员。

2. 人为灾害 如交通事故、化学中毒、放射性污染、环境巨变、流行病、战争和武装冲突、恐怖暴力事件等发生时，研究减灾免难的措施。

首先，从应急层面来说，院前急救是整个城市和地区公共应急防御的重要组成部分。随着社会的发展、经济的全球化、人类文化的碰撞等，地震、洪水、暴雨及台风等自然灾害的不断发生，交通事故、水灾、化学毒剂泄漏、矿难等人为事故的不断增加，乃至某些传染病的出现，往往会造成生存环境的破坏和人员伤亡。这就需要包括医疗救护、消防、交通、公安等组成的城市公共应急防御体系共同实施救援。一个协调的救援体系可使受灾造成的损失及影响降到最低限度。同样,一个具有快速、有效的院前急救体系,可使人员伤亡减少到最低限度。

其次,从国家层面来说,我国是自然灾害多发国家,尤其以大气圈和水圈灾害为重。据统计,近10余年来,我国每年自然灾害造成的经济损失在1000亿元以上,常年受灾人口达2亿人次之多。特别让我们感到痛心的是5·12汶川大地震,死亡人数达6万多人,受伤40多万人,失踪近2万人。这些事故和灾害带来的惨痛教训提示我们,必须加强以院前急救为切入点的应急医学救援建设,以提高整体综合保障能力和适应国民经济、社会发展的紧迫要求。因此,院前急救在灾难救援中的战略地位不可忽视。

再次,院前急救作为急诊医疗服务体系中的重要组成部分,对其技术指标的评价可以控制急救医疗服务的质量,也可以体现突发公共事件灾难救援的能力。院前急救的技术指标包括以下方面。

1. 院前急救时间　院前急救时间包括:①急救反应时间:从接到求救电话到派出救护车抵达伤病现场的平均时间。受通信、交通状况、急救人员数量、车辆配置、急救站点分布和急救半径等因素的影响,国际目标要求为5～10 min。②现场抢救时间:急救人员在现场对伤病员救治的时间,要视伤病员情况允许安全转运而定,也根据是否急需送往医院进行确定性的治疗的要求而定。③转运时间:从现场到医院的时间,往往取决于交通状况、有能力接受危重伤病员医院的分布等因素。

2. 院前急救效果　急救反应时间,急救设施,急救人员的能力和急救技术水平,以及院前急救系统的管理水平都会影响急救的实际效果。院前心搏骤停的复苏成功率是评价急救效果的重要客观指标之一。实施标准化急救流程会改善急救效果。

3. 院前急救需求　随着人们对EMSS的认识和了解,院前急救需求也在不断增加,而救护车数量、分布,急救电话和急救人员反应状况等都会制约对急救需求的满足。对突发公共卫生事件或灾害事故的紧急救援能力是衡量满足需求的重要指标,这就要求急救医疗机构与其他救援机构相互协调,共同完成重大灾害事故的救援任务。从这一角度讲,院前急救是政府通过急救机构履行向公众提供急救医疗服务的职能。

由此可见,院前急救在灾难救护中有着举足轻重的作用。

(五)灾难事故的危害及受害者伤情特点

毋庸置疑,重大性灾难事故具有突发性,危害程度是巨大的,人员伤亡数字大小事前很难预知。灾害对人类社会的危害主要有人员伤亡,经济损失,环境破坏,社会、心理负面效应等四个方面。

突发灾害现场特点:现场混乱,惊恐、无序、车挤、路堵;伤员多,多为复合伤,伤情复杂严重;医疗条件艰苦,设施及通信瘫痪,药品缺乏;生活条件艰苦,缺电少水,食品不足;环境仍有火、毒、震、滑坡、疫情、爆炸危险。

受害者伤情特点:根据灾难事故的性质和机制而言,地震、建筑物倒塌等伤员以机械性损伤为主,如挤压伤、砸伤和土埋窒息等;其次是完全性饥饿、精神障碍、烧伤等。恐怖袭击、爆炸多以复合伤为主,其次是机械性损伤、烧伤等。特大火灾事故伤员以烟气中毒、烧伤为主,其次是机械性损伤。

灾难救护中不仅要救治伤员的身体创伤,还需关注伤员的心理健康;不仅要关注伤员的心理问题,也要关注救护人员的心理健康。心理救援是灾难救护中不可缺少的内容。

（六）灾难救援护士的教育和培训

1. 重视在职护士的灾难护理继续教育 目前在工作岗位的多数护士在院校学习期间未接受过系统的灾难救援相关知识和技能的培训，因此有必要对在职护士开展各种形式的灾难护理知识与技能培训，可采用面授或在线学习等教学方式。通过在职的继续教育，传授与灾难医疗救援有关的护理学知识和技能，提升普通护士灾难应急救援的能力，当灾难发生时，可以更好地实施灾难护理。

2. 开展灾难护理学的基础教育 可在护理本科教育层次增设灾难护理学专业或相关课程，或者强化不同课程中与灾难护理有关的相关内容教学，使护理本科学生在毕业时已具备灾难护理的基本理论、知识和技能，为其进入临床工作岗位后进一步强化灾难护理的能力提供扎实的理论基础。

3. 强化灾难医疗救援模拟演练 可学习国外的先进方法，结合各地实际情况制定灾难医疗救援应急预案，按照预案每年进行规范的模拟演练。在演练中检验预案，发现并解决问题。护士通过参与模拟演练，可熟悉灾难医疗救援时各种工作流程，明确灾难发生时的工作内容，强化灾难护理技术和快速反应能力，从而提高对灾难事件的应急救护能力。也可以通过计算机模拟系统或桌上演练等方法代替场景模拟演练，研究发现此类模拟演练亦可提高参与者的实际操作能力。

（七）护士在灾难救援中的作用及医疗救援队伍的建制

1. 护士在灾难救援中的作用 《护士条例》规定，护士有义务参与公共卫生和疾病预防控制工作。发生自然灾害、公共卫生事件等严重威胁公众健康的突发事件，护士应服从安排，参加医疗救护。护士在灾难救援的不同阶段起着不同的作用，护士应根据灾难救援工作的不同阶段参与制订灾难医疗救援计划。国外学者将灾难的医疗救援分为三个阶段，即准备/预备（preparedness/readiness）期、反应/实施（response/implementation）期和恢复/重建/评价（recovery/reconstruction/evaluation）期。护士在各期有不同的优先活动（表2-1）。

表 2-1 护士在不同灾难救援阶段的优先活动

第一期：准备/预备期	第二期：反应/实施期	第三期：恢复/重建/评价期
（1）三级应急准备训练 ①个人准备训练：身体适应性训练、情感预期和熟悉灾难反应，军事技能训练，家庭支持和准备 ②临床技能训练：创伤训练，分类和疏散；工作程序；临床评估，设备使用 ③单位/团队训练：操作能力，任务知识，领导和管理能力，单位整合和认同 （2）制订灾难应急反应计划	（1）机构内人员的通信联系 （2）建立伤员接收点并分类 （3）分配担架员 （4）安排伤员分流 （5）建立分类区域，将不同伤员安置在不同地点，方便医疗机构的处理 （6）灾难安全保障，防止无关人员进入处置区域 （7）合理分配工作人员的职责	（1）护理安置区的伤病员直到转移至外部的医疗机构 （2）恢复和补充医疗用具 （3）重建/修复医疗设施和设备 （4）评价和修改灾难应急计划 （5）严重事故的人员报告 （6）识别和奖励积极反应行为 （7）矫正消极反应行为

（1）护士在灾难前的作用：第一个阶段，护士的角色着重于预防、保护和准备。在这个阶段，应对护士加强训练，评估灾难救援资源，制订和训练灾难应急反应计划。护士的应急准备训练分为三个层次，第一个层次是个人的准备，包括身体、情感、军事技能、家庭支持等准备；第

二个层次是临床技能训练,主要包括创伤救护的技能、伤员分类和现场疏散,灾难中的工作程度及对伤员的评估、个人防护设备的使用等;第三个层次是团队训练,包括操作能力、相关知识、领导和管理能力及单位整合和认同的共同训练。在这个阶段的另一重要任务就是制订灾难应急准备计划。

（2）护士在灾难中的作用:第二个阶段,即灾难救援的实施阶段,护士的主要角色包括与其他灾难救援人员的通信联系,建立伤员接收点(安置点)并进行伤员分类,对其他人员(如担架员、志愿者)的工作进行安排,安排伤员分流或转诊,救援区域的安全保障及合理分配工作人员的职责等。

（3）护士在灾难后的作用:第三个阶段,灾后恢复/重建/评价期。护士要对安置区内的伤员进行护理,并进行合理的转诊。进行灾难设施的重建工作,恢复医院设施和修复损坏的设备。特别重要的是对现有的灾难应急反应计划进行评估,发现其不足,并提出修改意见。对于灾难救援中的积极行为和消极行为进行识别,奖励积极行为,矫正消极行为,撰写严重事故报告等。

2. 医疗救援队伍的建制　在应对突发灾难时,医疗队的组建可参照我国国际救援队的组建模式。根据救援需要的不同,可分为三种编组模式,分别为 5 人分队、10 人分队和 20 人以上分队。

1）5 人分队建制:小规模出队模式。由队长 1 人、内科医生 1 人、外科医生 2 人和护士 1 人组成。装备包括内科救治箱 1 个、外科救治箱 1 个、急救背囊 2 个、防疫背囊 1 个、药物储备箱 2 个和担架 2 副。其职能任务主要包括现场急救、后送转运、巡诊、卫生防疫和自身保障。

2）10 人分队建制:中等规模出队模式。由队长 1 人、内科组 3 人(医生 2 人、护士 1 人)、外科组 5 人(医生 3 人、护士 2 人)和检验防疫组 1 人(技师 1 人)组成。装备包括内科救治箱 1 个、外科救治箱 2 个、急救背囊 4 个、防疫背囊 2 个、药物储备箱 4 个、担架 4 副和网架式帐篷 1 个。增加执行的职能任务为抗休克治疗、紧急救命手术、检水检毒等。

3）20 人以上分队建制:流动医院模式。

（1）人员组成:建制结构包括指挥组、现场急救组、检伤分类组、内科救护组、外科救护组、医技组和留观后送组。其中指挥组 3 人,由 1 名队长和 2 名副队长组成,副队长由内、外科组长兼任。现场急救组分 2 个小组;内科救护组分 2 个小组;外科救护组分 2 个小组。以上各组在需要时合并。

（2）职能任务:①现场急救组:抢救危重伤员。②检伤分类组:对伤病员进行伤病情评估和分类。③内科救护组:主要进行抗休克治疗和内科疾病的诊治。④外科救护组:开展紧急救命手术,如腹腔内大出血、张力性气胸、气管切开、大血管结扎、外伤清创缝合、骨折固定等。⑤医技组:开展检验、超声、X 线检查,药品供应、卫生防疫等。⑥留观后送组:对经抢救病情平稳的伤病员留观病组织转送至确定性医疗单位。

二、院前急救中灾难救护的护理行为

一般的灾难或突发性事件可分为超急期、进展期和稳定期。超急期是初发阶段,所有人员都可能面临危险,受到伤害,此时医疗救援人员的职责是在确保自身安全同时启动预案随时备援。进展期时,现场相对安全,伤员大量出现。医疗救援人员的责任是在现场建立医疗救援区,对陆续出现的伤员进行检伤分类和急救处置。到了稳定期,现场基本安定,医疗救援人员的责任是对大批伤员进行快捷、有效的现场救治并合理分流。灾难现场医疗救援的程序包括搜救、评估和检伤分类、现场救治、转运,以及灾难恢复过程中的防疫、治病。下面重点介绍伤病员的检伤分类、现场救护和转送护理。

（一）伤病员的检伤分类

与平时护理工作不同，灾难医疗救援的目的是在短时间内尽可能多地抢救伤病员，因此灾难护理的原则应以全面救护与重点救护相结合为原则。灾难发生时，当地的医疗卫生资源往往处于不足状况，高效率、高质量的灾难救援必须依靠及时有效的检伤分类，将伤员分为不同优先等级，以便合理高效地应用医疗救援资源。对伤员进行检伤分类（triage）是护士的重要职责之一。

1. 检伤分类的目的　检伤分类可分为急救伤病员分类（ED triage）、ICU 伤员分类、突发事故伤员分类（multi-casulty triage）、战场伤员分类（battlefield triage）、大规模伤员分类（mass casualty triage）等。其中最后一种适用于灾难救援时伤员的分类，其目的是在资源有限的情况下让尽可能多的伤员获得最佳的治疗效果。这种分类方法仅在救援人员、仪器设备、药品等可利用资源有限时采用，是战时和各种灾难发生时救治批量伤员时应遵循的重要原则。此时检伤的目的是分配急救优先权和确定需转送的伤员，它是分类救治的基础。

2. 检伤分类的原则

（1）优先救治病情危重但有存活希望的伤病员。

（2）分类时不要在单个伤病员身上停留时间过长。

（3）分类时只做简单可稳定伤情但不过多消耗人力的急救处理。

（4）对没有存活希望的伤病员放弃救治。

（5）有明显感染征象的伤病员要及时隔离。

（6）在转运过程中对伤病员动态评估和再次分类。

需要注意的是，以上原则仅用于灾难或突发事件现场医疗救援资源不足，无法满足每个伤病员的救治需求时，为最大限度地提高伤病员存活率的情况。

3. 检伤分类的种类

（1）收容分类：接收伤病员的第一步，目的是将需要挽救的伤病员快速识别出来，同时帮助伤病员脱离危险环境，安排到相应的区域或科室接受进一步检查和治疗。

（2）救治分类：决定救治实施顺序的分类。主要是将轻、中、重度伤病员分开，以便确定救治优先权。应首先评估伤病员的伤情严重程度，确定相应的救护措施，还需结合伤病员数量和可利用的救治资源决定救治顺序。

（3）后送分类：确定伤病员尽快转运到确定性医疗机构顺序的分类。应根据伤病员的伤情紧迫性和耐受性、需采取的救护措施、可选择的后送工具等因素，决定伤病员的后送顺序、后送工具及目的地。

4. 常用检伤分类方法

1）初级分类（primary triage）：

（1）START（simple triage and rapid treatment）：简单分类、快速救治。由美国学者提出，作为院前识别伤病员轻重缓急的工具，特备适用于灾难现场分类，灾难现场常用的分类方法。该方法根据对伤病员的通气、循环和意识状态进行快速判断，将伤病员分为四个组，分别为红、黄、绿和黑组。红色组即立即处理组，必须在 1 h 内接受治疗；黄色组为延迟处理组，应在 2 h 内转运到医院；绿色组为轻伤组，能自行行走；黑色组为死亡组，应由合格医疗人员宣布。START 的具体评估流程见图 2-1。在分类过程中，医务人员仅为伤病员提供必需的急救措施，如开放气道、止血等，强调在每位伤病员身上评估和处置的时间不超过 30 s。

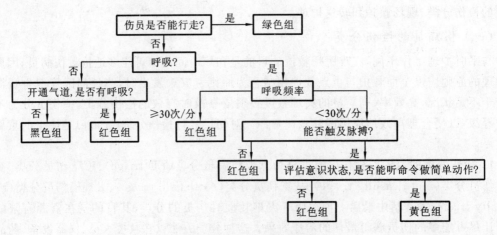

图 2-1 START 分类流程

(2) JumpSTART：对 START 修正后用于灾难现场受伤儿童(1～8 岁)检伤分类的方法。分组方法和分类依据与 START 相似,但基于儿童的特殊生理特点,研究者对分类依据作了调整,包括：①对能行走的轻伤组伤员,强调再次分类。②对开通气道后仍无呼吸的患儿,要检查脉搏,如可触及脉搏,则立即给予 5 次人工呼吸,并分到红色组;对于无自主呼吸者则分入黑色组。③对有呼吸的患儿,如呼吸频率<15 次/分或>45 次/分,分入红色组。④使用 AVPU 量表来评估患儿的意识状态,即警觉(alert)、语言(verbal)、疼痛(pain)和无反应(unresponsive),根据患儿对 A、V 和 P 的反应或无反应来指导分组。具体操作流程见图 2-2。

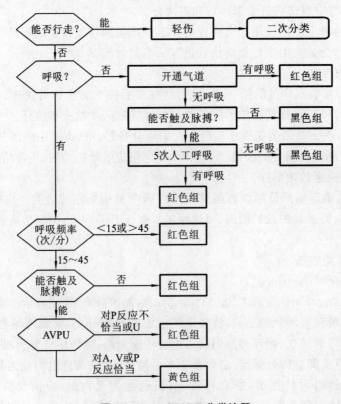

图 2-2 JumpSTART 分类流程

（3）Triage Sieve：将伤病员分为优先级 1（immediate）、优先级 2（urgent）、优先级 3（delayed）和无优先级（deceased）四组。分类依据为自行行走、气道开放、呼吸频率和脉搏，但其生理参数临界值与 START 不同，如呼吸频率<10 次/分或>30 次/分为异常，脉率>120 次/分为"优先级 1"。具体操作流程详见图 2-3。

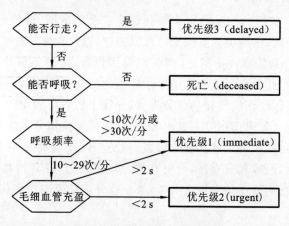

图 2-3 Triage Sieve 分类流程

此外，国外学者还提出一些适用于灾难现场伤病员分类的方法，但并未大范围使用，如 Pediatric Triage Tape(PTT)、Care Flight Triage、Sacco Triage Method(STM)等。

2）二次分类（secondary triage）：

（1）SAVE Triage：SAVE 是"secondary assessment of victim endpoint"的缩写，最早用于地震发生后现场大批伤员的检伤分类，现一般用于重大灾难后条件有限、大量伤病员被迫滞留在灾区且时间较长的情况。现将伤病员分为三类：①一类：即使治疗也不大可能存活。②二类：有无治疗都会存活。③三类：治疗会存活、不治疗就会死亡。SAVE 一般配合 START 原则一起使用。

（2）Triage Sort：一种基于修正的创伤评分法的生理评分，主要分类依据为 Glasgow 评分、呼吸频率和收缩压，具体评估流程见表 2-2。根据评分分值将伤员分为 4 级：①T1 级：评分 4~10 分。②T2 级：评分 11 分。③T3 级：评分 12 分。④T4 级：评分 1~3 分。此外，死亡者为 0 分。此法通常与 Triage Sieve 联合使用。

表 2-2 Triage Sort 评估流程

	4 分	3 分	2 分	1 分	0 分
呼吸频率/(次/分)	0~20	>29	6~9	1~5	0
收缩压/mmHg	>90	75~90	50~74	1~49	0
Glasgow 评分	13~15	9~12	6~8	4~5	3

5. 检伤分类的标志 在灾难现场通常以颜色醒目的卡片或胶带表示伤病员的分类，通常采用红、黄、绿（或蓝）、黑四色系统。

（1）红色：代表危重伤，第一优先。伤情非常紧急，危及生命，生命体征不稳定，需立即给予基本生命支持，并在 1 h 内转运到确定性医疗单位救治。

（2）黄色：代表中重伤，第二优先。生命体征稳定的严重损伤，有潜在危险。此类伤病员应急救后优先后送，在 4~6 h 内得到有效治疗。

（3）绿（或蓝）色：代表轻伤，第三优先。不紧急，能行走的伤病员，较小的损伤，可能不需要立即入院治疗。

（4）黑色：代表致命伤。指已死亡、没有生还可能性、治疗为时已晚的伤病员。

（二）伤病员的救护措施

1. 伤病员的安置　灾后的伤病员可集结到相应安全的区域，即伤病员集中区，该区通常离灾难现场有足够的距离，以确保人员安全。可以通过步行、轮椅、推床、担架等辅助设施将伤病员运送至集中区。特别需要注意的是，对长时受困伤员，应避免解救出来"抬了就跑"的策略，否则死亡率很高。对此类伤员应在现场给予适当的处置后再移动。

伤病员在检伤分类区经伤病情评估和分类后，安置于伤病员治疗区，治疗区一般设在比较安全的建筑物或帐篷内。如果伤病员人数不多，治疗区可与检伤分类区合并，以减少对伤病员的搬动。如果人数较多，则应将治疗区独立设置，以免空间不够而互相干扰。如果人数众多，则还要将治疗区细分为轻、重和危重区，可更有效地运用人力，提高抢救效率。对于重伤和危重组伤病员，应再次进行病情评估和二次分类，并根据分类结果安排伤病员转送至确定性医疗单位。

对伤病员的处理按检伤分类的结果，先处理红色组（危及生命者），其次处理黄色组（重伤），再处理绿色组（轻伤），明显死亡或是尸体应留在最后处理。如果死亡者较多，可在较隐秘处设临时太平间，注意一定要有专人看守，以免尸体被任意翻动或遗物遭窃。

2. 伤病员的现场救护

（1）现场救护的原则与范围：现场救护的原则是对构成危及生命的伤情或病情，应充分利用现场条件，予以紧急救治，使伤情稳定或好转，为转送创造条件，尽最大可能确保伤病员的生命安全。

（2）现场救护的范围包括：①对呼吸、心搏骤停的伤病员，立即行初级心肺复苏。②对昏迷伤病员，安置合适体位，保持呼吸道通畅，防止窒息。③对张力性气胸伤员，用带有单向引流管的粗针头穿刺排气。④对活动性出血的伤员，采取有效止血措施。⑤对有伤口的伤员进行有效包扎，对疑有骨折的伤员进行临时固定，对肠膨出、脑膨出的伤员进行保护性包扎，对开放性气胸者做封闭包扎。⑥对休克或有休克先兆的伤病员进行抗休克治疗。⑦对有明显疼痛的伤病员，给予止痛药。⑧对大面积烧伤伤员，给予创面保护。⑨对伤口污染严重者，给予抗菌药物，防治感染。⑩对中毒的伤病员，及时注射解毒药或给予排毒素处理。

（3）现场救护程序：①根据灾难现场伤病员的情况，协助医生对伤病员的伤情或病情进行初步评估，迅速判断伤情或病情。②立即实施最急需的急救措施，如开放气道、心肺复苏、止血、给氧、抗休克等，特别必要时可在现场实施紧急手术，尽可能地稳定伤情或病情。③稳定伤病员的情绪，减轻或消除强烈刺激对其造成的心理反应。

（三）伤病员的转运与途中监护

在灾难救援现场，由于现场环境恶劣、条件限制，不允许就地抢救大批伤病员，必须将伤病员转送到相对安全的地方，方能实施有效救治。因此，护士做好转送前的准备、转送中的护理和转送后的交接工作，对于保障伤病员的安全、减轻痛苦、预防和减少并发症、提高救治效果具有十分重要的意义。灾难伤员转运应"充分准备，反应迅速，接转有序，全力救治"。

1. 伤员转运的基本原则

（1）伤员转运前应统一组织，采取合理的伤员搬运方式。

（2）对转运伤员做好严密的途中监测：对伤员生命体征、意识、瞳孔、肢体活动和末梢循环等进行转运途中的全程监测。重点监护转运途中可能迅速恶化的伤情。

（3）开展基础护理和必要的专科护理：①基础护理：在伤员转运途中观察生命体征并进行输血、输液、止血、包扎，固定、搬运、通气、导尿和更换绷带等基本护理操作。②专科护理：针对颅脑伤、胸部伤、腹部伤、脊柱四肢伤及特殊感染伤员开展必要的专科护理。脊柱骨折者要保持脊柱轴位，四肢骨折者应妥善固定并密切观察患肢的末梢循环情况。

（4）及时进行积极救治。

（5）实施必要的延续救治。

（6）进行必要的心理干预。

（7）在无明显禁忌情况下，对转运途中的外伤和烦躁伤员给予适当的镇痛、镇静治疗。

2. 转送前准备

1）正确掌握转送指证和时机：

（1）转送指证：符合以下条件之一者可转送：①应在现场实施的救治措施都已完成，如出血伤口的止血、包扎和骨折的临时固定等。②确保伤病员不会因搬动和转送而使伤情恶化甚至危及生命。

（2）暂缓转送指证：有以下情况之一者应暂缓转送：①病情不稳定，如出血未完全控制、休克未纠正、骨折未妥善固定等。②颅脑外伤疑有颅内高压、可能发生脑疝者。③颈髓损伤有呼吸功能障碍者。④心肺等重要器官功能衰竭者。

2）伤病员转送前的要求：①做好必要的医疗处置，严格掌握转送的指征，确保转送途中伤病员的生命安全。②准备好转送工具和监护、急救设备及药品。③转送前对每一位伤病员进行全面评估和处理，注意保护伤口。④做好伤病员情况登记和伤情标记，并准备好相关医疗文件。

3. 不同工具转送途中护理要点

1）担架转送伤病员的护理：

（1）安置合理的体位：一般取平卧位。如有特殊伤情，可根据病情采取不同体位。

（2）加强安全护理：妥善系好固定带。行进过程中使担架平稳，防止颠簸。在上、下坡时，要使担架保持水平状态。注意防止伤病员从担架上跌落。

（3）注意舒适护理：注意保暖、防雨、防暑。每 2 h 翻身一次。

（4）加强病情观察：应使伤病员的头部向后、足部在前，方便观察病情。若发现异常变化，可及时处理。

（5）移离担架的护理：先抬起伤病员，再移到床上，切忌拖拉而造成皮肤擦伤。

2）卫生车辆转送伤病员的护理：

（1）准备车辆和器材：对汽车或列车车厢统一编号，备好各种物资、器械、药材、护理用具和医疗文件等。

（2）伤病员的准备：根据伤病员及有无晕车史等，遵医嘱给予止痛、止血、镇静、防晕车等药物。

（3）妥善安排登车：将出血、骨折、截瘫、昏迷等重伤员安排在下铺，每台车或每节车厢安排 1～2 名轻伤员，协助观察和照顾重伤员。

（4）安置合理体位，防止坠床。

（5）加强病情观察，保证途中治疗。

（6）下车时的护理：安排危重伤病员先下车，清点伤员总数，了解重伤员，做好交接。

3）卫生船转送病员的护理：

（1）防晕船：晕船者预先口服茶苯海明（乘晕宁）。

（2）防窒息：有昏迷、晕船呕吐者头转向一侧，随时清除呕吐物。

（3）妥善固定：使用固定带将伤病员固定于舱位上。

（4）保持自身平衡，妥善实施护理操作。

（5）病情观察及其他护理措施：同陆路转送的护理。

4）空运伤病员的护理：

（1）合理摆放伤病员的位置：大型运输机中伤病员可横放两排，中间留出过道，休克者应头部朝向机尾。若为直升机，伤病员应从上到下逐层安置担架，重伤员应安置在最下层。

（2）加强呼吸道护理：空中温度和湿度均较低时，对气管切开者应用雾化器、加湿器等湿化空气，或者定时给予气管内滴入等渗盐水。对使用气管插管者，应减少气囊中注入的空气量，或者改用盐水充填，以免在高空中气囊过度膨胀压迫气管黏膜造成缺血性坏死。

（3）保护特殊伤情的护理：如外伤致脑脊液漏者，因气压低漏出量会增加，需要多层无菌纱布保护，及时更换敷料，预防逆行性感染。中等以上气胸或开放性气胸者，空运前应反复抽气，或做好胸腔闭式引流，使气体减少至最低限度。

（4）其他护理工作同陆路转送的护理。

5）伤员转运与接收医院的衔接：

（1）预先通知伤员接收医院拟转运伤员的数量、损伤类型、转运方式和所需医疗设备等信息。接收医院获知伤员信息后，提前做好各项针对性准备工作。

（2）转运前应预先获知伤员接收医院的具体位置，并设计转运路线，在转运途中保持与接收医院的联系。

（3）伤员转出地或单位与接收医院在转运前、转运中和转运后的全程衔接。

（4）对转运伤员使用伤标、伤票等标设和必要的医疗文书，以利于伤员交接和后续分检与治疗。

（5）对于大量伤员的远距离转运，考虑到灾区救护人力不足，可组织后方接收医院和救护力量以伤员前接为主的衔接方式。

三、灾难心理护理干预

（一）灾难后心理应激性损伤

突如其来的天灾人祸，不仅给人类带来物质上的损失、躯体上的创伤，也会给人的精神和心理带来重大影响，形成心理应激性障碍。应激相关障碍（stress-related disorder）是一组主要由心理、社会（环境）因素引起异常心理反应而导致的精神障碍，也称为反应性精神障碍。灾后最常见的类型为急性应激障碍（acute stress disorder，ASD）和创伤后应激障碍（post-traumatic stress disorder，PTSD）。

1. 急性应激障碍

1）概念：急性应激障碍，又名急性应激反应或急性心因性反应，是一种创伤性事件的强烈刺激引发的一过性精神障碍。本病可发生于任何年龄，在灾难幸存者中发生率可达 50%。多数患者在遭受刺激后数分钟或数小时出现精神症状。历时短暂，可在数小时、几天或 1 周内恢复，预后良好。如处理不当，可有 20%～30% 的人转为创伤后应激障碍，长期痛苦，难以矫正。

2）病因和发病机制：突如其来并且超乎寻常的威胁性生活事件和灾难是发病的直接原因。个体易感性和应对能力在其发生和表现的严重程度方面也有一定作用。

3）临床表现和诊断：依据《中国精神障碍分类与诊断标准第3版》（CCMD-3），急性应激障碍的诊断标准是以急剧、严重的精神打击作为直接原因。在受刺激后立刻（1 h之内）发病。表现为有强烈恐惧体验的精神运动性兴奋，行为有一定的盲目性；或者为精神运动性抑制，甚至木僵。如果应激源被消除，症状往往历时短暂，预后良好，缓解完全。诊断标准如下。

（1）症状标准：以异乎寻常的和严重的精神刺激为原因，并至少有下列一项：①有强烈恐惧体验的精神运动性兴奋，行为有一定盲目性。②有情感迟钝的精神运动性抑制（如反应性木僵），可有轻度意识模糊。

（2）严重标准：社会功能严重受损。

（3）病程标准：在受到刺激后若干分钟至若干小时发病，病程短暂，一般持续数小时至一周，通常在一个月内缓解。

（4）排除标准：须排除癔症、器质性精神障碍、非成瘾物质所致精神障碍及抑郁症。

2. 创伤后应激障碍

1）概念：创伤后应激障碍，又称为延迟性心因性反应，是一种由异乎寻常的威胁性或灾难性心理创伤，导致延迟出现和长期持续的精神障碍。其因病程较长、社会功能明显受损而受到关注。

2）病因和发病机制：经历创伤性应激事件是 PTSD 最直接的原因，但不是所有经历创伤性应激事件的人都会发生 PTSD，目前认为其发生与个体的一些心理社会易感因素有关。研究发现 PTSD 的发生与体内神经-内分泌异常有关。

3）临床表现和诊断：根据 CCMD-3 标准，PTSD 的主要诊断标准如下。

（1）症状标准：遭受对每个人来说都是异乎寻常的创伤性事件或处境（如天灾人祸）后出现。

①病理性重现：反复出现创伤性体验，并至少有下列1项：a. 不由自主地回想受打击的经历。b. 反复出现有创伤性内容的噩梦。c. 反复发生错觉、幻觉。d. 反复发生触景生情的精神痛苦，如目睹死者遗物、旧地重游，或周年日等情况下会感到异常痛苦和产生明显的心理反应，如心悸、出汗、面色苍白等。

②持续的警觉性增高：至少有下列1项：a. 入睡困难或睡眠不深。b. 易激惹。c. 集中注意困难。d. 过分地担惊受怕。

③对与刺激相似或有关情境的回避：至少有下列2项：a. 极力不想有关创伤经历的人与事。b. 避免参加能引起痛苦回忆的活动，或避免到引起痛苦回忆的地方。c. 不愿与人交往，对亲人变得冷淡。d. 兴趣爱好范围变窄，但对与创伤经历无关的某些活动仍有兴趣。e. 选择性遗忘。f. 对未来失去希望和信心。

（2）严重标准：社会功能受损。

（3）病程标准：精神障碍延迟发生（即在遭受创伤后数日至数月后，罕见延迟半年以上才发生），符合症状标准至少已3个月。

（4）排除标准：排除情感性精神障碍、其他应激障碍、神经症、躯体形式障碍等。

（二）灾难伤员的心理干预

1. 灾难救援中的心理评估

1）心理评估的目的：

（1）筛查：通过心理评估从受灾人群中筛选出需要进行干预的高危人群。

（2）判定：对于重点人群的个体通过详细的心理评估，确定其心理问题及严重程度，以便制订有针对性的干预措施。

（3）追踪：干预过程中在不同时间点上进行阶段性评估，以了解前期干预的效果，并为下一阶段干预措施的制订调整提供依据。

2）心理评估的原则：

（1）尊重：尊重评估对象，应征得评估对象的自愿知情同意，对评估对象无条件地接纳、关注和爱护。

（2）保密：恪守职业道德，向评估对象承诺保密，不向无关人员透露。

（3）针对性：目的要明确，事先明确评估问题。

（4）综合性：综合运用访谈、观察和心理测验等评估方法，从多渠道收集信息，进行综合分析，从而作出可靠的诊断。

（5）与干预相结合：保证在能持续进行心理干预的前提下进行心理评估。

3）心理评估的实施：根据灾难救援过程和幸存者应激反应特点，心理评估和干预的实施可分急性期和恢复期（远期）两个阶段。

（1）急性期评估：急性期指灾难后约1个月。这个时期是幸存者完成生命救助，生活安全得到基本保证，但心理处于混乱、孤独绝望、产生各种应激反应的时期。急性期心理评估的主要内容：①针对幸存者当前需求和担忧收集信息，识别风险因素。②筛查识别高危人群，作为心理干预的重点人群。

（2）恢复期评估：通常着眼于灾难后3个月、6个月、1年和2年。这个时期的心理评估主要是在了解受灾人群整体心理健康状况的基础上，对PTSD、适应障碍、抑郁、焦虑、恐惧等心理障碍进行评估诊断，并在不同时间点上进行阶段性随访评估，检验心理干预的效果，调整心理干预措施。

2. 灾难救援中伤员的心理干预　灾难后心理干预应以不干扰为满足基本需要而进行的活动为前提，主要包括一般心理干预和对ASD和PTSD患者的干预。

1）一般干预：目的是帮助身处灾难性事件中的各类人员，特别是灾难幸存者，减轻因灾难多造成的痛苦，增强其适应性和应对技能，一般包括以下内容。

（1）接触与介入：通过首次接触建立咨询关系。

（2）确保安全感：确保干预场所的安全性。

（3）稳定情绪：安抚和引导情绪崩溃的幸存者，帮助求助对象理解自己的反应，指导一些基本应对技巧。

（4）收集信息：目的是识别求助对象的需求与担忧，制订针对性的干预措施。需要收集的信息主要包括灾难经历的性质和严重程度，家庭成员或朋友的死亡情况，原有的身心疾病及求治情况，社会支持系统，有无负面情绪和物质及药物滥用情况等。

（5）实际帮助：从最紧迫的需求着手为求助对象提供帮助，首先满足对物质和身体的需求。

（6）联系社会支持系统：帮助求助对象尽可能利用即时可用的社会支持资源。

（7）提供必要信息：包括目前灾难的性质与现状，救助行动的情况，可以获得的服务，灾后常见的应激反应，自助和照顾家人的应对方法等。

2）急性应激障碍（ASD）的干预：应遵循以下原则：①正常化原则：强调在应激干预活动中的任何想法和感情都是正常的，尽管它们可能是痛苦的。②协同化原则：强调干预者和当事人双方的积极参与和协同。③个性化原则：强调心理干预应个体化。常用的干预方法如下。

（1）认知干预：其原理是危机根植于对事件和围绕事件境遇的错误思维，而不是事件本身或与事件和境遇有关的事实。当改变个体的思维方式，尤其是改变其认知中的非理性和自我否定，就可能改变个体对自己生活中的危机的控制。

（2）社会支持：包括物质上和心理上的支持，来自家庭、社区、干预者的自助群体等。其中家庭支持效果最为明显。干预者应正确评估当事人的家庭支持能力，并帮助其强化这些能力，以减少个体缺乏理性的恐惧。

（3）药物治疗：对急性期有明显紧张、焦虑、恐惧、抑郁反应和失眠、心悸、出汗等躯体症状的患者，适当使用药物可缓解症状，有助于心理干预的开展和起效。但注意药物使用剂量要小，疗程要短。

3）创伤后应激障碍（PTSD）的干预：原则是以帮助患者提高应对技巧和能力，发现和认识其应对资源，尽快摆脱应激状态，恢复心理和生理健康，避免不恰当地应对造成更大损害为主。其干预焦点是帮助危机中的个体认识和矫正因创伤性事件引发的暂时认知、情绪和行为扭曲。干预重点是预防疾病和缓解症状，以心理环境干预为主，药物治疗为辅。常用的心理干预技术有认知技术、创伤稳定技术、认知暴露技术、应急接种训练、自我对话训练等。通常由专业心理咨询师实施。

（三）救援人员的心理干预

在灾难救援工作中，救援人员要接触和处理大量的死伤者，容易出现短期和长期的精神紧张和心理应激。据报道，为地震灾民提供医疗和救助服务的救援人员中，9%的人会出现与其受助者同样严重的症状。救援人员本身的心理应激给救援行动及其效率带来一定的影响，因此对救援人员的心理疏导显得尤为重要。

1. 救援人员的应激源

（1）个体因素：救援环境与个体因素存在着复杂的交互作用，个体因素在灾难后应激反应中起着重要的调节作用。起正调节作用的变量有对变化的容忍、坚持、坚强个性、积极归因等；起负向调节作用的变量有低自尊、自我中心注意、A 型人格等。

（2）工作与组织因素：工作与组织因素是引起工作应激的主要因素，又称为组织应激，可分为两类：一类同工作任务有关，如任务的简单或复杂、多样与单调及工作环境的物理条件等；另一类同角色特点有关，如角色冲突、角色模糊等。研究发现，救援者角色认知对工作应激有明显影响。

（3）社会因素：社会因素包括双重职业、技术变化、社会角色的变化、工作家庭冲突等。许多灾难救援人员会担心自己的亲朋是否在灾难中受伤，而参与地震救援行动意味着他们和家人、朋友的分隔，这种情况往往令他们感到内疚。

2. 救援人员的应激反应及心理问题

1）常见应激反应：面对突如其来的灾难，救援人员出现应激反应是正常的，常见的反应如下。

（1）心理上的反应：如食欲下降、入睡困难、容易疲倦、脱水、噩梦、体重减轻等，有时伴有心悸、呼吸急促、窒息感、手足发凉、发抖或麻木等。女性可有月经紊乱。

（2）认知上的反应：表现有感觉迟钝或过敏，大脑反应迟钝，注意力难以集中，记忆力变差，操作失误增多，否认、自责、罪恶感、自怜、不幸感、无能为力感等。

（3）情绪上的反应：常有害怕、恐惧、紧张、抑郁、悲观、麻木、焦虑等。

（4）行为上的反应：表现有活动量改变、退缩、逃避、退行，对人冷漠，重复性动作增多，注意力不集中，过度依赖他人等，个别人有不自主的哭泣，骂人，喜欢独处，甚至自杀行为。

（5）社会功能减退：表现为有意回避，不愿进行社会交往，不愿谈及剧烈场景，不想回想往事，工作效率下降等。严重者出现精神障碍。

2）常见心理问题：如可出现急性应激障碍、创伤后应激障碍等。

3. 救援人员的应对与调控 救援人员在面对压力时应对的方式不同，产生的效果也不同。应对方式分为积极应对方式和消极应对方式，前者如与人交谈、倾诉内心情绪、尽量看到事物好的一方面，后者如采用吸烟、喝酒、吃东西来缓解压力。在帮助救援人员应对应激时，应帮助其调控应对方式，以有效地应对压力，从而渡过心理危机，预防应激相关障碍的发生。调控措施主要有以下几种。

（1）主控信念：帮助救援人员建立一个合理的认知，建立一个正向的暗示，即我所做的工作是一个告慰死者、慰藉生者的工作，这是一个正义和神圣的工作。这样当他们在救援工作中碰到遗体、受伤者等情况时，恐惧和紧张程度就可能会降低。

（2）小组晤谈：晤谈是指对事件或活动的报告或描述，小组晤谈适用于对较多救援人员的调控。可选择天气较好的时间，互相畅谈，交流在救援中对自己影响较大的刺激性事件，包括所见、所闻、所感。每个人都尽量充分地表述出自己内心的感受。在晤谈结束前，由一位专业心理学工作者进行正确的认知植入，帮助参与者形成正确的认知，即他们的害怕恐惧都是大灾后一种正常的反应，不是心理问题，应正视它。

（3）应用社会支持：救援人员要增强自己的社会支持系统，与朋友、家人、同事多沟通，保持人际关系和谐，这对缓解应激可起到一定作用。必要时可寻求专业的心理援助。

四、常见灾害事故的应急救护

（一）地震（earthquake）

地震是指地壳快速释放能量过程中造成的振动，而产生地震波的一种自然现象，是一种地质性灾害。常常造成严重的人员伤亡，并引起火灾、水灾、有毒气体泄漏、细菌及放射性物质扩散，还可能造成海啸、滑坡、崩塌、地裂缝等次生伤害。

地震灾害是指由于地震而造成的人员伤亡、财产损失、环境和社会功能破坏，具有突发性、不可预测性，以及频度高，次生灾害严重，并对社会造成很大影响等特点，包括自然因素和社会因素。

1. 地震的危害性

1）地震造成的危害：①自然环境破坏：地表断裂、塌陷、喷砂、冒水等。②人为环境破坏：建筑物和各种设施的破坏。③对人的伤害：大量人员死亡；大批人员受伤；对人的心理-精神伤害。

2）地震灾害严重程度的区分：根据地震强度、发生地区、造成损害程度可分为四类：①轻灾：平原地区 4.5～5.5 级，山区 6.5 级左右地震，受灾范围 1～2 个县，社会功能基本不受影响，损失较小。②中灾：平原地区 5.5～6.5 级，山区 7 级左右地震，受灾范围数个县，房屋倒塌或严重破坏数百至数千间,死亡数十至数百人,破坏率10%～30%,损失数亿至数十亿元。以省为主救援即可。如1972年四川平武-松潘7.2级地震,2003年新疆巴楚-伽师6.8级地震。③重灾:平原地区7级左右,人口稠密山区7.5级左右地震,受灾范围10个县(市),房屋倒塌或严重破坏数十万间,死亡数千至数万人,破坏率30%～70%,损失数十亿元。需全国范围内组织救援,如2010海地7.3级地震。④特大灾害:平原地区7.5级以上地震,受灾范围数十个县(市),震中区房屋倒塌或严重破坏数百万间以上,死亡数万至数十万人,破坏率70%～80%,50%以上生命线工程、社会组织破坏,社会功能瘫痪,损失数十亿至上百亿元或更多。不仅需全国范围内组织救援,还需争取国际援助。如1976唐山7.8级大地震、2008四川汶川8.0级大地震、2010智利8.8级大地震。

3)地震灾害的特点:①突发性及难以预见性;②惨重的灾难性;③次生灾难的频发性;④对社会及经济功能的巨大破坏性;⑤救灾与重建的艰巨性。

2. 地震所致损伤类型及特点

(1) 机械性损伤伤员为主,一般占95%～98%;颅脑伤死亡率最高(早期达30%以上),四肢伤发生率占首位,多发伤发生率高(一般40%以上,映秀灾区达70%以上)。

(2) 挤压伤和挤压综合征发生率高,占第三位。

(3) 休克与地震伤感染发生率高,约占4%,或重伤员的12%～14%,映秀灾区压埋50 h以上伤员发生率100%。

(4) 完全性饥饿:见于较长时间埋于废墟中伤员,断水、断食导致的酮症酸中毒、低血糖症。

(5) 淹溺:见于地震继发海啸、水库、河堤、水坝毁坏时,如2004年印度洋大海啸、2010年智利大地震。

(6) 烧伤及烧震复合伤:见于地震引发的火灾,如1923年日本关东大地震,死亡142 807人,其中死于震后火灾达10万人。

(7) 冻伤:见于寒冷地区或温差较大地区震后。

3. 地震灾害救援的实施

1)现场自救互救与搜救:

(1) 自救互救是最早、最有效、最主要的救助方式,应大力提倡和鼓励,并做好平时的救护知识、技能普及和培训工作。自救互救可分为:①个人自救。②灾民自发自救互救:家庭、岗位、邻里自救互救。③有组织的自救互救:基层组织、单位、当地驻军、临时组织主导的自救互救。

(2) 现场搜索的目的是尽早发现幸存者。其原则是先幸存者,后遇难者;先易后难,优先搜索处境高危者;专业化搜索与广泛发动群众相结合。现场搜救的方法有:①视人:加强观察,发现伤亡人员。②听声:幸存者的呼救声、敲打周围物体发出的声音。③辨形:外露的衣物、肢体。

(3) 专业器材和动物的使用:生命探测仪、声音/影像探测仪、红外线/热成像探测仪、搜救犬、救援机器人等。

2)现场医学救援:

(1) 现场急救原则:先救命后治伤,先重伤后轻伤,先抢后救,抢中有救,尽可能使重伤员在伤后10 min得到救治,使幸存者尽快脱离危险环境。

(2) 现场救护的方法:专业救援与群众自救互救充分结合;人身救援与医学救援联合进

行;尽早实施心理支援。

(3) 现场救护的主要内容:做好基本生命支持,C——维持有效循环;A——畅通气道;B——维持有效呼吸和氧合。

(4) 对救护技术的要求:现场急救六大技术(通气、止血、包扎、固定、搬运、现场 CPR),必要时现场紧急手术(如截肢或切除非致命性器官组织以助尽快脱险),有条件时尽早补液、使用必要的药物和氧疗。

(5) 检伤分类:现场伤员数量大,伤情复杂,危重伤员多,存在很多矛盾。解决办法就是对伤员进行分类,其目标就是提高效率。分类要求安排经验丰富的技术人员专人来担任,分类有明确的量化指标,依先危后重原则,力求快速、准确,不耽误抢救。具体来说先分类再后送;医护人员以救为主,其他人员以抢为主;快速后送,减少伤员在现场停留时间;消除伤员的精神创伤;体现"立体救护、快速反应"的救治原则。善于应用先进科技手段和现代高新技术。

现场检伤和救治原则:对大批受灾伤员救治原则应当是在最适当时间和地点对为数最多的伤员施行最好的救护。在灾害事故的现场设置临时医疗指挥所,担负检伤、就地急救和分流任务。批量灾害伤员的分类可参考战伤救治分类法进行,最大限度发挥救治力量和资源的效率,避免无用的治疗抢救浪费有限的时间和资源。

①收容分类:根据伤情和救治能力,确定是否收容及需要收入的组室。

②救治分类:根据伤势严重程度及需要复苏和手术的紧急区分救治优先顺序。

③后送分类:以伤员尽快到达确定性救治机构为目的,根据伤员各类救治措施最佳实施时机、后送工具及后送环境特点,区分伤员后送先后顺序、后送地点、后送工具和后送时的体位。

分类标记:分类卡由救治机构统一印制,背面扼要病情介绍,随伤员携带。此卡常被挂在伤员左胸的衣服上。

现场急救区的划分:当灾害事故现场出现大批伤员时,最简单有效的办法是因地制宜,迅速划出四个区,以便有条不紊地进行抢救。

①收容区:伤员集中区,在此区挂上分类标签。

②急救区:用于接受第一、二优先者。

③后送区:这个区内接受能自己走或较轻的伤病员。

④太平区:停放已死亡者。

3) 在伤员集中点或移动医院的早期处理:

(1) 早期处理的原则:做好进一步的生命支持(ALS),完成早期治疗和部分专科治疗措施。①确保建立畅通的气道,维持有效呼吸和充分氧合功能,条件许可时可给予氧疗。②建立静脉通道,补液、输血、CPR 并使用必要药物维持循环功能稳定。③确切止血。④紧急手术或损伤控制外科技术(DCS)的实施。⑤防止进一步损伤:脊柱、骨折固定等。⑥伤口和创面的处理:包括开放性伤口和创面的初步处理、开放性伤口和创面的清洁或彻底清创,以及创面的包扎。⑦尽早使用广谱抗生素防治感染:对开放性损伤患者尽早使用破伤风抗毒素或破伤风免疫球蛋白,使用广谱抗生素。⑧尽早实施心理干预和援助。⑨做好伤情和救治记录,根据情况做好后送前的相关准备工作。

(2) 早期处理的内容:包括常见紧急情况的早期处理、创伤性休克的早期处理、呼吸道梗阻和窒息的早期处理、完全性饥饿的早期处理、出血的早期处理、伤口的早期处理、骨折的早期处理。

(3) 常见损伤的早期处理:包括颅脑损伤早期处理、颌面颈部损伤的早期处理、胸部损伤的早期处理、腹部损伤的早期处理、骨盆部损伤的早期处理、四肢伤的早期处理、脊柱及脊髓伤的早期处理。

（4）早期处理注意事项：

①伤员搬运中防止加重或继发损伤：正确选择搬运体位、搬运方式。

②止痛药物的应用：排除禁忌情况、指征相对放宽、加强用药后观察、及时处理特殊并发症。

③早期防治感染：处理好开放性伤口和创面、早期应用广谱抗生素。

4）转运及后送：在转运与后送中一定要注意保障救治的不间断进行，有快捷通畅的后送运输系统。经检伤和现场急救后，伤员应尽快疏散后送。疏散后送应根据伤员人数、伤情、当地各级医疗机构的救治能力，做到合理分流，把伤员送往最近的、最理想的医院。专科伤员如烧伤患者可直接送专科医院或特色医院；重伤员就近送往技术设备力量较强的省市级医院；中度伤员和轻伤员，就近送往区级医院；死亡人员就地等待善后处理。转运方式可分为陆路后送、水路运送、空中运送。空中运送快速而安全，大大争取了抢救的时间，有条件的应大力采用。

5）地震后的卫生防疫：

（1）把好"入口"关：首先是确保饮水卫生和安全，解决好卫生、安全供水是首要任务；其次是强化饮食卫生管理，加强对救济食品的卫生监督、食品的检验鉴定、震后恢复的饮食机构管理及食品卫生宣传教育。

（2）抓好"环境"关：加强环境卫生管理，重点是做好三类处理，即粪便处理、垃圾处理和尸体处理。另外还要做好消毒、杀虫、灭鼠等工作。

（3）强化"防疫"关：要做好两个关键环节的管理，一是加强疫情监测和报告，二是进行普遍的预防接种和服药。

6）其他注意事项：

（1）做好灾害救援组织工作，坚持科学救治原则。

（2）建立灾害医学数据库。

（3）注意公众的心理危害程度。

（4）重视灾害事件致伤伤员的远期效应。

（5）总结经验教训，完善法律、制度和措施并抓好落实。

（二）火灾

火灾是严重威胁生命财产安全，影响经济发展的和社会稳定的常见灾害。全球每年发生火灾约600万起，造成数万人死亡和数以亿计的经济损失。我国每年发生火灾超过1万起，造成1000多人死亡，数千人受伤。火灾常常发生在商场、影剧院等公众聚集场所，工矿企业，家庭和居民聚集区，也发生于车辆、地铁、轮船等交通工具。由于城市高层建筑增多，火灾也在不断增加。高层建筑具有烟道效应、火灾蔓延快、人员疏散困难、灭火难度大等特点，所以，高层建筑火灾重在预防，建筑设计施工要符合更高的防火级别要求。

1. 火灾所致伤情特点

（1）以烧伤伤员为主。

（2）有少量机械损伤和毒烟窒息伤员。

2. 救治原则及措施

1）现场急救：

（1）火灾的现场急救原则是防止烧伤面积继续扩大和深度加深，防治休克和感染。

（2）火灾的现场急救方法：

①灭：迅速采取有效措施灭火，使伤员脱离热源，缩短烧伤时间。忌奔跑及大声呼喊，以免加重烧伤及呼吸道烧伤。

②查：检查全身状况及损伤情况，特别注意有无合并损伤和中毒情况，如有应采取相应处理措施。

③防：防休克、防感染、防窒息。止痛、补液、保护创面、早期应用广谱抗生素、呼吸道烧伤者行气管切开，保持呼吸道通畅。

④包：包扎创面，防止污染。除化学烧伤外，现场一般不处理创面。

⑤送：根据伤情，及时后送。烧伤面积<29%，初步处理根据情况再后送；烧伤面积30%~50%，伤后 8 h 内后送；烧伤面积 50%~70%，伤后 4 h 内后送，或就地抗休克，待伤情稳定达 24 h 后再后送；烧伤面积>70%，伤后 2 h 内后送。

2）伤员后送途中注意事项：

（1）保证救治措施不间断进行。

（2）做好病情观察和记录。

（3）保持好后送体位。

（4）平稳、安全进行转运。

（三）交通事故（traffic crash）

交通事故造成的人体损伤称为交通事故伤，简称交通伤。交通事故一般分为机动车事故、摩托车事故、自行车事故和行人事故等类型。广义的交通事故也包括火车事故。自 1889 年 9 月发生了第一起致死性交通事故至今，全球每年因交通事故死亡的人数超过了 120 万人，伤 3000 万人以上，致残约 500 万人。WHO 明确指出：道路交通安全是一个严重的人类健康问题。

1. 灾情特点

（1）高发生率、死亡率和致残率：交通事故的发生与公众日常安全、生活戚戚相关，对家庭和社会造成的损失大，后果严重。

（2）驾驶人、车辆和道路环境因素影响：①驾驶人因素：疲劳驾驶、超速驾驶、酒后驾驶、违规驾驶等。②车辆因素：机械故障和设计缺陷等。③道路环境因素：包括道路设计施工缺陷、恶劣天气造成路面结冰、能见度降低等。

（3）可以预防和减少的灾难：可以通过提高驾驶员素质、严厉执行法律法规、改善道路条件等，减少交通事故的发生，并通过加强急救体系建设，提高救援能力和救护水平，从而提高交通事故伤员的救治成功率。

2. 交通创伤的种类

交通事故可造成车内外人员创伤的种类如下。

（1）撞击伤：人体与车辆或其他钝性物体相撞而导致的损伤。

（2）碾压伤：人体被车辆轮胎辗轧、挤压导致的损伤。

（3）切割/刺伤：人体被锐利的物体如玻璃、金属等切割、刺入所造成的损伤。

（4）跌落伤：交通事故致车内人体飞出车外或车外人体撞击后弹起再跌落，跌落后撞击地面或其他物体受到的损伤。

（5）挥鞭伤：车内人员在撞车或紧急刹车时，因颈部过度后伸或过度前屈导致的颈椎和脊髓损伤。

（6）安全带伤：在交通事故中，司机和乘客因使用安全带时所受到的损伤。

（7）方向盘伤：车辆撞击时司机撞于方向盘上造成上腹部和下胸部的损伤。

（8）烧伤/爆炸伤：车辆撞击后起火爆炸引起的损伤。

3. 交通损伤的特点

（1）损伤发生在交通运输过程中，交通工具处于运动状态下。

（2）损伤是由交通运输工具直接、间接或两者联合造成的。直接损伤是指由运输工具直接造成的撞击伤、碾压伤和砸压伤等；间接损伤是指人体从交通运输工具上坠落、被撞击后抛出摔跌或被所载物品击中、砸压等导致的损伤。此外，由交通事故或意外事件等导致的坠岩坠落伤、坠河溺死、烧伤等也属于后者这一范畴。

（3）交通损伤属钝性机械性损伤。其损伤的严重程度、损伤特征与交通工具的接触作用部位、运行速度有关。

（4）交通损伤常表现为多发性和复合性，形态复杂、类型多样，损伤严重、死亡率高，死亡多在伤后近期内发生，如在交通死亡中，案发当时死亡者占81.3%，伤后7天内死亡者高达98.3%。

（5）部分交通损伤案件的发生与驾驶人员的精神生理和病理状况有关。随着高技术在交通工具中的应用，纯机械的因素下降，而驾驶人员的生理和病理状况越来越受到重视。

（6）交通损伤可被用来作为自杀或他杀的手段。

4. 交通事故损伤现场救援

（1）解救受困伤员：①准确评估现场情况，及时汇报；配合医生及其他相关部门的消防人员、公安人员等，在事故指挥系统的统一指挥、协调下，做好现场的抢救工作。②及时解救：当人员在车内长脊柱固定板插入汽车中，固定伤者颈椎，将患者固定在脊柱固定板上，整体搬出；如时间紧迫，车辆可能爆炸，需立即解救出来，可以简单徒手固定颈椎、脊柱，快速将伤者拖出汽车，迅速离开。③被困车内：救援人员协作，先固定汽车，根据需要拆开汽车，使医务人员能接近伤者。医务人员首先评估伤者气道、呼吸状况来进行初级气道开放，必要时用颈托固定，同时按循环、气道、呼吸步骤进行评估，如预计解救时间长，需先开放静脉通道。一旦救出尽可能用救护车转送至有条件救治的医院，如伤员太多，应安排分检区分检。

（2）立即抢救：①保持呼吸道通畅：抢救危重患者的关键，大脑细胞耐受缺氧的时间为4~6 min，小脑为10~15 min，延髓为20~25 min，超过此限就会造成不可逆的损害，所以无论何种原因引起的呼吸道阻塞均应紧急处理。严重交通伤患者呼吸异常、气道不畅的主要原因有呼吸道分泌物或血块堵塞气道、昏迷者舌后坠、气胸或血胸、广泛胸壁损伤，所以必须采取有效的措施，保证充分的供氧。呼吸功能严重障碍，不能维持生命者立即给予气管插管，行气管切开。②迅速处理危及生命的急症：心搏、呼吸骤停应立即行心肺复苏；张力性气胸伤员，快速于伤侧锁骨中线第2肋间插入带有活瓣的穿刺针排气减压，可迅速改善危象；对血胸、气胸者应行闭式引流，开放性气胸伤员要尽快使用无菌敷料垫封闭开放伤口；胸壁软化有反常呼吸者，应固定浮动胸壁。③迅速建立静脉通道：由于有效循环血容量的减少，血压下降，多脏器功能衰竭相继发生，因此迅速补充血容量，改善微循环在抢救过程中至关重要。可迅速建立2~3条大静脉通道，保证血容量和给药，其中一条静脉通道要用输血器，为院内输血做准备，穿刺时尽量选择上肢静脉、颈外静脉等较粗大的血管，避开骨折等损伤严重的肢体部位穿刺。补液要遵循"先快后慢，先晶后胶，需多少，补多少"的原则，快速输入平衡液。④控制出血：创伤引起的活动性大出血可造成血容量锐减而发生休克，甚至猝死，最有效的紧急止血法是加压于出血处,压住出血伤口或肢体近端的主要血管,然后在伤口处用敷料加压包扎,并将伤部抬高,以控制出血。对出血不止的四肢大血管破裂,可用止血带,须衬纱布,并记录时间。如伤者无明显的外出血,但表情淡漠、面色苍白、四肢发冷、脉搏细速、血压下降等,应警惕内出血的可能。⑤胸腹部损伤的处理:胸腹部是人体重要脏器包藏之处,交通事故时往往受惯性冲击力影响,受伤概率较高。疑有肋骨骨折者用胸带固定;腹部挫伤者重点检查有无内脏破裂出血的可能。有较大伤口者要及时包扎,防止因腹压增高造成的内脏脱出。有内脏脱出者不可将其回纳腹腔,应固定后迅速送至医院进一步治疗。⑥骨折固定对四肢骨折伤员不要过分牵拉伤肢,开放性骨折端不要强行复位,以免加重损伤和感染,可用敷料、夹板初步固定。脊髓损伤者搬动时要保持脊髓中立位,平衡托放,防止屈曲和扭转,并将伤者放于平硬的担架上,减少搬动,防止颠簸,以免引起继发损伤。颅底骨折有耳、鼻漏者,禁止进行填塞或负压吸引,注意保持呼吸道通畅。⑦合并烧伤时,要警惕吸入性损伤。按照烧伤的应急预案处理。⑧如有毒物的污染,要做好医务人员自身的防护,同时做好彻底的消毒工作。⑨严密监护:应严密观察生命体征的变化,尿量的情况。同时要加强输液、输血管理,防止发生并发症。⑩心理护理:创伤患者由于事发突然,加之伴有躯体疼痛、出血、骨折等,必然产生恐惧、紧张心理。意外事故后,伤者的社会角色也发生了改变,伤者不易立刻接受事实。所以医护人员应该倍加关心、体贴患者,除做好医疗救护外,还应帮助患者解决其他问题,如通知家属、单位,保管好贵重财物等,多安慰患者,使患者对医护人员产生信任感,更好地配合治疗。

(3)转运及途中的救护:

①搬运方法:对疑有脊柱骨折的伤员,应3～4人一起搬动,保持头部、躯干呈直线位置,以防造成继发性脊髓损伤。

②伤员体位:颅脑伤、颌面部伤应取侧卧位或头偏向一侧,以防舌后坠或分泌物阻塞气道;胸部伤取半卧位或伤侧向下的低斜坡卧位,以减轻呼吸困难;腹部伤取仰卧位,膝下垫高使腹壁松弛;休克患者取仰卧中凹位;脊柱骨折取俯卧位或取仰卧位时,应在骨折部位垫上枕头,使脊柱呈过度后伸位。

③监测护理:注意伤员的神志,瞳孔对光反射,生命体征的变化(如面色、肢端循环),如发现变化应及时处理。保持液体通畅,同时管理好气道和静脉通道两个生命通道,固定好各导管和输液瓶,防止牵拉脱出。

④运送要求:力求快速而平稳,尽量缩短途中时间,尽量减少车体颠簸,保证途中抢救工作不中断。

现场救援总的目标是采取及时有效的急救措施和技术,最大限度地减少伤病员的痛苦,降低致残率和死亡率,为医院抢救打好基础。总结以下6条原则:先复后固的原则、先止后包的原则、先重后轻的原则、先救后运的原则、急救与呼救并重的原则、搬运与医护一致性原则。

5. 常用的现场急救技术

(1)心肺复苏技术。

(2)创伤的止血、包扎、固定、搬运技术。

小结

本章重点介绍 EMSS 中的首要环节院前急救,包括院前急救的概述、院前急救的工作模式、院前急救的管理及灾难护理。院前急救和灾难医学都源于战争,院前急救是灾难医学的基础,灾难医学是院前急救的深化和延伸,因此,本章节将灾难护理作为院前急救护理的具体体现进行讲述,旨在让作为院前急救工作中主力军的急救护士,更全面地掌握院前医疗紧急救援,特别是突发公共事件的现场急救、自我防护及心理干预知识。

（何莉莉）

思考题

一、简答题

1. 简述院前急救的特点及救治原则。

2. 试述灾难护理中院前急救的重要性。

二、案例分析题

国道上一大型货车突然完全失控,在撞倒中心隔离墩后驶入对向车道,与一满载乘客的中巴车迎面相撞,并双双坠入路基下 3 m 的水塘,部分乘客被抛出车窗外而落水。

（1）附近村民目睹了车祸经过,应如何紧急呼救?

（2）医疗救援人员赶赴事故现场后应立即进行哪些方面的评估? 如何快速判断危重伤病员的情况?

（3）现场救护中需遵循哪些原则?

（4）试述现场检伤分类的方法及其意义。

（5）一伤员被从水中救起后不省人事,检查无呼吸、颈动脉搏动消失,应如何施救? 怎样判断施救效果?

（6）一伤头颈部受伤,颈后疼痛,活动受限,躯体被卡在变形的车座之间,在救出该伤员的过程中应重点注意什么问题? 如何正确搬运此类伤病员?

（7）试述重伤病员在转运途中的救护要点。

第三章 现场急救技术

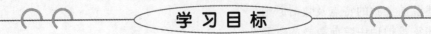
导学案例

患者，女性，68 岁，晚上在广场跳健身操时，突感心前区剧烈疼痛，大汗淋漓，精神极度紧张。请问：

1. 如果您在附近，您将如何应对这一突发情况？

2. 在救治的过程中，患者突然意识丧失，大动脉搏动消失。此时采取最恰当的急救措施是什么？

现场急救是挽救生命的首要措施。掌握各种急危重症的现场急救技术，可在紧急时刻为挽救患者生命赢得宝贵的时间。本章主要学习心肺复苏、呼吸道异物清除术、创伤评估与外伤止血、包扎、固定、搬运术。

第一节　心搏骤停与心肺复苏

心搏骤停是临床中最危重的急症，不及时救治可迅速导致死亡。尽早给予高质量的心肺复苏，建立有效的气道开放，维持循环和呼吸功能，可提高患者生存机会，改善复苏后生存质量。

一、心搏骤停

心搏骤停(sudden cardiac arrest，SCA)是指心脏泵血功能突然停止，致全身血液供应中断引起的组织严重缺血缺氧和代谢障碍，若不及时抢救可立即危及生命。心脏性猝死(sudden cardiac death，SCD)是指急性症状发作后 1 h 内以意识骤然丧失和(或)抽搐为特征，由于心脏原因所致的突然死亡。猝死(sudden death,SD)又称突然死亡,指平时看来"健康"或病情已基本恢复或稳定者,在短时间内突然发生出乎意料的自然死亡。世界卫生组织规定发病 6 h 内死亡者为猝死。有很多学者主张定为 1 h,也有人将发病 24 h 内死亡者归入猝死之列。因意外暴力、交通事故、电击、溺水或毒物所致的突然死亡,均不包括在此范围。

（一）病因

导致心搏骤停的病因很多,一般将其分为两大类,即由心脏本身的病变引起的心源性心搏骤停和由其他因素及病变引起的非心源性心搏骤停。

1. 心源性心搏骤停 心源性心搏骤停是因心脏本身的病变所致,其中,冠状动脉粥样硬化性心脏病(简称冠心病)是造成机体心搏骤停的最主要病因,约 80% 心脏性猝死是由冠心病及其并发症引起的,这些冠心病患者中约 75% 有急性心肌梗死病史。心肌梗死存活者若存在频发性与复杂性室性期前收缩,或心肌梗死后左室射血分数降低,均预示有发生心脏性猝死的危险。各种心肌病引起的心脏性猝死占 5%～15%,如肥厚梗阻型心肌病和致心律失常型心肌病。严重缓慢性心律失常和心室停顿也是发生心脏性猝死的另一重要原因。

2. 非心源性心搏骤停 非心源性心搏骤停是指其他疾病或因素引起的心脏功能障碍,最终导致的心搏骤停。具体包括以下几个方面。

（1）各种原因所致呼吸停止:①气管异物、气道组织水肿或气道阻塞(如溺水)、窒息致呼吸停止。②巴比妥类药物过量及头部外伤致呼吸停止。③夜间的睡眠呼吸暂停综合征致呼吸停止。呼吸停止导致严重缺氧引发心搏骤停,一般呼吸停止后几分钟内即可发生心搏骤停。

（2）严重的电解质与酸碱平衡失调:严重低钾血症和高钾血症、严重高钙血症和高镁血症、严重酸中毒均可导致心搏骤停。

（3）药物中毒或过敏:①锑剂、氯喹、洋地黄类及奎尼丁等药物的毒性反应可致严重心律失常而引起心搏骤停。尤其在机体发生低钾血症时,上述药物毒性反应引起的心搏骤停常以心室颤动(简称室颤)多见。②静脉内较快注射苯妥英钠、氨茶碱、氯化钙或利多卡因等药物,可导致心搏骤停。③青霉素、链霉素及某些血清制剂发生严重过敏反应时,也可导致心搏骤停。

（4）栓子:①长期卧床患者下肢血流缓慢,形成血栓。②长骨和骨盆等处骨折造成脂肪栓子。③输液操作不当造成气栓,这些栓子脱落造成肺栓塞。大面积肺栓塞可导致心搏骤停引起猝死。

（5）麻醉或手术意外:麻醉时呼吸道管理不当、麻醉剂剂量过大、硬膜外腔药物误入蛛网膜下腔、低温麻醉(体温<30 ℃)和心脏手术等,均可引起心搏骤停。

（6）其他:各种意外如电击、雷击、不当的电除颤等产生的电流通过心脏可直接引发心搏骤停;诊断性操作如血管造影或心导管检查,某些疾病如急性重症胰腺炎或脑血管病变均可引起心搏骤停。

不论何种原因,最终都会影响心脏活动和功能,引起心肌收缩力减弱、冠状动脉灌注不足、心排血量降低或导致心律失常,这四项彼此影响且相互转换,直接导致心搏骤停。有学者称这四项是导致心搏骤停的直接病理生理学基础。

心搏骤停救治过程中,应尽可能迅速明确引起心搏骤停的病因,以便及时对病因采取相应的救治措施。引起心搏骤停的原因用英文单词的第一个字母归纳为"6H"和"6T"。"6H"为:hypovolemia（低血容量）、hypoxemia（低氧血症）、hypo/hyperthermia（低/高温）、hypo/hyperkalemia（低钾血症/高钾血症）、hypo/hyperglycemia（低/高糖血症）、hydrogenion （acidosis）[氢离子（酸中毒）]。"6T"为：trauma（创伤）、tension pneumothorax（张力性气胸）、thrombosis lungs（肺栓塞）、thrombosis heart（心脏栓塞）、tamponade cardiac（心包填塞）、tablets（药物过量）。

（二）临床表现和判断

1. 临床表现 心搏骤停后，血流运行立即停止。脑组织对缺氧最敏感，临床表现以中枢神经系统和循环系统的症状最为明显，主要表现如下。

（1）意识突然丧失或伴有全身短暂性抽搐和大小便失禁。大动脉搏动消失、血压测不出。

（2）呼吸呈叹息样或短促痉挛性呼吸，随后呼吸停止，多发生于心搏骤停后 30 s 内。

（3）心音消失。

（4）双侧瞳孔散大、固定。

（5）面色由苍白迅速呈现发绀。

2. 判断 判断心搏骤停时，出现较早而且最可靠的临床征象是意识丧失伴大动脉搏动消失。成人通常是检查颈动脉搏动，亦可触摸股动脉，儿童可检查颈动脉或股动脉搏动，婴儿检查肱动脉搏动。

二、心肺复苏

心肺复苏（cardiopulmonary resuscitation，CPR）是针对心搏和呼吸停止所采取的抢救措施，即应用胸外按压或其他方法形成暂时的人工循环并恢复心脏自主搏动和血液循环，用人工呼吸代替自主呼吸并恢复自主呼吸，达到恢复苏醒和挽救生命的目的。心脏一旦停搏，血液循环会停止，越早抢救，复苏成功率越高。一般认为心跳停止后 4 min 内为抢救的黄金时间。

1992 年 10 月，美国心脏协会（American heart association，AHA）正式提出"生存链"（chain of survival）概念，根据国际 CPR 与心血管急救（emergency cardiovascular care，ECC）指南，成人生存链是指对突然发生心搏骤停的成年患者通过遵循一系列规律有序的步骤所采取的规范有效的救护措施，将这些抢救序列以环链形式连接起来，构成一个挽救生命的"生命链"，2010 年 AHA 提出心血管急救成人生存链包括以下 5 个环节：①立即识别心搏骤停并启动急救反应系统（immediate recognition of cardiac arrest and activation of the emergency response system）。②尽早进行心肺复苏，着重于胸外按压（early CPR with an emphasis on chest compressions）。③快速除颤（rapid defibrillation）。④有效的高级生命支持（effective advanced life support）。⑤综合的心搏骤停后治疗（integrated post-cardiac arrest care）。心血管急救成人生存链（图 3-1）的各个环节缺一不可，中断任何一个环节，都可能影响患者预后。

图 3-1 心血管急救成人生存链

（一）心肺复苏术的发展史

在人类初级文明阶段，受自然条件和科学技术水平的制约，人们的复苏措施主要集中在利用各种物理手段对死亡进行干预。复苏方法多是感性、经验性的，复苏的效果缺乏统一的衡量标准。约 3500 年前，埃及人对溺水者使用了倒挂法，将溺水者双脚悬挂，这一方面有助于排出肺内积水，另一方面可增加胸腔内压力以帮助呼气，压力减少则有助于吸气，后来此法在欧洲盛行了很长时间。

中国的针刺人中穴救治突然意识丧失或猝死的患者已有 1000 多年的历史，这是人类利用器械复苏的最早尝试。我国医圣张仲景早在《金匮要略》中就有关于胸外心脏按压和人工呼吸的描述。在西方国家，1898 年 Taffier 首先开胸心脏挤压进行心肺复苏取得成功。1956 年 Zoll 首先应用胸外除颤获得成功，翻开了医学史上电除颤重新转复心脏正常节律崭新的一页。1958 年 Peter Safar 又倡导口对口人工呼吸，1960 年 William Kouwenhoven 开创了胸外按压建立人工循环，完成了心肺复苏的三大要素，诞生了现代 CPR，迄今已有 40 多年了。但接受现场 CPR 且存活者为 10%～40%，而且会遗留明显的永久性脑损害。这一事实引起人们对脑保护及脑复苏的重视，推动了脑复苏的研究和实施，20 世纪 80 年代将 CPR 扩展为心肺脑复苏(cardio-pulmonary-cerebral resuscitation，CPCR)。

CPCR 是 CPR 进一步的扩展，包括心、肺、脑复苏三个主要环节，是对心搏骤停患者采取的使其恢复自主循环和自主呼吸，并尽早加强脑保护措施的紧急医疗救治措施。原由美国心脏学会及其下属各专业委员会共同负责，1966 年编写了第一版心肺复苏指南，多次组织国际专家对心肺复苏指南进行修订。于 2005 年 11 月公布的指南，详细阐述了完整的心肺脑复苏过程，包括基础生命支持(BLS)、进一步生命支持(advanced cardiac life support，ACLS)和延续生命支持(prolonged life support，PLS)三部分。心肺脑复苏的成功率与抢救是否及时、有效有关。若在心搏骤停 4 min 内进行 BLS，8 min 内进行心脏除颤，则存活率可达 40%。2010 年 AHA 心肺复苏及心血管急救指南的出版，标志着现代 CPR 经历了 50 年，其中有几个关键点发生改变，如基础生命支持的顺序，即成年和儿童(新生儿除外)患者从 A—B—C(开放气道、人工呼吸、胸外按压)改变为 CAB(胸外按压、开放气道、人工呼吸)，专家们强调缩短开始胸外按压的时间。成人胸外按压的推荐深度也由原来的 4～5 cm 增加到至少 5 cm。

虽然最佳的 CPR 方法可能会改变，并依赖施救者、患者和可利用的资源，但是，根本的挑战仍然是如何尽早和有效地实施 CPR。

（二）现场心肺复苏术

现场心肺复苏又称基础生命支持(basic life support，BLS)或初期复苏处理，主要目标：①迅速准确判断心肺功能衰竭或丧失。②立即实施现场心肺复苏术，从体外支持患者的通气、血氧饱和度和心泵循环功能。③通过 BLS，至少能维持人体重要脏器的基本血氧供应，直致延续到建立高级心血管生命支持、恢复患者自主循环和呼吸活动或延长机体耐受临床死亡时间。BLS 关键步骤：立即识别心搏骤停和启动急救反应系统、早期心肺复苏和快速除颤终止室颤。

心肺复苏的基本程序是 C、A、B，分别指胸外按压、开放气道和人工呼吸。首先判断患者有无反应、循环和呼吸体征，如果发现无任何反应，首先求救急救医疗服务系统(emergency medical service，EMSS)，尽快启动 EMSS。如果有 2 名急救员，一名立即实施 CPR，另一名快速求救。有条件时，考虑实施除颤。如果现场施救者未经过 CPR 培训，则应进行单纯胸外按压的 CPR，直至除颤仪到达且可供使用，或急救人员或其他相关施救者已接管患者。成人 BLS 流程见图 3-2。

1. 判断 在安全情况下，快速识别和判断心搏骤停。

（1）判断患者反应：轻拍或摇动患者的双肩，大声呼叫："喂，你怎么了？"判断患者有无反应，同时快速检查有无呼吸，10 s 内完成。

（2）启动急救反应系统：如果患者无反应，立即呼救启动急救反应系统，在院外拨打"120"，院内应呼叫其他医护人员。迅速置患者于复苏体位，即仰卧位，头和颈部应与躯干保持

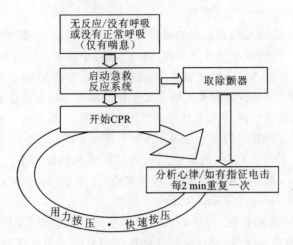

图 3-2 成人 BLS 流程

在同一轴面上,将双上肢放置在身体两侧,解开衣服,暴露胸壁。

2. 循环支持(circulation,C)　循环支持又称人工循环,指用人工的方法通过增加胸膜腔内压或直接挤压心脏产生血液流动,为冠状动脉、脑和其他重要器官提供血液灌注。

1)判断大动脉搏动:专业人员应检查动脉有无搏动,时间不超过 10 s,非专业人员不需检查大动脉搏动。成人检查颈动脉,方法是食指和中指并拢,从患者的气管正中部位向旁滑移 2~3 cm,在胸锁乳突肌内侧轻触颈动脉搏动。儿童检查其颈动脉或股动脉,婴儿检查肱动脉。如果触摸不到动脉搏动,说明心搏已经停止,立即进行胸外按压。

2)胸外按压:对胸骨下段有节律地按压。有效的胸外按压可产生 60~80 mmHg 的收缩期动脉峰压。通过胸外按压产生的血流能为大脑和心肌输送少量但却至关重要的氧气和营养物质。特别是对倒地至第一次除颤的时间超过 4 min 的患者,胸外按压更为重要。

按压时患者保持平卧位,头部位置尽量低于心脏,使血液容易流向头部。如果患者躺卧在软床上,应将木板放置在患者身下或将患者置于地上,保证按压的有效性,但不要为了找木板而延误抢救时间。为保证按压时力量垂直作用于胸骨,施救者根据患者所处位置的高低,采取跪式或脚踩脚凳等不同方式进行按压。

(1)按压部位:迅速将患者仰卧于硬板床或地上,抢救者以患者足侧的手的食指及中指沿患者肋弓处向中间滑移,在两侧肋弓交点处找到胸骨下切迹,该切迹上方 2 横指处即为按压区(图 3-3),或采用两乳头连线与胸骨中线交点处即为按压区。

(2)按压方法:定位后,抢救者两手掌根重叠,两手手指交叉抬起,避免触及胸壁和肋骨,以减少按压时发生肋骨骨折的可能。掌根部压在按压区上(图 3-4)。按压时,抢救者身体稍前倾,双肩在患者胸骨正上方,双臂伸直,肘部不可弯曲(图 3-5),利用上半身重量垂直向下用力按压,按压快而有力,按压频率为每分钟至少 100 次,胸骨下陷至少 5 cm,胸骨下压时间及放松时间基本相等,放松时保证胸廓充分回弹,手掌根部不能离开胸壁。尽量减少胸外按压间断,或尽可能将中断控制在 10 s 以内。按压与通气之比为 30:2,按压时高声匀速计数。

快速且足够深的胸外按压有利于冠状动脉和脑动脉得到灌注。如果按压频率和深度不足,按压间断过久或过于频繁加之过度通气,均会减少心排血量和重要器官的血液灌注,降低复苏的成功率。

(3)注意事项:①按压部位准确,按压力量平稳,避免冲击式按压或猛压,避免出现胃内容

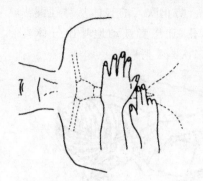

图 3-3 按压部位

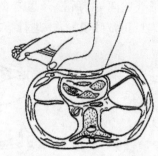

图 3-4 双手掌根部重叠

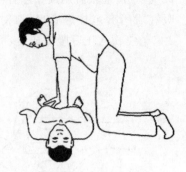

图 3-5 肘关节伸直

物反流和肋骨骨折等并发症。②患者头部适当放低,避免按压时呕吐物反流至气管,也可防止因头部高于心脏水平而影响脑血流灌注。③按压和放松的时间大致相等,放松压力时注意定位的手掌根部不得离开胸骨,以免按压位置移动。④尽可能避免因分析心律、检查脉搏和其他治疗而中断胸外心脏按压,每次中断按压时间要小于 10 s。⑤按压与通气比是 30∶2,每个周期为 5 组 CPR,时间大约 2 min。⑥按压期间要密切观察病情,判断复苏效果。按压有效的指标是按压后可触及颈动脉搏动、肱动脉收缩压≥60 mmHg、有知觉反射、散大的瞳孔开始缩小、呻吟或出现自主呼吸。

3. 开放气道(airway,A) 开放气道是进行人工呼吸的首要步骤,为尽量减少胸外按压的中断时间,开放气道速度要快。患者仰卧,松解衣领及裤带,清除口中污物及呕吐物,取出活动性义齿后开放气道,气道开放的程度最好是下颌角与耳垂连线与地面垂直。具体方法如下。

(1)仰头抬颈法:患者仰卧,抢救者一手放在患者颈后,将颈部上抬,另一手以小鱼际侧下按前额,使患者头后仰,颈部抬起。此手法禁用于头颈部外伤者(图 3-6)。

(2)仰头举颏法:徒手开放气道最常用的手法。患者仰卧,抢救者一手置于其前额,以手掌小鱼际侧用力向后压以使其头后仰,另一手的食指和中指放在下颏骨的下方,将颏部同时向前抬起(图 3-7)。

(3)托下颌法:适用于头颈部外伤者。抢救者将双手放在患者头部两侧,紧握下颌角,用力向上托起下颌(图 3-8)。此手法不伴头颈后仰,专业人员必须掌握。

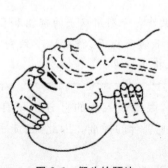

图 3-6 仰头抬颈法

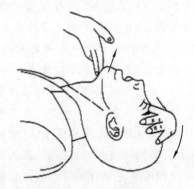

图 3-7 仰头举颏法

4. 人工呼吸(breathing,B) 呼吸道通畅后,立即施行人工呼吸,可采用以下三种方法。

(1)口对口人工呼吸法:一种最常用的且能快速有效地向肺部供氧的急救措施。方法:开放气道后,抢救者用放在患者额部手的拇指和食指将鼻孔捏紧,防止吹入的气体从鼻孔漏出,吸气后用嘴包住患者口,口对口将气吹入,然后松开患者鼻孔,让患者被动地呼出气体(图3-9)。一次人工呼吸完成后,抢救人员正常呼吸一次,进行第二次人工呼吸。

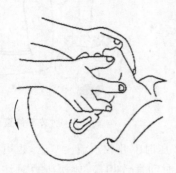

图3-8 托下颌法

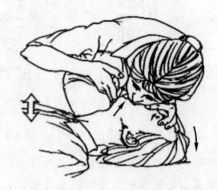

图3-9 口对口人工呼吸

(2) 口对鼻及口对口鼻人工呼吸法:患者牙关紧闭不能张口或口腔有严重损伤,改用口对鼻人工呼吸。抢救婴幼儿时,因婴幼儿口及鼻开口均较小,位置又很靠近,可行口对口鼻人工呼吸。

(3) 面罩和呼吸皮囊人工呼吸:患者在院内发生呼吸心搏骤停,应用面罩和呼吸皮囊给予手控的正压通气,患者吸入的氧浓度更高,可以提高 CPR 成功率。

知识链接

球囊面罩的使用

开放气道,清除口腔中义齿与咽喉部任何可见的异物,松解患者衣领。操作方法分为单人操作法和双人操作法。

1. 单人操作法(EC手法) 操作者位于患者头部的后方,将患者头部向后仰,并托牢下颌使其朝上,保持气道通畅。将面罩扣在患者口鼻处,用一手拇指和食指呈“C”形按压面罩,中指和无名指放在下颌下缘,小指放在下颌角后面,呈“E”形,保持面罩的适度密封,用另外一只手均匀地挤压球囊,送气时间为 1 s 以上,将气体送入肺中,待球囊重新膨胀后再开始下一次挤压,保持适宜的吸气/呼气时间。若气管插管或气管切开患者使用简易呼吸器,应先将痰液吸净后再应用。

2. 双人操作法 由一人固定或按压面罩,方法是操作者分别用双手的拇指和食指放在面罩的主体,中指和无名指放在下颌下缘,小指放在下颌角后面,将患者下颌向前拉,伸展头部,畅通气道,保持面罩的适度密封,由另一个人挤压球囊。

口对口、口对鼻人工呼吸只是一种临时性抢救措施,因为吸入氧的百分比只有 15%～18%,对于需要长时间心肺复苏者,远远达不到足够动脉血氧合的标准。因此,在徒手心肺复苏的同时应积极准备气管插管以获得足够的氧气供应。

注意事项:①成人每次吹气量以患者胸廓有明显隆起为准,每次吹气时间约 1 s,吹气频率在 8～10 次/分。②成人 CPR,无论单人或双人,按压与呼吸比均是 30:2,即按压胸部 30 次,吹气 2 次;儿童单人 CPR 时,按压与呼气比是 30:2,双人 CPR 比例是 15:2。③吹气速度和压力均不宜过大,以防咽部气体压力超过食管内压而造成胃扩张。使用呼吸皮囊给予人工呼吸时,一定要检测压力阀是否正常工作,按压皮囊适度,防止给气过多。④通气良好的标志是有胸部扩张和听到呼气的声音。⑤若有高级人工气道,如气管内插管,且2人做CPR,应每6~8 s给予1次人工呼吸,在给予人工呼吸过程中,不应中断胸外按压。

5. 早期除颤(defibrillation,D) 心搏骤停时,最初发生的心律失常最常见的是心室颤动或无脉性室性心动过速(简称室速),终止室颤和无脉性室速最迅速且最有效的方法是除颤。目前强调除颤越早越好,应争取在心脏停搏3~5 min内进行,但若患者在监护状态下发现室颤,应在3 min内进行电除颤。

除颤具有时间效应,随着时间的推移,除颤成功的概率随之会迅速下降。2010年CPR与ECC指南建议,如果施救者目睹发生院外心搏骤停且现场有AED,施救者应从胸外按压开始心肺复苏,并应尽快在3~5 min内使用AED。对于院内心搏骤停,有心电监护的患者,从心室颤动到给予电击的时间不应超过3 min,并且应在等待除颤仪过程中进行心肺复苏。但对非目击的心搏骤停(>4 min),应先进行5个循环30∶2(约2 min)的CPR,然后再除颤,其目的是先使心脏获得灌注,从而使除颤更有效。除颤之后立即给予5个循环30∶2的高质量CPR(约2 min)后再检查脉搏和心律,必要时再进行另一次电除颤。

给予高能量一次除颤的观点已得到一致认可,因为使用高能量电击一次可消除90%以上的室颤。如果除颤不能消除室颤,则此种室颤可能属于低幅波类型,通常是因为心肌缺氧,所以先进行2 min的CPR,使心肌恢复供氧后再分析心律,决定是否除颤。

目前生产的AED和除颤仪几乎都是双向波除颤仪,使用直线双向波型除颤仪首次除颤能量为120 J,使用双向方形波除颤仪时能量为150~200 J,如不清楚厂家提供的除颤能量范围,可选择200 J,后续除颤能量相同或选择更高能量。使用单向波除颤仪时除颤能量为360 J。婴儿与儿童除颤理想能量目前仍不清楚,认为合理的除颤能量是2~4 J/kg。首次给予的剂量先考虑2 J/kg,后续电击能量为4 J/kg或更高级别能量,但不能超过10 J/kg或成人剂量。

室颤发生的早期一般为粗颤,此时除颤易于成功,故争取在2 min内进行,否则心肌因缺氧由粗颤转为细颤,除颤不易成功。在除颤器准备好之前,应持续心脏按压。一次除颤未成功,应创造条件重复除颤。

1)电除颤方法:

(1)准备电击除颤的同时,做好心电监护确诊室颤。

(2)使用交流电源(220 V,50 Hz)时,接上电源线和地线,并将电源开关转至"交流"位置,若无交流电源,使用机内镍铬电池(15 V),将电源开关转至"直流"位置。近年来常用直流电击除颤。

(3)按下胸外除颤按钮和非同步按钮,准备除颤。

(4)按下充电按钮,注视电功率数的增值,当增加至所需数值,即松开按钮,停止充电。

(5)电功率选择。成人首次电击,选用200 J,若失败,重复电击,并可提高电击能量,但最大不超过360 J。

(6)将电极板涂好导电膏或包上浇有生理盐水的纱布。将一电极板放于左侧第5肋间与腋前线交界处,另一电极板放于胸骨右缘第2肋间。或者将一电极板放于胸骨右缘第2肋间,另一电极板放在背部左肩胛下(图3-10)。电极板需全部与皮肤紧贴。

(7)嘱其他人离开患者床边。操作者两臂伸直固定电极板,使自己的身体离开床缘,然后双手同时按下放电按钮,进行除颤。

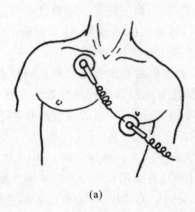
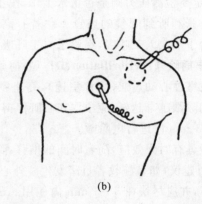

(a)　　　　　　　　　　　　　　(b)

图 3-10　电极板的位置

（8）放电后立即观察心电示波，了解除颤效果。如除颤未成功，可加大"W·s"数值，再次除颤，同时寻找失败原因并采取相应措施。

2）注意事项：

（1）除颤前详细检查器械和设备，做好一切抢救准备。

（2）电极板放置位置要准确，与患者皮肤密切接触，保证导电良好。

（3）电击时，任何人不得接触患者及病床，以免触电。

（4）对于细颤型室颤者，先进行心脏按压、氧疗及药物等处理后，使之转变为粗颤，再进行电击，以提高成功率。

（5）电击部位皮肤可有轻度红斑和疼痛，也可伴肌肉痛，3～5 天后可自行缓解。

（6）开胸除颤时，电极直接放在心脏前后壁。除颤能量一般为 5～10 J。

（三）心肺复苏效果的判断

1. 瞳孔　复苏有效，瞳孔由散大开始回缩。如瞳孔由小变大且固定，说明复苏无效。

2. 面色　复苏有效，面色由发绀转为红润。如面色变为灰白，说明复苏无效。

3. 颈动脉搏动　按压有效时，每一次按压可摸到一次搏动，若停止按压，搏动亦消失，应继续进行心脏按压。若停止按压后，脉搏仍然跳动，说明患者心跳已恢复。

4. 神志　复苏有效，可见患者有眼球活动，睫毛反射与对光反射出现，甚至手脚开始抽动，肌张力增加。

5. 自主呼吸出现　自主呼吸的出现并不意味着可以停止人工呼吸，如果自主呼吸微弱，仍应坚持人工辅助呼吸。

（四）心肺复苏的终止指标

1. 院前心肺复苏终止指标　①恢复有效的自主循环。②高级心血管生命支持抢救小组接手。③施救者由于自身筋疲力尽不能继续复苏，处在对自身产生危险的环境中或者继续复苏将置其他人员于危险境地。④发现提示不可逆性死亡的可靠标准和有效标准，确认明显死亡的标准或符合复苏终止的规则。

复苏终止规则包括：①非院前急救人员或现场施救者见证的心搏骤停。②经过 3 轮（每轮 5 个 30：2 周期）的心肺复苏没有恢复自主循环。③没有除颤指征。

2. 医院内心肺复苏终止指标　抢救医生下达院内终止复苏的决定，做决定时要考虑诸多因素，如心搏骤停时有无目击者、CPR 时间和心搏骤停前的状态，以及复苏过程中是否出现过自主循环恢复(return of spontaneous circulation,ROSC)等。

3. 临床死亡判断标准 ①患者对任何刺激无反应。②无自主呼吸。③无循环特征,无脉搏,血压测不出。④心肺复苏30 min后心脏自主循环仍不恢复,心电图为一直线(三个以上导联)。

第二节　呼吸道异物梗阻的现场急救

呼吸道异物梗阻(obstruction of foreign body in respiratory tract)指异物不慎被吸入喉、气管、支气管所产生的一系列呼吸道症状,多发生于小儿和老年人。病情程度取决于异物性质和气道阻塞的程度,重者可造成窒息甚至死亡。

一、病因

(1)儿童含物玩耍或进食时运动、受惊、欢笑或哭闹,不慎造成误吸;幼儿磨牙未萌出,咀嚼机能不完善,喉保护机能欠健全导致误吸;患有哮喘、肺炎等呼吸道疾病的小儿,进食时因咳喘后紧接反射性深吸气而造成异物吸入。

(2)老年人咽反射迟钝。

(3)全麻或昏迷患者吞咽功能不全,咳嗽反射减弱。

(4)医源性异物,如口腔、咽喉部手术时,脱落的牙齿、切落的组织、折断的医疗器械、鼻腔异物后滑等。

(5)异物由气管切开患者的气管套管处落入而导致误吸。

二、病情评估与判断

(一)病情评估

1. 简单询问病史　初步确定异物的种类、大小及发生呼吸道阻塞的时间等。

2. 体格检查　主要检查患者意识状态、面色及口唇颜色等,初步确定患者的病情。

3. 临床表现　喉、气管异物最常见的临床表现是急性吸气性呼吸困难、咳嗽和喉喘鸣。异物进入支气管后以咳嗽为主,并可听到哮鸣音,当发生阻塞性肺炎时出现发热、白细胞计数增多等感染表现。听诊可闻及一侧呼吸音降低甚至消失,胸部X线片可出现一侧肺不张或阻塞性肺气肿。

吸入不同种类异物可出现不同症状。植物性异物(如花生米、豆类)对黏膜刺激较大,常出现高热、咳嗽、咳脓痰等急性支气管炎症状;金属异物对局部刺激较小,若不发生阻塞,可存留于支气管中数月且无症状。

(二)呼吸道异物梗阻的判断

通过观察患者是否有呼吸、咳嗽、说话,以及气体交换是否充足等,以估计呼吸道是否完全阻塞。

1. 部分气道阻塞表现

(1)痛苦表情:常常用手抓捏自己的颈部、喉部,表现出窒息的痛苦表情。

(2)尚有较好的通气者,多有剧烈、有力的咳嗽,有典型的喘鸣音。阻塞严重致气体交换不足时,表现为呼吸困难、明显气急、咳嗽无力,或有鸡鸣、犬吠样的喘鸣音。

(3) 口唇和面色可能发生发绀或苍白。

2. 完全气道阻塞表现

(1) 突然不能说话和咳嗽;有挣扎的呼吸动作,但无呼吸声。

(2) 面色立即发绀、灰白、苍白等。

(3) 神志很快丧失,出现昏迷,随即出现心搏骤停。

以上情况中,如患者出现特有的"窒息痛苦样表情"(手掐咽喉部"V"形手势),此即 Heimlich 征象。此时应立即询问"你卡着了吗?",如患者点头表示肯定,即可确定发生了呼吸道异物阻塞。如无以上表情,但观察到患者具有不能说话或呼吸,面色、口唇青紫,失去知觉等征象,亦可判断为呼吸道异物阻塞,应立即施行呼吸道异物清除术(即 Heimlich 手法)施救。

三、呼吸道异物清除术——Heimlich 手法

呼吸道异物阻塞发病突然,病情危重,现场往往缺乏必要的抢救器械,徒手抢救法是现场抢救的主要措施。现场抢救的时间、方法及程序正确与否,是挽救患者生命的关键。Heimlich 手法是一种简便有效的抢救食物、异物卡喉所致窒息的抢救方法。通过给膈肌下以突然向上的压力,驱使肺内残留的空气气流快速进入气管,达到驱出堵在气管口的食物或异物的目的。

(一) 自救法

主要用于神志清楚的成人。

1. 咳嗽法 自主咳嗽所产生的气流压力比人工咳嗽高 4~8 倍,可用于排出呼吸道异物。适用于异物仅造成不完全性呼吸道阻塞,患者尚能发声、说话、有呼吸和咳嗽时。可鼓励患者自行咳嗽和尽力呼吸,做促进异物排出的任何动作。

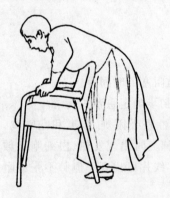

2. 腹部手拳冲击法 让患者一手握拳(拇指在外)置于上腹部,相当于脐上远离剑突处,另一手紧握该拳,用力向内、向上做 4~6 次快速连续冲击。

3. 上腹部倾压椅背法 患者将上腹部迅速倾压于椅背、桌角、扶手铁杆和其他硬物上,然后做迅猛向前倾压的动作,以造成人工咳嗽,重复动作,直至异物排出(图 3-11)。

(二) 他救法

1. 神志清楚的患者 采取以下步骤可安全而迅速地解除异物卡喉引起的呼吸道阻塞:患者取立位或坐位,施救者站于患者身后,用双臂环抱其腰部。手握拳以拇指侧对腹部,放于剑突下和脐上的腹部。另一手紧握该拳,快速向内、向上冲压腹部 6~8

图 3-11 上腹部倾压椅背法

次,以此造成人工咳嗽。注意施力方向,不要挤压胸廓,冲击力限于手上,防止胸部和腹内脏器损伤。重复之,直至异物排出(图 3-12)。

2. 神志不清的患者 将患者放置于仰卧位,使头后仰,开放气道。施救者用一只手的掌根置于剑突下与脐上的腹部,另一只手交叉重叠之上,借助身体的重量,向上快速冲击腹部 6~8次,重复冲击,直至异物排出(图 3-13)。切勿倾斜或移动,以免损伤肝、脾等脏器。

3. 婴幼儿 ①腹部手指冲击法:使患儿平卧、面向上,躺在硬板床或地面上,施救者立于一旁或立于足侧,用中指和食指,放在患儿的剑突下和脐上的腹部,快速向上冲击压迫,重复冲

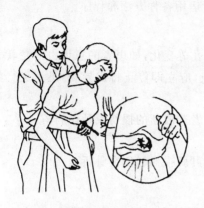

图 3-12 神志清楚患者的腹部冲击法

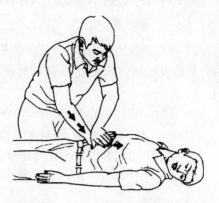

图 3-13 神志不清患者的腹部冲击法

压,直至异物排出。②背部叩击法:将患儿骑跨并俯卧于施救者的上臂,头低于躯干,手握住其下颌固定头部,并将上肢放在施救者的大腿上,然后用另一手的掌根部用力拍击患儿两肩胛骨之间的背部4~6次。使呼吸道内压力骤然升高,促进异物松动和排出体外(图3-14)。③胸部手指叩击法:患儿取仰卧位,抱持于急救者手臂腕中,头略低于躯干。急救者用两手指在患儿两乳头连线与胸骨中线交界点下一横指处叩击,直至异物排出(图3-15)。

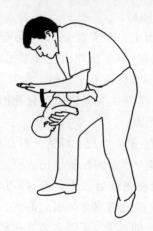

图 3-14 婴幼儿背部叩击法

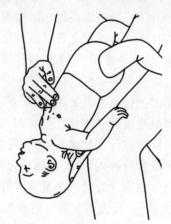

图 3-15 婴幼儿胸部手指叩击法

四、呼吸道异物梗阻的现场急救

(一)急救措施

在作出初步判断发生呼吸道异物梗阻及其病情程度后,应立即采取下列措施。

(1)如患者尚能发声、说话、呼吸和咳嗽,说明仅为呼吸道部分阻塞,气体交换尚充足。此时应尽量鼓励患者尽力呼吸和自行咳嗽,部分患者可咳出异物。

(2)如确认患者已发生部分呼吸道阻塞,通气不良,或完全性呼吸道阻塞,则迅速采用拍背法拍击6~8次,再给予6~8次手拳冲击,可反复交替使用几次,直至呼吸道阻塞解除。

(3)如果患者意识不清,立即使患者取仰卧位,用仰头抬颏/颌法打开呼吸道。随即给予6~8次手拳冲击,同时可开始用手指清除异物。若清除异物成功,呼吸道畅通,进行人工呼吸,待自主呼吸恢复后再转送;如失败,重复手拳冲击、人工呼吸,直至异物排出。

鉴于本病发生突然,病情复杂,在特殊情况下,可灵活运用各种方法和程序。

（二）注意事项

（1）在抢救过程中,要密切观察患者的意识、面色、瞳孔等变化,如患者的意识由清楚转为昏迷、面色发绀呈进行性加重、颈动脉搏动消失、呼吸停止,应立即停止排出异物,迅速进行心肺复苏。

（2）开放气道时的操作应准确、果断、轻柔,以免对患者造成新的损伤或延误病情。

（3）及时寻求他人帮助,急救配合抢救。

（4）用力的方向和位置一定要正确,否则有可能造成肝脾损伤和剑突骨折。

（5）施行手法时突然用力才有效。

第三节　创伤的现场急救

创伤(trauma)的定义有广义和狭义之分。广义而言,创伤是指人体受到外界某些物理性(如机械力、高热、电力等)、化学性(如强酸、强碱及糜烂性毒剂等)或生物性(如虫、蛇、狂犬的咬螫等)致伤因素作用后引起的组织结构的破坏和(或)功能障碍。狭义而言,创伤是指机械力能量传给人体后所造成的机体结构完整性的破坏和(或)功能障碍。

创伤自从人类诞生之日起就开始出现,伴随着整个人类历史。随着社会的不断进步和医学的迅速发展,许多疾病,如某些传染病已经得到了有效的控制,但创伤却出现有增无减的发展趋势。据世界卫生组织统计,2000年以来全球每年有高达500万人死于创伤。2002年以来中国每年因创伤死亡人数高达70万,伤者数百万。创伤死亡已经成为我国第5位死因,其中因交通事故造成的创伤死亡是我国35岁以下居民的第1位死因。

流行病学统计资料表明,创伤死亡的时间分布有3个峰值:第1个死亡峰值一般在创伤发生的同时或数分钟内,约占创伤总死亡率的50%,死亡原因多为严重的颅脑创伤、高位脊髓创伤和大血管破裂导致的出血量过多等。第2个死亡峰值一般在创伤后数小时内,约占创伤总死亡率的30%,死因多为胸腹内血管或实质性脏器破裂、严重多发伤或骨折引起的大出血等。第3个死亡峰值出现在创伤后数天或数周,约占创伤总死亡率的20%,死因多为严重感染、脓毒症和多器官功能障碍综合征。因此,创伤后数小时内是集中开展救治的黄金时间,如果抢救及时,可以有效降低死亡率、改善创伤预后。

一、创伤分类

（一）按损伤类型分类

创伤分类的目的是为了准确地了解创伤的性质和严重程度,继而作出准确的诊断,为患者开展及时有效的救治提供依据。创伤可以从不同角度进行分类,现介绍几种常用的分类方法。

根据体表结构的完整性是否受到破坏,可将创伤分为开放性和闭合性两大类。

1. 开放性创伤(open wound)　开放性创伤指皮肤或黏膜表面有伤口,且伤口与外界相交通。常见的开放性创伤如下。

（1）擦伤(abrasion):最轻的一种创伤,由于皮肤与表面粗糙的物体摩擦后造成的浅表创伤。通常表现为表皮剥脱,有少许出血点和渗血,后期可出现轻度炎症,一两天内可以自愈。

（2）撕裂伤(laceration)：由于急剧的牵拉或扭转外力，将皮肤筋骨撕裂脱落的创伤，伤口多不规则。

（3）切伤或砍伤(incised wounds or cut wounds)：切伤是由于锐利物体（如刀刃）切开体表所致，伤口大小及深浅不一，较深者其深部血管、神经或肌肉可被切断。切伤常出血较多，主要是由于利器对伤口周围组织无明显刺激，所以切断的血管常无明显收缩所致。砍伤多由于较重的刃器（如斧）或作用力较大所致，伤口多数较深，常伤及骨组织，伤后的炎症反应较明显。

（4）刺伤(puncture wounds)：铁钉、竹竿、刀等尖锐物体猛力刺入软组织所致的创伤。此类伤口较小且深，容易发生厌氧菌感染。

（5）贯通伤(penetrating wound)：致伤物贯通机体，伤口既有入口也有出口的创伤称为贯通伤。伤道可在出、入口直线上，亦可因体位改变或致伤物遇到阻力改变方向而引起不同部位创伤。贯通伤常见于战时，常见致伤物为枪弹、弹片等。

（6）盲管伤(blind tract wound)：致伤物没有贯通机体，伤口只有入口没有出口的创伤称为盲管伤。盲管伤的致伤物一般存留于体内，但冷兵器（如匕首等）造成的盲管伤除外。盲管伤的伤道深度不易认清，因此严重性难以估计。

2. 闭合性创伤(closed wound)　闭合性创伤指皮肤或黏膜表面完整，无伤口。常见的闭合性创伤如下。

（1）挫伤(contusion)：最常见的闭合性创伤，系钝性暴力或重物打击所致的皮下软组织创伤。

（2）挤压伤(crush injury)：肌肉丰富的肢体或躯干长时间受重物挤压后所造成的创伤。挤压伤的致伤物常见于外部重物，如倒塌的房屋，也可见于固定体位的自压，如全麻术后患者长时间采取单一体位。挤压伤与挫伤相似，但受力更大，作用面更广，压迫时间更长，因此创伤程度更重。

（3）扭伤(sprain)：因旋转、牵拉或肌肉猛烈而不协调的收缩等间接暴力，使关节突然发生超出生理范围的活动，造成肌肉、肌腱、韧带、筋膜、关节囊等组织撕裂、断裂或移位等。

（4）震荡伤(concussion)：头部受钝力打击所致的暂时性意识丧失，无明显或仅有很轻微的脑组织形态学变化。

（5）关节脱位和半脱位(luxation and semiluxation)：不均匀的暴力作用于关节部位后所致的创伤。骨骼完全脱离关节面称为完全性脱位，部分脱离关节面者称为半脱位。最常见于肩关节。

（6）闭合性骨折(closed bone fracture)：强暴力作用于骨组织所产生的骨断裂。

（7）闭合性内脏伤(closed internal injury)：强暴力传入体内后所造成的内脏创伤。例如，行驶的机动车撞击人体胸腹部后，体表可能没有伤口，但心、肺、大血管可能发生挫伤和破裂，肝脾等实质脏器或充盈的膀胱等也可发生撕裂或破裂性创伤。

（二）按致伤部位分类

可分为颅脑伤、颌面颈部伤、胸部伤、腹部伤、骨盆部（阴臀部）伤、脊柱脊髓伤、上肢伤、下肢伤等。

（三）按致伤因子分类

可分为冷武（兵）器伤、火器伤、烧伤、冲击伤、化学伤、放射性创伤等。

（四）按受伤组织与器官的数量分类

可分为单发伤和多发伤。

（五）按伤情程度分类

一般分为轻度、中度和重度。

1. 轻度 患者意识清楚，无生命危险，在现场无需特殊处理，或只需小手术者。如扭伤、局部软组织挫伤、轻微撕裂伤、关节半脱位等。

2. 中度 患者暂无生命危险，但需要手术治疗者。如未发生休克的深部或广泛软组织伤、开放性四肢骨折、颌面颈部伤未发生窒息、一般的腹腔脏器伤等。

3. 重度 伤情危及生命，需紧急实施手术或治疗者，以及治愈后有严重残疾者。符合以下一项者即可诊断为重伤。

（1）收缩压<90 mmHg、脉搏>120 次/分和呼吸>30 次/分或<12 次/分。

（2）头、颈、胸、腹或腹股沟部穿透伤。

（3）意识丧失或意识不清。

（4）腕或踝以上创伤性断肢。

（5）连枷胸。

（6）有两处或两处以上长骨骨折。

（7）3 m 以上高空坠落伤。

二、创伤后的病理生理改变

在致伤因素作用下，机体为维持内环境的稳定，迅速产生各种局部和全身性防御反应。

（一）局部反应

创伤的局部反应主要表现为创伤性炎症，即局部红、肿、热、痛。创伤后局部有出血、血凝块、失活的细胞等物质，其周围未创伤的部分可发生炎症反应。炎症初期微血管短暂收缩，继而发生扩张和充血；同时血管壁通透性增高，水分、电解质、血浆可渗入组织间隙；白细胞等趋化因子迅速积聚于伤处吞噬和清除病原微生物或异物，并出现疼痛、发热等炎症表现。一般情况下，局部炎症反应在伤后 3～5 日后趋于消退。如果创伤较重，加之伤口有污染和异物存留，炎症持续时间可能更长，且对全身的影响将更大，不利于创伤修复。

（二）全身反应

严重创伤的全身反应是一种非特异性全身性应激反应，以神经-内分泌和器官系统功能的变化为主，在时间上神经-内分泌系统的改变最早出现。

1. 神经-内分泌系统变化 严重创伤时，在有效血容量不足、疼痛、精神紧张等因素的综合作用下，神经-内分泌系统的变化主要表现为：交感-肾上腺素髓质轴和下丘脑-垂体-肾上腺皮质轴的强烈兴奋，分泌大量儿茶酚胺、肾上腺皮质激素、抗利尿激素、生长激素和胰高血糖素；同时，肾素-血管紧张素-醛固酮系统也被激活，共同调节机体的循环血容量，保证重要脏器的灌注量。

2. 代谢变化 创伤后的基本代谢反应之一是能量代谢增强及能量消耗增加。创伤后机体分解代谢激素增多，使糖、脂肪、蛋白质的分解代谢增强，合成减少，从生物学的角度来看，这样有助于在创伤后患者在不能进食的情况下维持生命，并为创伤修复提供所需要的物质。严重创伤时，皮质醇和儿茶酚胺的升高可以使肝糖原分解和糖异生增加，同时组织对葡萄糖的利用率下降,血糖升高,可持续数周,严重时会出现糖尿,也有创伤性糖尿病之称;同样在皮质醇增多的影响下,蛋白质分解加强,患者体重明显下降,肌肉减少;以甘油三酯为储存形式的脂肪会降解成甘油和脂肪酸,组织对脂肪酸的利用增加,严重创伤后机体消耗的能量 75%~95% 来自脂肪酸的氧化;严重创伤后为维持适当血容量,多种激素的变化可影响水和电解质的代谢,如垂体后叶释放的精氨酸血管加压素可以促使肾脏浓缩尿液而保留水分。

3. 免疫功能紊乱,易继发感染 创伤后机体的免疫功能发生紊乱,可表现为以巨噬细胞吞噬杀菌功能减弱、淋巴细胞增殖转化和分泌 IL-2 减低为代表的免疫功能降低的现象,也可出现以 IL-1、IL-6、IL-8 及 TNF 等合成分泌增高为代表的过度炎症反应,这种双向性的变化是导致创伤后一系列严重并发症的主要原因,但是不论免疫功能降低还是炎性因子分泌增多,机体在创伤后都极有可能面临感染的风险。创伤后,机械屏障遭到破坏,外源性细菌能够轻易通过创面进入体内,同时创伤本身又可使机体抗感染免疫功能降低,导致感染;严重创伤后肠道菌可发生位移,形成内源性感染。当机体内炎性细胞活化并分泌大量炎性介质或炎性因子(IL-1、IL-6、IL-8 及 TNF)时,数小时内这些炎性因子可被释放入血,导致全身性过度的或失控的炎症反应,即全身性炎症反应综合征(systemic inflammatory response syndrome,SIRS),在 SIRS 基础上并发感染则是创伤患者诱发多器官功能障碍综合征(multiple organ dysfunction syndrome,MODS)的主要原因,如果处理不当,进而发生多器官功能衰竭(multiple organ failure,MOF),导致患者死亡。

4. 体温变化 创伤后发热是由于炎性介质作用于下丘脑体温中枢所致。若体温中枢直接受损,则可发生中枢性高热或体温过低。创伤性休克时体温可表现为过低,创伤后 3~5 天内可因大量的坏死组织产生吸收热,但一般体温不超过 38.5 ℃,合并感染时体温则会明显升高。

(三)创伤愈合和修复

创伤愈合是指外伤或其他疾病过程造成组织缺损(如伤口、创面等)后,局部组织通过增生或再生方式来进行修补的一系列病理生理过程。创伤修复的含义则更广泛,除这些基本的病理生理过程外,还包括通过人工干预的方法修复创面,如对缺损的创面采用手术方式修补等。

1. 创伤愈合的过程 创伤愈合的基本病理生理过程大致分为创伤后早期炎症反应、肉芽组织增生和瘢痕形成三个阶段。创伤后的炎症反应期是指伤后即刻至 48 h,创面出现炎症反应,受创组织出现水肿、变性、坏死、溶解及清除等;炎症细胞的聚集和大量局部渗出能够吞噬和清除异物与细胞碎片、稀释存在于局部的毒素与刺激物等,为后期的修复打下基础。肉芽组织增生期约在创伤后第 3 天,创面出现以肉芽组织增生和表皮细胞增生移行为主的病理生理过程;肉芽组织形成的意义在于填充创面缺损,保护创面防止细菌感染,减少出血,机化血块坏死组织和其他异物,为新生上皮提供养料,为再上皮化创造进一步的条件;再上皮化过程一般来讲是与肉芽组织增生同步进行,主要由创缘或创面底部残存的表皮细胞(包括干细胞)增殖、分化来完成;在一系列调控因素的作用下,新长出的表皮向创面中心爬行,最终覆盖创面。

2. 创伤愈合的基本类型 创伤愈合的基本类型取决于创伤本身及治疗方法等多种因素。以皮肤软组织创伤愈合为例,其愈合的基本类型有一期愈合、二期愈合和痂下愈合三种。一期愈合是最简单的伤口愈合类型,主要发生于组织缺损少、创缘整齐、无感染、经过缝合或黏合的手术切口,在修复后仅留一条线状瘢痕,通常愈合的时间为 1 周左右。二期愈合又称间接愈合,主要发生于伤口边缘分离、创面未能严密对合的开放性伤口。二期愈合的伤口创面缺损较大,且坏死组织较多,通常伴有感染,因此上皮开始再生的时间推迟。另外,创面肉芽组织较多,形成的瘢痕较大,对外观也造成一定影响。二期愈合的时间通常持续4～5周以上。痂下愈合是一种在特殊条件下的伤口愈合方式,主要指伤口表面由渗出液、血液及坏死脱落的物质干燥后形成一层黑褐色硬痂下所进行的二期愈合方式。痂下愈合的速度比无痂皮创面愈合慢,持续时间长,主要是由于硬痂的形成阻碍创面渗出液的流出,易诱发感染,延迟愈合。因此在临床上常采用"切痂"或"削痂"手术,达到暴露创面、利于修复的目的。

3. 影响创伤愈合的因素 除手术技巧、手术方式与方法外,影响创伤愈合的因素主要包括全身因素和局部因素。就全身因素而言,患者的年龄、是否发生低血容量性休克或严重贫血、全身性疾病(糖尿病、动脉粥样硬化等)、是否接受细胞毒性药物和放射治疗、是否服用类固醇抗炎药物,以及神经-内分泌和免疫反应都会对创伤的愈合产生影响。局部因素包括伤道内异物,伤口内坏死、失活组织和凝血块,局部感染,血肿和无效腔,局部血液供应障碍,局部固定不良,局部用药和创面局部外环境等。

三、院前创伤评分

创伤评分即通过定量评分来估计患者的创伤严重程度,进行合理治疗,预测结局,进而评价疗效。院前创伤评分是指在事故现场或转运工具上,救护人员根据患者的各种数据和体征等信息,迅速对伤情严重程度作出判断,采用评分多少加以评定,根据分值进行现场分类,使患者尽快转运到医院并得到合理的治疗。因此,院前创伤评分应简便易行,而且要有良好的灵敏度和可靠的特异度,为保障患者得到成功救治打下基础。此章主要介绍目前国内外常用的几种院前创伤评分方法。

(一)格拉斯哥昏迷评分

格拉斯哥昏迷评分(Glasgow coma score,GCS)是1974年由Teasdale等为了评价颅脑创伤患者的意识程度而提出的分类方法。GCS是根据患者的运动反应、言语反应和睁眼反应评分来评定,总分为15分,分值越低伤情越重,具体分值见表3-1。GCS目前已被广泛运用于各种创伤评分系统中,是运用最为广泛的测定创伤患者意识程度的方法。

表3-1 GCS评分(计算法)

项 目	分 值					
	6	5	4	3	2	1
运动反应	按吩咐动作	刺痛能定位	刺痛能躲避	刺痛后肢体能屈曲	刺痛后肢体能过度伸展	无运动反应
言语反应		回答准确	回答含混	用词不当	答非所问	不能言语
睁眼反应		自动睁眼		呼唤睁眼	刺痛睁眼	不睁眼

GCS还可以根据患者的昏迷程度及临床表现直接进行判定,具体分值见表3-2。

表3-2 GCS评分(描述法)

昏 迷 程 度	计分	临 床 表 现
正常	15	清楚
Ⅰ轻度	13～14	
Ⅱ中度	9～12	模糊(迟钝14、淡漠13、烦躁12、嗜睡11、谵妄10、昏睡9)
Ⅲ重度		
Ⅲ1普重8	6～8	浅昏迷(半昏迷)7

昏迷程度	计分	临床表现
Ⅲ2 特重5	4~5	昏迷5
Ⅲ3 濒死3	3	深昏迷(强直)3

(二) CRAMS 评分

CRAMS 是由循环(circulation)、呼吸(respiration)、腹部(abdomen,包括胸部)、运动(motor)及语言(speech)5 个单词首字母组成的。每项指标评分包括 0、1、2 三个分值,5 项评分相加即为 CRAMS 总分,具体分值见表 3-3。总分在 9~10 分为轻伤;7~8 分为重伤;小于或等于 6 分为极重伤,分值越低伤情越重。通常情况下将总分在 8 分以下的患者送至创伤中心进行救治。

表 3-3 CRAMS 评分

项目	分值		
	2	1	0
循环			
毛细血管充盈	正常	迟缓	不充盈
收缩压/mmHg	≥100	85~99	<85
呼吸	正常	>35 次/分,费力、浅	无自主呼吸
胸腹	无触痛	胸部或腹部有压痛	腹肌紧张、连枷胸、深部穿透伤
运动	正常	对疼痛刺激有反应	无反应或去脑强直
言语	正常	语无伦次	发音听不清或不能发音

(三) 创伤评分(trauma score,TS)

创伤评分是根据呼吸频率、呼吸幅度、收缩压、毛细血管充盈和 GCS 得分 5 项指标进行评分,每项评分 0~5 分,5 项指标之和为 TS 值,伤情越重分值越低,具体分值见表 3-4。

表 3-4 创伤评分(TS)

项目	分值					
	5	4	3	2	1	0
呼吸频率/(次/分)	—	10~24	25~35	>35	<10	无
呼吸幅度	—	—	—	—	正常	浅或困难
收缩压/mmHg	—	>90	70~90	50~69	<50	0
毛细血管充盈				正常*	迟缓△	不充盈
GCS 分值	14~15	11~13	8~10	5~7	3~4	—

注:正常*为前额、口唇及甲床再充盈时间<2 s;迟缓△为前额、口唇及甲床再充盈时间>2 s。

创伤评分中毛细血管充盈和呼吸幅度两项指标在现场观察时很难确认,尤其是夜间更为困难,因此 TS 的灵敏度相对较低,易于遗漏严重患者,因此在 TS 的基础上提出了修正的创伤评分(revised trauma score,RTS)。RTS 取消了 TS 中毛细血管充盈和呼吸幅度两项指标,增加了 GCS 的权重,最终形成 GCS 分值、收缩压和呼吸频率三个指标,每项分值为 0~4 分,三项之和为 RTS 总分。总分越低,伤情越重,具体分值见表 3-5。

表 3-5　修正的创伤评分(RTS)

项　　目	分　　值				
	4	3	2	1	0
GCS 分值	13~15	9~12	6~8	4~5	3
呼吸频率/(次/分)	10~29	>29	6~9	1~5	0
收缩压/mmHg	>89	76~89	50~75	1~49	0

RTS 总分为 0~12 分,通常把小于 11 分的患者送到创伤中心。也有人认为现场分类时不需要把各项评分相加,只需把具有下列任何一项标准的患者视为重症患者:GCS 分值小于13、收缩压小于 90 mmHg、呼吸频率大于 29 次/分或小于 10 次/分。

（四）院前指数(prehospital index,PHI)

院前指数以呼吸、收缩压、脉率和意识 4 项生理指标为依据,每项指标分值为 0~5 分,最高分 20 分,分值越高,伤情越重,具体分值见表 3-6。总分 0~3 分为轻伤,4~20 分为重伤。如果有胸腹穿透伤,总分再加 4 分。

表 3-6　院前指数(PHI)

项　　目	分　　值				
	0	1	2	3	5
呼吸	正常	—	—	费力/浅	呼吸次数<10 次/分,需插管
收缩压/mmHg	>100	86~100	75~85		0~74
脉率/(次/分)	50~119	—	—	≥120	<50
意识	正常	—	—	模糊/烦躁	语言不能被人理解

PHI 是一种简便易行的院前分类方法,所需资料容易获得,也容易被院前急救人员接受和掌握。但是在一定条件下,PHI 的评分也有可能存在误差,如颅脑创伤和脊柱伤合并截瘫的患者,创伤早期四个参数有可能正常或接近正常值,这样容易遗漏伤情。因此,PHI 对重症患者的预后有一定参考价值,尤其适用于突发成批患者的院前急救。

四、创伤现场救护的基本原则

对于创伤患者的救护应该做到及时、有序、规范,具体实施创伤急救时应该遵循以下基本原则。

（一）初期评估确定危及生命的创伤

创伤早期开展初期评估的主要目的是快速检伤,识别需要立即处理的危及生命的创伤。初步判断患者的临床状态主要依据脉搏的有无、是否存在自然呼吸及意识状态,早期还应注意患者的神经症状、瞳孔大小、对光反应及对语言和疼痛刺激的反应等。在抢救过程中,检伤评估的同时应进行相应的复苏措施,一般遵循“ABCDE”的处理程序:A(airway),即保持气道通畅,同时保护颈椎;B(breathing),即给氧和通气;C(circulation),即循环和控制出血;D(disability),即神经功能障碍;E(environment/exposure),即完全暴露患者并防止体温降低。

（二）进一步评估获取创伤详细资料

进一步评估应在初期评估完成、复苏处理已经进行且患者全身状态好转时才能开始,其主要目的是了解患者有无其他明显/隐匿的创伤。临床常规的评估内容有病史、体格检查、化验、影像学诊断及特殊的诊断措施。根据进一步评估得到的创伤详细资料,确定救治方案。需要注意的是,创伤后早期反复评估是一个极为重要的措施,及时发现与初步诊断不符合的征象,查找原因,调整救护措施。

（三）确立创伤处理的优先次序

确立创伤处理优先次序的目的在于在较短的时间内集中处置危及生命的严重创伤,建立和完善创伤救治预案是保证创伤救治顺利实施的科学制度和措施。创伤救治可以分为 3 个优先方案。

1. 第一优先(first priorities) 目的是维持和(或)恢复患者生命保障系统的功能,包括基本的创伤复苏措施和生命保障系统功能检查。重点包括:①判断循环和呼吸系统的稳定性,采取措施及时缓解组织器官的缺氧情况。②判断颅脑外伤的严重程度,并及时处理。③预防脊髓损伤。

2. 第二优先(second priorities) 目的是迅速明确并控制生命保障系统的病理生理改变,实施确定性的救治措施和有针对性的检查。

3. 第三优先(third priorities) 目的是及时确定并处理一些隐匿的病理生理变化。

五、止血、包扎、固定、搬运术

止血、包扎、固定和搬运是外伤现场救护的四项基本技能,是各种急救方法的基本手段,也是急救过程的第一步。现场急救的目的是有效去除正在威胁患者生命安全的因素,并有效避免运送过程中伤情进一步恶化或造成二次损伤,为患者入院后的进一步治疗打下良好的基础。

（一）止血

对有明确创伤引起的外出血患者,现场及时准确地进行止血至关重要。若止血不及时或止血效果不明显,导致患者急性大量失血,短时间内可危及患者的生命或发生严重的并发症,进一步加重病情。因此,准确判断出血的部位、性质、血管类型,选择正确有效的止血方法,是抢救创伤出血患者的首要任务。

1. 出血部位判断 出血部位的判断见表 3-7。

表 3-7 出血部位判断

出血部位	性状	颜色	速度	出血量
动脉出血	喷射状	鲜红	快	多
静脉出血	泉涌状	暗红	稍缓慢	较多
毛细血管出血	水珠状或片状渗出	鲜红	慢	少

2. 用物准备 原则上应根据出血部位及现场的具体条件选择最佳止血方法,使用急救包、消毒敷料、绷带、各类止血带(充气式、卡式或橡皮的)等;在紧急情况下,现场清洁物品可临时作为止血用物,如手帕、毛巾、布条等,但禁止使用电线或铁丝等物代替。

3. 止血方法

1)指压止血法:该法是一种简单而有效的临时止血法,多用于头部、颈部及四肢的动脉出血。沿出血血管的近心端,用手指、手掌或拳头压住动脉经过骨骼表面的部分,使血管受压闭合,阻断血流,以达到暂时止血的目的。实施指压止血法,应正确掌握动脉的走行及体表标志,

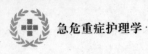

即指压点。常用指压点及按压方法如下。

（1）头顶部出血：将伤侧耳屏前方颧弓根部的颞浅动脉压向颞骨（图 3-16）。面部出血：将伤侧下颌骨角部的面动脉压向下颌骨（图 3-16）。

（2）头颈部出血：用拇指或其他四指将伤侧气管外侧与胸锁乳突肌前缘中点之间的颈总动脉压向第 5 颈椎横突处（图 3-16）。压迫颈总动脉止血应慎重，绝对禁止同时压迫双侧颈总动脉，以免引起脑缺氧。

（3）头后部出血：将伤侧耳后乳突下稍后方的枕动脉压向乳突（图 3-17）。

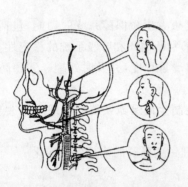

图 3-16　头、面、颈部出血常用指压点

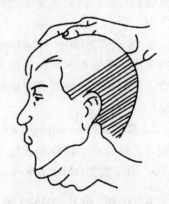

图 3-17　枕动脉指压法

（4）肩部、腋部出血：压迫同侧锁骨上窝中部的搏动点（锁骨下动脉），将动脉压向第 1 肋骨（图 3-18）。

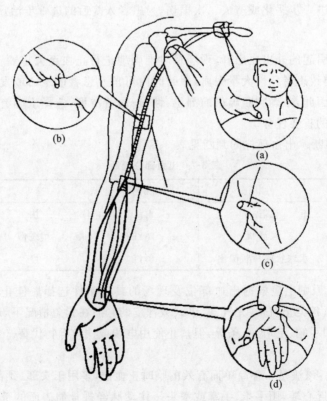

图 3-18　肩、腋部及上肢出血指压点

（5）上臂出血：外展上肢 90°，在腋窝中点用拇指将腋动脉压向肱骨头（图 3-18）。

（6）前臂出血：压迫肱二头肌内侧沟中部的搏动点（肱动脉），将动脉压向肱骨干（图 3-18）。

（7）手部出血：压迫手掌腕横纹稍上方的内、外侧搏动点（尺、桡动脉），将动脉分别压向尺骨和桡骨（图 3-18）。

（8）大腿出血：压迫腹股沟中点稍下方的股动脉（髂前上棘与耻骨联合连线中点处），可用拳头或双手拇指交叠用力将动脉压向耻骨上支（图 3-19）。

（9）小腿出血：深压腘窝中部的腘动脉（图 3-19）。

（10）足部出血：压迫足背中间近脚腕处的足背动脉和足跟内侧与内踝之间的胫后动脉（图 3-19）。

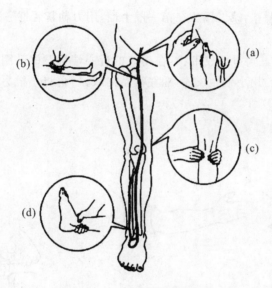

图 3-19　下肢出血常用指压点

2）加压包扎止血法：此法适用于体表及四肢小动脉，中、小静脉和毛细血管出血。将无菌纱布或敷料覆盖于伤口之上，再用纱布、绷带适当加压包扎，松紧度以能达到止血为宜，同时抬高伤肢，以避免静脉回流受阻而增加出血量。一般持续 5～15 min 后方可止血。

3）止血带止血法：该法一般只适用于四肢大动脉出血，采用加压包扎后不能有效控制的大出血时，可采用此方法。特制式止血带有橡皮止血带、卡式止血带、充气止血带等，以充气止血带效果较好。常用的止血带止血法如下。

（1）橡皮止血带止血法：在出血部位近心端覆盖敷料，以左手的拇指、食指、中指持止血带头端，右手紧拉尾端，绕肢体两圈，然后用左手食指、中指夹住尾端将尾端从两圈止血带下拉出，形成半环形，将头端插入尾端半环中，拉紧尾端（图 3-20）。

（2）卡式止血带止血法：出血部位近心端覆盖敷料，将止血带绕肢体一周，然后将插入式自动锁卡插进活动锁紧开关内，一只手按住活动锁紧开关，另一只手紧拉松紧带，至止血为止。

（3）充气止血带止血法：此法是根据血压计原理设计的，有压力表指示压力的大小，压力均匀，止血效果较好。将袖带绑在伤口的近心端，充气后起到止血作用。

（4）勒紧止血法：出血部位近心端覆盖敷料，将止血材料（绷带、毛巾、衣物或布条等）折叠

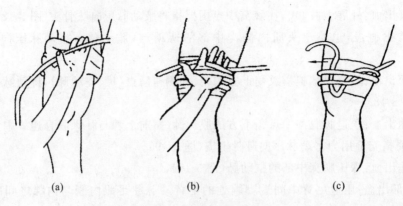

(a)   (b)   (c)

图 3-20　橡皮止血带止血法

呈条带状绕肢体一圈为衬垫,第二圈压在第一圈上面,用力勒紧后打一活结,观察止血效果(图3-21)。

(5)绞紧止血法:将三角巾叠成带状,在伤口的近心端绕肢体一圈,两端向前拉紧打一活结,并在一头留出一小套,用小棍做绞棒,插在活结内绞紧,再将小棍另一头插入小套内,把小套拉紧固定即可(图3-22)。

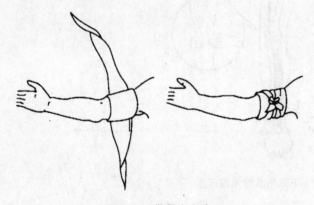
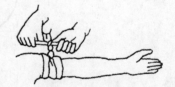

图 3-21　勒紧止血法   图 3-22　绞紧止血法

止血带止血法使用不当可造成神经或软组织损伤、肌肉坏死,甚至危及生命,因此,特别强调使用止血带止血法的注意事项:①下加衬垫:在使用止血带止血时,应注意在扎止血带处先用纱布或敷料衬垫,避免直接结扎在皮肤上。②部位准确:止血带应扎在伤口的近心端,尽量靠近伤口。大腿和上臂出血时结扎部位应在肢体的中上1/3处。③松紧适当:止血带的标准压力为上肢250～300 mmHg,下肢300～500 mmHg,无压力表时以出血停止,刚好使远端动脉搏动消失为度。若结扎后出现患肢有剧痛、发紫,说明止血带绑扎过紧,应予调整。④控制时间:止血带的总时间不应超过5 h(冬天可适当延长),因止血带远端组织缺血、缺氧,产生大量组织胺类毒素,突然松解止血带时,毒素吸收可引起"止血带休克",甚至急性肾衰竭。若使用止血带总时间已超过5 h,而肢体确有挽救希望,应先做深筋膜切开引流,观察肌肉血液循环。⑤定时放松:使用止血带止血要准确记录时间,一般每隔0.5～1 h应放松一次,放松时可用指压法临时止血,每次松开2～3 min,再次结扎时应高于原结扎平面。⑥标记明显:扎止血带的患者要在手腕或胸前衣服上做明显标记,注明扎止血带开始时间,以便后续救护人员继续处理。⑦缓慢松解:当止血有效需解除止血带时,应缓慢松开止血带,防止肢体突然增加血流,影响全身血液的重新分布,致血压下降。若患肢已发生坏死,在行截肢手术前不宜松解止血带。

4)填塞止血法:用无菌敷料填入伤口内,压住破裂的血管,伤口外用大块敷料加压包扎,以防止血液沿组织间隙渗漏。此法适用于深部伤口止血,如肌肉或实质脏器的广泛渗血或继发感染出血、恶性溃疡出血、鼻出血等。所使用的填充物应尽量无菌或干净,减少感染机会。

对创伤出血患者采用各种止血方法止血时,应密切观察止血效果,避免因止血效果差造成继续失血或因止血带应用不当造成肢体缺血坏死等,有条件时应尽早实施手术止血。

(二)包扎

包扎的目的:对创口进行止血;保护伤口、减少污染、防止伤口感染;扶托伤肢,减轻患者痛苦;固定敷料、药品、夹板等。包扎之前要用无菌敷料覆盖创面,使肢体处于功能位,包扎松紧要适度,打结时要避开伤口。包扎术应用广泛,对于头面部、胸腹部开放性损伤,躯干和四肢开放性软组织损伤,四肢血管神经开放性损伤,开放性骨折,脱位等均可应用。

1. 用物准备 常用的包扎物品有绷带、三角巾、四头带和多头带,胶带、别针或夹子等。

2. 包扎方法

1)绷带包扎法:绷带包扎是包扎技术的基础,它可随肢体的部位不同变换包扎方法,用于固定骨折、关节、夹板和敷料等。常用绷带有棉布、纱布、弹力及石膏绷带等类型,宽度和长度有多种规格。缠绕绷带时,应一手拿绷带的头端并将其展平,另一手握住绷带卷,由伤员肢体远端向近端包扎,用力均匀。绷带包扎的基本方法及适用范围如下。

(1)环形包扎法:绷带包扎中最基本、最常用的方法。将绷带做环形的重叠缠绕,下周将上周绷带完全覆盖。为防止绷带在肢体活动时逐渐松动滑脱,开始包扎时先环绕2圈,并将绷带头折回一角,在绕第3圈时将其压住,包扎完毕后应在同一平面环绕2~3圈,然后用胶布固定或将绷带末端剪开或撕开成两股打结。此法用于绷带包扎开始与结束时,固定带端及包扎颈、腕、胸、腹等粗细均等的部位的伤口(图3-23)。

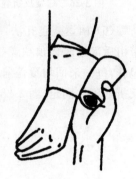

图3-23 环形包扎法

(2)蛇形包扎法(斜绷法):先将绷带以环形法缠绕数圈,然后以绷带宽度为间隔,斜行向上,各周互不遮盖。用于夹板固定,或需由一处迅速伸至另一处时,或是做简单的固定时(图3-24)。

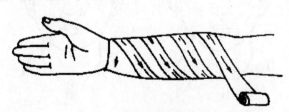

图3-24 蛇形包扎法

(3)螺旋形包扎法:要求先将绷带缠绕数圈,然后将绷带以斜行方式,每圈遮盖上一圈的1/3~1/2(图3-25)。适用于包扎直径基本相同的部位,如上臂、躯干、大腿等。

(4)螺旋反折包扎法(折返法):要求由细处向粗处缠绕,每缠绕一圈反折一次,每圈遮盖上一圈的1/3~1/2,反折部位应相同,使之成一直线,且避开伤口正上方(图3-26)。适用于包

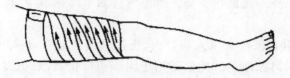

图 3-25 螺旋形包扎法

扎直径大小不等的部位,如前臂、小腿等。

(5)"8"字形包扎法:要求将绷带在伤处上下,由上而下,一上一下互相交叉包扎,重复作"8"字形旋转缠绕,每一圈覆盖上一圈的 1/3~1/2(图 3-27)。适用于包扎屈曲的关节,如肩、肘、髋、膝、腕、踝关节等部位。

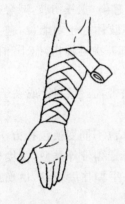

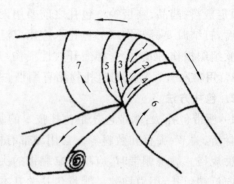

图 3-26 螺旋反折包扎法

图 3-27 "8"字形包扎法

(6)回返式包扎法:现将绷带以环形法缠绕数周,由助手在后面将绷带固定住,反折后绷带由后部经肢体顶端或截肢残端向前,也由助手在前面将绷带固定住,再反折向后,如此反复包扎,每一来回均覆盖前一次的 1/3~1/2,直至包住整个伤处顶端,最后将绷带再环绕数周把反折处压住固定(图 3-28)。适用于包扎有顶端的部位如头顶部、指端、断肢残端。

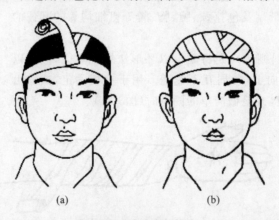

(a)   (b)

图 3-28 回返式包扎法

2)三角巾包扎法:三角巾用途较多,包扎面积大,可展开或折成燕尾巾,包扎躯干或四肢较大的伤口,也可将两块三角巾连接在一起包扎更大范围的创面,也可折叠成带状包扎较小伤口或作为悬吊带。三角巾的常用规格及使用方法见图 3-29。常用部位的三角巾包扎方法如下。

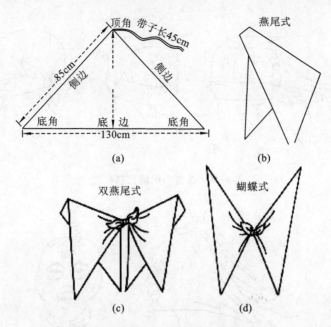

图 3-29 三角巾的常用规格及使用方法

（1）头面部伤的包扎法：

①头顶部包扎法：伤部覆盖敷料，将三角巾底边折叠约 2 指宽，放于前额齐眉弓处。顶角经头顶垂于枕后，左右两底角沿两耳上方往后，拉至枕外隆凸下方交叉，并压紧顶角；然后绕至前额打结。顶角拉紧，并向上反折，将顶角塞进两底角交叉处（图 3-30）。

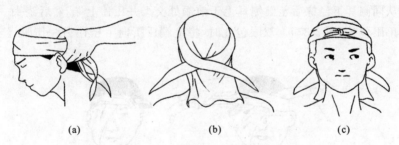

图 3-30 三角巾头顶部包扎法

②风帽式包扎法：伤部覆盖敷料，将三角巾顶角和底边中点打一结，顶角结放于前额，底边结放于枕部，然后将两底角拉紧，向外反折，绕向前面包绕下颌，至枕后打结固定。此法除适用于颅顶部包扎外，还适用于面部、下颌和残肢端的包扎（图 3-31）。

③单侧面部包扎法：伤部覆盖敷料，将三角巾对折成一小三角巾，底边斜盖于伤侧面部，顶角经枕后绕至对侧与前底角在健侧颞部打结，拉紧另一底角，向内反折包绕下颌，然后在健侧耳前上方与另一底角打结。

④面具式包扎法：伤部覆盖敷料，将三角巾顶角打结套入下颌，上提两侧边及底边罩住头面部，拉紧底边两端至枕后交叉，绕至前额打结。包好后，根据伤情可在眼、口、鼻部位，将布提起，小心剪洞，使眼、口、鼻外露（图 3-32）。

⑤额部包扎法：将三角巾折成约 4 指宽的带状，先在伤口上覆盖敷料，然后将带状巾中段放在敷料处，然后环绕头部打结。打结位置以不影响睡眠和不压住伤口为宜。

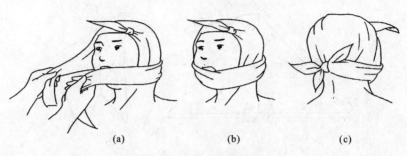

图 3-31 三角巾风帽式包扎法

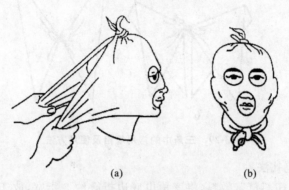

图 3-32 面具式包扎法

⑥眼部包扎法：伤部覆盖敷料，将三角巾折叠为约 4 横指宽的条带，将 2/3 向下斜放于伤侧眼部，下端从同侧耳下经枕后至健侧耳上于前额处交叉并压住上端，然后绕头一周到健侧颞部打结，此为单眼包扎（图 3-33）。双眼包扎时，将上端反折向下压住另一伤眼，经耳下绕至对侧耳上打结。

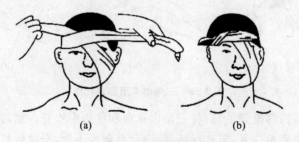

图 3-33 单眼包扎法

⑦耳部包扎法：单耳包扎时，伤部覆盖敷料，将三角巾折叠成约 5 横指宽的条带，从枕后斜向前上绕行，把伤耳包住，另一侧角经前额至健侧耳上，两侧角交叉，于头的一侧打结。包扎双耳时，则将三角巾条带中部置于枕后，两角斜向前上绕行，将两耳包住，在前额交叉，再以相反方向环绕头部，两侧角相遇打结固定。

⑧下颌部包扎法：伤部覆盖敷料，将三角巾折叠为约 4 横指宽条带，取 1/3 处托住下颌，长端经耳前绕头顶至对侧耳前，与另一端交叉，两端分别绕前额及枕后，相遇后打结固定（图 3-34）。

（2）肩部伤包扎法：

①单肩燕尾巾包扎法：伤部覆盖敷料，将三角巾折叠成燕尾式（夹角约80°），燕尾巾夹角朝上放于伤侧肩上，两燕尾角分别经胸、背拉至对侧腋下打结，两燕尾底边包绕伤侧上臂上1/3，于腋下打结（图3-35）。

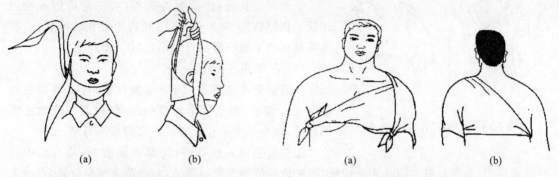

图 3-34　下颌部包扎法　　　　　图 3-35　单肩燕尾巾包扎法

②双肩燕尾巾包扎法：伤部覆盖敷料，将三角巾折叠成燕尾式（夹角约130°），燕尾巾夹角朝上对准颈后正中，两燕尾角过肩，包绕肩部至腋下，与燕尾底边相遇后打结固定（图3-36）。

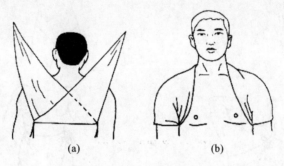

图 3-36　双肩燕尾巾包扎法

（3）胸（背）部伤包扎法：

①单侧胸（背）部包扎法：伤部覆盖敷料，将三角巾底边横放于胸部，顶角经伤侧越过肩上折向背部，三角巾的中部盖在胸部的伤处，将两底角拉向背部打结，顶角结带也与这两底角结打在一起。背部包扎与胸部相反，两底角与胸前打结固定（图3-37）。

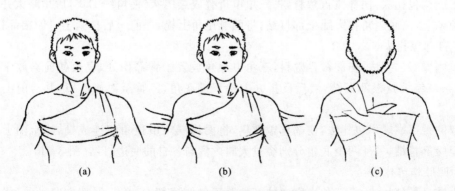

图 3-37　单侧胸（背）部包扎法

②双侧胸（背）部包扎法：伤部覆盖敷料，将三角巾折叠成燕尾式，夹角朝上置于胸前盖住

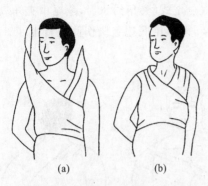

图 3-38　双侧胸(背)部包扎法

胸部的伤处,拉至颈后打结,再用顶角带子绕至对侧腋下打结。背部包扎与胸部相反,两底边角于胸前打结固定(图 3-38)。

③侧胸包扎法:伤部覆盖敷料,将三角巾折成燕尾式置于伤侧胸部,夹角朝上,两底边角带在肋部打结,拉紧两燕尾角于健侧肩部打结固定(图 3-39)。

(4)腹部伤包扎法:

①腹部兜式包扎法:伤部覆盖敷料,将三角巾底边横放于上腹部,顶角朝下对准会阴部,拉紧两底角于腰部打结,顶角经会阴拉至腰后同底角余头打结。

②腹部燕尾式包扎法:伤部覆盖敷料,将三角巾折叠成燕尾式,夹角对准大腿外侧正中线,两底边角绕腹于腰间打结,并将两燕尾角拉紧,包绕大腿根部打结(图 3-40)。

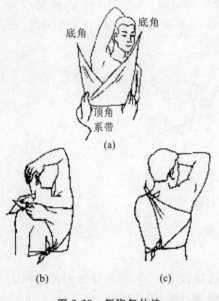

图 3-39　侧胸包扎法

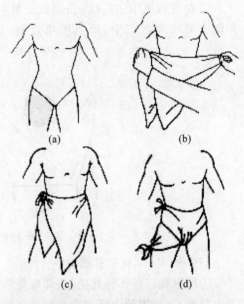

图 3-40　腹部燕尾式包扎法

③腹股沟包扎法:伤部覆盖敷料,将三角巾折叠成燕尾状(夹角约 120°,后角略大并压住前角),夹角朝上,两底边角在大腿根部打结,将两燕尾角上提,一前一后拉紧至对侧腰部打结。

(5)臀部包扎法:

①单侧臀部包扎法:伤部覆盖敷料,三角巾顶角放置于臀部伤处,底边朝前斜放于伤侧腿部,顶角系带绕大腿根部打结,然后反折并上提下端底角,经臀至对侧髂嵴,并与前上端底角打结。

②双侧臀部蝴蝶巾包扎法:伤部覆盖敷料,将两块三角巾顶角相连成蝴蝶式,两上端底角分别绕至腹部打结,另外两个底角分别绕过大腿内侧与各自的底边打结(图 3-41)。

(6)四肢伤包扎法:

①上肢悬吊包扎法:将三角巾底边的一端置于健侧肩部,顶角与肘部方向一致,将伤肢屈曲成 80°角左右,将前臂放在三角巾上,然后将三角巾向上反折,将底边拉向伤侧肩部,在颈后

（或伤侧锁骨上窝处）与另一端打结，将三角巾顶角反折固定，此为大悬吊。也可将三角巾叠成带状，悬吊伤肢，两端于颈后打结，即为小悬吊。用于手腕、手臂、肘部上肢中间部分的悬吊（图3-42）。

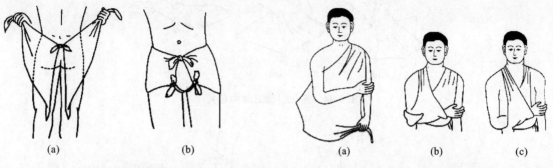

图 3-41 双侧臀部蝴蝶巾包扎法　　图 3-42 上肢悬吊包扎法

②上肢三角巾包扎法：伤部覆盖敷料，将三角巾一底角打结后套在伤侧手上，结之余头留长些备用，另一底角沿手臂后侧拉到对侧肩上，顶角包裹伤肢适当固定，前臂屈到胸前，拉紧两底角打结（图3-43）。用于手及肩部上肢两头部分的悬吊。

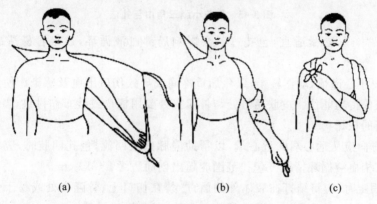

图 3-43 上肢三角巾包扎法

③肘（膝）关节三角巾包扎法：伤部覆盖敷料，将三角巾折叠成宽条带状（以能覆盖伤口大小为宜），斜放于肘（膝）部伤口上，两端于肘（膝）窝处交叉，然后环绕肢体一周并分别压住上下两边，在肘（膝）关节外侧打结。

④手（足）部三角巾包扎法：将手（足）放在三角巾上，手（足）与底边垂直，手指（脚趾）对准三角巾顶角，将顶角提起反折覆盖在手背（或足背）上，折叠手（足）两侧的三角巾使之符合手（足）的外形，然后将底角两端绕腕（踝）部打结（图3-44）。

⑤足与小腿三角巾包扎法：把足放在三角巾的一端，足趾朝向底边，提起顶角和较长的一底角包绕肢体后于膝下打结，再用短的底角包绕足部，于足踝处打结固定（图3-45）。或将足放在三角巾上并且平行于底边，足趾朝向一底角，提起顶角和较长的一底角包绕肢体后于膝下打结，再用短的底角包绕足部，于足踝处打结固定。

3. 包扎的注意事项

（1）包扎伤口前，先简单清创并覆盖消毒敷料，然后再行包扎。要尽量做到"五不"，即不准用手和脏物触摸伤口、不能在伤口上用消毒剂或消炎粉、不准用水冲洗伤口（化学伤除外）、不轻易取出伤口内异物、不准把脱出体腔的内脏送回。

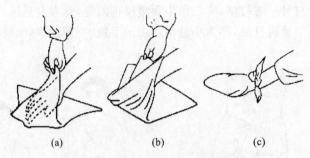

(a)　　　　　(b)　　　　　(c)

图 3-44　手(足)部三角巾包扎法

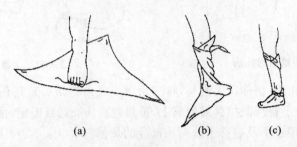

(a)　　　　　(b)　　　　　(c)

图 3-45　足与小腿三角巾包扎法

（2）包扎要牢固,松紧适宜,包扎过紧会影响局部血液循环,过松容易造成敷料脱落或移动。

（3）包扎要小心谨慎,动作轻柔,以免加重疼痛或导致伤口出血及感染。使患者保持相对舒适体位,伤肢保持功能位。皮肤褶皱处与骨隆突处要用棉垫或纱布作衬垫,当需要抬高肢体时,应给予适当的扶托物。

（4）包扎方向应从远心端向近心端,以帮助静脉血液回流;包扎四肢时,应将指(趾)端外露,以便观察末梢血液循环情况。包扎范围应超出创面边缘 5～10 cm。

（5）绷带固定时,应将结打在肢体外侧面;严禁在伤口上、骨隆突处或易于受压的部位打结。包扎躯干或肢体时,应取出衣袋内硬物再包扎,避免压迫局部。

（6）解除绷带时,先解开固定结或取下胶布,然后以两手互相传递松解。紧急时或绷带已被伤口分泌物浸透干涸时,可用剪刀剪开。

（三）固定

固定技术在创伤伤员的急救中具有重要意义。急救现场固定的目的是限制受伤部位的活动度,从而减轻疼痛,预防休克,避免因骨折断端移动摩擦造成骨折周围血管、神经、组织,乃至重要脏器损伤,减少出血和肿胀,便于伤员的搬运。所有的四肢骨折及脱位、脊柱骨折及脱位、骨盆骨折、四肢广泛软组织创伤、严重关节及韧带扭伤等现场急救时均应进行固定。

1. 用物准备　固定器材常用的是夹板,类型有木质夹板、金属夹板、充气性塑料夹板或树脂做的可塑性夹板。但在紧急情况下应注意就地取材,选用木板、树枝、木棒、竹竿等代替,也可直接用患者的健侧肢体或躯干进行临时固定。固定时还需另备纱布、绷带、三角巾,紧急情况下可选用床单、毛巾、衣物、布带、绳子等。

2. 固定方法

1）锁骨骨折固定法:

（1）三角巾固定法:在患者双肩部及腋下垫棉垫或敷料,将 3 条三角巾分别折叠成条带状,其中两条环绕腋下一周后在腋后打结,另一条穿过左右两条打结的三角巾,用力拉紧、使两肩尽量后张并打结。也可用一条三角巾折成带状,两端分别绕两肩呈"8"字形,拉紧三角巾的两头在背后打结,尽量使两肩后张(图3-46)。若为一侧锁骨骨折,可用三角巾把患侧手臂悬兜在胸前,限制上肢活动即可。目前有锁骨固定带,可直接进行固定。

(2)T字形夹板固定法:在患者双肩、肩胛骨及脊柱等处垫棉垫或敷料,将T字形夹板放在背部,然后用绷带或三角巾分别固定双肩及腰部。

2)脊柱骨折固定法:颈椎骨折时,应使患者仰卧,并尽快对其进行颈托固定。紧急情况下无颈托时,可用沙袋或衣物填塞头、颈部两侧,防止头左右摇晃,再用纱布条固定,保持颈或腰过伸状态。发生胸腰椎骨折时,应使患者仰卧于硬质平面上,用衣物等垫塞颈部、腰部,并用绳子、布条等将患者固定。

3)上肢骨折固定法:

(1)三角巾固定法:

①前臂(尺、桡骨)骨折固定法:伤肢屈曲90°,用三角巾将前臂悬吊于胸前,并于颈后打结(图3-47),可再用一条三角巾折叠成带状或用绷带将上臂与悬吊前臂的三角巾一并固定于胸前,健侧腋下打结,增加固定效果。

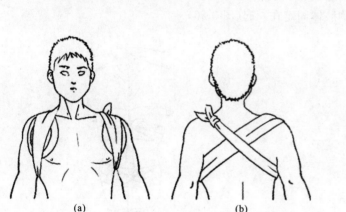

图 3-46 锁骨骨折三角巾固定法

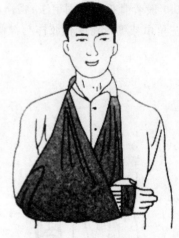

图 3-47 前臂(尺、桡骨)骨折三角巾固定法

②上臂骨折固定法:将三角巾折叠成15 cm宽的条带状,肘关节屈曲90°,将上臂与躯干固定,再用三角巾将前臂悬吊于胸前。

(2)夹板固定法:

①前臂(尺、桡骨)骨折固定法:将伤侧肘关节屈曲90°,拇指在上。取两块夹板分别置于受伤前臂的内、外侧,夹板长度以超过肘关节至腕关节的长度为宜;仅有一块夹板时可置于前臂外侧。用三角巾或绷带固定伤肢两端,再用三角巾将前臂悬吊于胸前,呈功能位(图3-48)。若无夹板,可用两块三角巾,一条将上臂呈90°悬吊于胸前,另一条将伤肢上臂与胸部固定在一起。

②上臂(肱骨)骨折固定法:肘关节屈曲90°,拇指在上。取两块夹板分别置于受伤上臂的内、外侧,长夹板置于外侧,短夹板置于内侧;如用一块夹板时,夹板应置于上臂外侧。用两条带子在骨折的上、下端固定,再用三角巾或绷带固定伤臂与夹板,用三角巾将前臂悬吊于胸前(图3-49)。无夹板时,也可用前臂无夹板固定的方法。

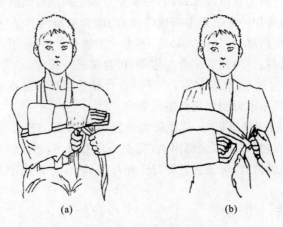

(a)　　　　　　　　　　(b)

图 3-48　前臂(尺、桡骨)骨折夹板固定法

③卷式夹板固定法:伤肢屈肘 90°,将卷式夹板沿伤肢卷曲成形,使其与伤肢贴合,并用三角巾或绷带将其固定于伤肢上。

4)下肢骨折固定法:

(1)股骨骨折自体固定法:将伤员双下肢并拢,并在两腿间的骨隆突处、关节处加衬垫,然后用三角巾或绷带将受伤肢体与健侧肢体固定在一起(图 3-50)。

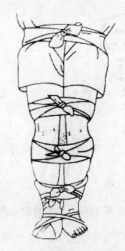

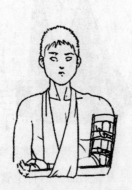

图 3-49　上臂(肱骨)骨折夹板固定法　　　　**图 3-50　股骨骨折自体固定法**

(2)夹板固定法:

①大腿(股骨)骨折固定法:伤员仰卧于硬质平面,取长短不同的夹板两块,长夹板置于外侧,从足跟至腋下;短夹板置于内侧,从足跟至腹股沟部,在骨隆突处、关节处及空隙处加衬垫,然后用带状三角巾或绷带分别在骨折上下端、腋下、腰部、髋部和踝关节处打结固定,踝关节和足部做"8"字形固定,使足与小腿呈直角功能位(图 3-51)。

②小腿(胫、腓骨)骨折固定法:伤员仰卧于硬质平面,取长短相同的夹板两块,长度从足跟至大腿,分别置于伤肢内外侧,在骨隆突处、关节处及空隙处加衬垫,用带状三角巾或绷带分别在骨折上下端和关节上下打结固定,踝关节和足部做"8"字形固定,使足与小腿呈直角功能位(图 3-52)。若无夹板,也可用股骨骨折自体固定的方法。

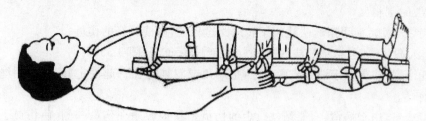

图 3-51 大腿(股骨)骨折夹板固定法

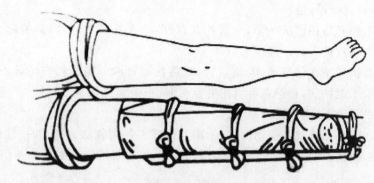

图 3-52 小腿(胫、腓骨)骨折夹板固定法

3. 固定的注意事项

(1) 如有伤口和出血,应先止血和包扎,再固定骨折部位。若有休克,应先行抗休克处理。

(2) 若为开放性骨折,暴露的骨折断端不可直接还纳伤口内,若需还纳,应在清创后进行,否则易造成伤口感染,加重损伤。

(3) 固定所选夹板的长度和宽度要适宜,下肢骨折夹板长度必须超过骨折的上、下两个关节,即骨折固定的"超关节固定"原则。固定时除骨折部位上、下两端外还要固定上、下两关节。注意应使肢体处于功能位。

(4) 夹板不可直接与皮肤接触,其间要加衬垫,尤其在夹板两端、骨隆突处、关节处及空隙处应加厚垫。

(5) 固定应松紧适度,牢固可靠,但不影响血液循环。四肢骨折固定时,应暴露指(趾)端,以便观察末梢血液循环情况,如出现指(趾)端青紫、肿胀、疼痛、麻木、发冷等,说明固定过紧影响血液循环,应松解后重新固定。

(6) 固定后应尽量避免不必要的搬动,不要强迫伤员进行活动。

(四) 搬运

搬运伤员的方法是创伤急救的重要技术之一。搬运伤员的基本目的是及时、安全、迅速地将患者搬至安全地带,防止再次损伤。搬运伤员的方法应根据现场的实际情况而选择。

1. 用物准备 担架是搬运伤病员的专用工具,有帆布担架、板式担架、铲式担架、四轮担架及自制的临时担架,如绳索担架、被服担架。紧急情况下多为徒手搬运,或用临时制作的替代工具,但不可因寻找搬运工具而贻误搬运时机。

2. 搬运方法

1) 担架搬运法:该法是最常用的搬运方法,适用于转运路途较远,病情较重的伤病员。一般3~4人一组,将患者移上担架,使其头部向后,足部向前。搬运时担架员脚步行动要一致、平稳,后面的担架员随时观察伤员的情况。搬运途中尽可能使担架保持水平,上坡时,脚放低,头抬高;下坡时则相反。

2)徒手搬运法:徒手搬运法适用于转运路途较近,病情较轻的伤员。

(1)单人搬运法:包括牵托法、扶持法、抱持法、背负法(图3-53)。

①牵托法:将伤员置于油布或雨衣上,把对角或双袖扎在一起固定其身体,用绳子牵拉油布或雨衣前行。

②扶持法:适用于病情轻,能站立行走的伤员。救护者站在伤员一侧,使伤员手臂揽住自己的头颈,然后救护者用外侧的手牵着伤员的手腕,另一手伸过伤员背部扶持患者的腰,使其身体略靠着救护者,扶着行走。

③抱持法:救护者站在伤员一侧,一手托其背部,一手托其大腿,将其抱起。伤员若有知觉,可让其一手抱住救护者的颈部。

④背负法:救护者站在伤员前面,微弯背部,将伤员背起。胸部创伤伤员不宜采用此法。如伤员卧于地上,不能站立,救护者可躺在患者一侧,一手紧握伤员手,另一手抱其腿,用力翻身,使其负于救护者背上,而后慢慢站起。

⑤侧身匍匐法:根据伤员的受伤部位,采用左侧或右侧匍匐法。搬运时,使伤的躯干紧靠于搬运者胸前,使伤员的头部和上肢不与地面接触,搬运者携伤员匍匐前进。

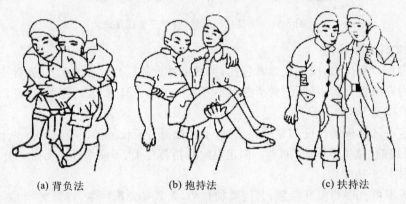

(a) 背负法　　　(b) 抱持法　　　(c) 扶持法

图 3-53　单人搬运法

(2)双人搬运法:包括椅托法、拉车式、平抬或平抱法(图3-54)。适用于头、胸、腹部重伤但脊柱无损伤者。

①椅托式搬运法:救护者面对面蹲在伤员两侧,分别将靠近伤员一侧的手经伤员背后握住对方的手腕,各自将另一只手伸到伤员大腿腘窝处,握住对方手腕,同时站起,步调一致行走。

②拉车式搬运法:一人站在伤员头端,两手从伤员腋下穿过,将其抱在怀内,另一人站在其足部,站在伤员两腿之间将其两腿抬起,两人步调一致慢慢抬起抬伤员行走。

③平抬或平抱搬运法:两人并排将伤员平抱,或一前一后、一左一右将伤员平抬起。注意此法不适用于脊柱损伤者。

(3)三人或多人搬运法:对疑有胸、腰椎骨折者,应由至少三人配合搬运。一人托住肩胛部,一人托住腰部和臀部,另一人托住两下肢,三人同时将伤员轻抬至硬板担架上。对疑有颈椎损伤者,应由4～6人一起搬运,两人负责头部牵引固定,始终保持与躯干成直线的位置,维持颈部不动。其他人分别负责背臀部及下肢,协调地将伤员平直放到担架上。搬运过程中,动作要轻巧、敏捷、协调一致,避免震动,减少伤员痛苦。

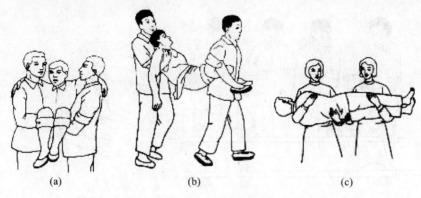

图 3-54 双人搬运法

3）特殊伤员搬运方法：

（1）昏迷伤员：使伤员侧卧或俯卧于担架上，手脚固定，头偏向一侧，防止舌后坠，以利于呼吸道分泌物的引流，保持呼吸道通畅（图 3-55）。

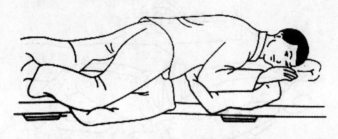

图 3-55 昏迷伤员的搬运

（2）颅脑损伤伤员：使伤员半仰卧或侧卧于担架上，头偏向一侧，保持呼吸道通畅，保护好暴露的脑组织，用衣物等将头部垫高以防脑水肿，并将头部略加固定，以防转运途中震荡加重损伤。

（3）脊柱损伤伤员：搬运时严防颈部和躯干前屈或扭转，应使脊柱保持伸直。颈椎损伤患者应四人搬运，一人专门负责头部的牵引固定，保持头部与躯干部成一直线，另外三人蹲在患者同一侧，一人托肩背部，一人托腰臀部，一人托双下肢，同时站起，将伤员放在硬板担架上，然后将伤员的头部两侧用沙袋固定或用颈托固定颈部，并用带子分别将伤员胸部、腰部、下肢与担架固定在一起（图 3-56）。搬运胸、腰椎伤的伤员时，可由三人同在患者身体一侧搬运，方法与颈椎伤伤员的搬运法相同。

（4）开放性气胸伤员：首先应将开放性气胸封闭，使伤员取坐位或半卧位，搬运时以双人椅托法或单人抱持法为宜。

（5）腹部内脏脱出伤员：伤员双腿屈曲位，腹肌放松，防止内脏继续脱出。已脱出的内脏严禁还纳腹腔，以免加重污染，应用大小适合的洁净物品先覆盖内脏，然后用三角巾包扎固定后再搬运。包扎后使伤员处于仰卧位，屈曲下肢，并注意腹部保温，防止肠管过度胀气（图 3-57）。然后行担架或徒手搬运。

（6）骨盆损伤伤员：先将骨盆用三角巾或大块包扎材料做环形包扎后，使伤员仰卧于门板或硬质担架上，膝关节微屈，并在膝关节下方加垫（图 3-58）。

（7）身体带有刺入物的伤员：应先包扎好伤口，妥善固定刺入物后才可搬运。搬运途中应

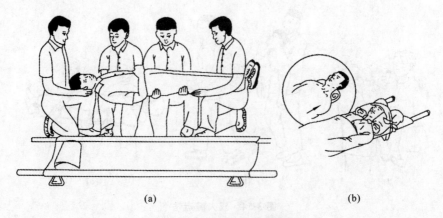

(a)   (b)

图 3-56   脊柱损伤伤员的搬运

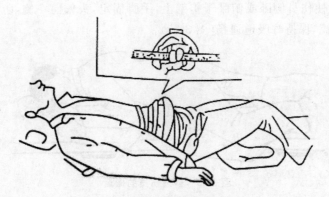

图 3-57   腹部内脏脱出伤员的搬运

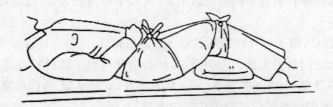

图 3-58   骨盆损伤伤员的搬运

避免震动、挤压、碰撞,以防刺入物脱出或继续深入。刺入物外露部分较长时,应有专人负责保护。

3. 搬运的注意事项

（1）搬运前,必须先对伤员进行急救,妥善处理后方可搬运。

（2）搬运动作要轻巧、敏捷,步调一致,避免震动,避免加重损伤及伤员的痛苦。

（3）根据不同的伤情和环境采取不同的搬运方法,避免二次损伤或因搬运不当造成意外伤害。

（4）搬运途中应密切观察伤员的伤势与病情变化。若出现病情加重、伤员生命体征不平稳等情况,应暂停搬运并就地进行急救处理,待情况好转后再继续搬运。

小结

本章讲述了心搏骤停、呼吸道异物梗阻、创伤等急危重症的现场急救，强调时间就是生命。要求学生掌握各种急危重症的现场急救技术，在第一时间对各种急危重症给予正确的评估与判断，并能够采取及时、有效的急救措施。

（王利群）

思考题

一、简答题

1. 心搏骤停患者的临床表现有哪些？
2. 简述 CPR 的基本程序和方法。
3. 简述创伤现场救护的基本原则。

二、案例分析题

1. 一名 63 岁男性在机场候机厅突然倒地，旁边一位乘客马上呼唤他，没有反应。这时候机乘客中一名护士上前参与救护。机场配置的 AED 离观现场约 40 m 处，并有醒目标志。

（1）如果你是现场的这位护士，作为第一目击者，你会如何应对？

（2）如何判断这名男性是否发生心搏骤停？

（3）如果确定患者心搏骤停，如何在现场实施救护？

2. 患者唐某，女，18 岁，从 16 m 高处坠落，短暂昏迷，自行清醒。诉双下肢与腰背部疼痛，双下肢活动不能。无恶心、呕吐，无胸闷、气急，无腹痛，二便未解。查体：痛苦貌，神志清楚，两侧瞳孔等大同圆，对光反射存在。双肺呼吸音清、对称，腹平软，无压痛、反跳痛，肠鸣音正常。骨盆挤压征阴性，双下肢温痛觉减弱、位置觉正常，左下肢肌力 2 级，右下肢肌力 3 级。右小腿肿胀、畸形，骨折断端外露，活动性出血。

（1）作为参与现场急救的护理人员，你考虑患者主要存在哪些病变？最优先考虑和处理的问题是什么？

（2）欲尽快将患者送往医院救治，搬动患者及转运前应先做何处置？都有哪些注意事项？

3. 2013 年 6 月 3 日清晨，吉林省某市一禽业公司发生爆炸，到上午 10 时火势基本被控制住，但现场仍有大量浓烟冒出。在抢救出的伤者中，患者 A，男性，出现昏迷，被人抬至草坪上，呼吸、颈动脉波动微弱，皮肤湿冷，苍白，无明显外伤；患者 B，女性，意识清楚，主诉在逃生过程中跌倒后被踩踏多次，现已无法行走，右侧小腿疼痛剧烈，右足出现外旋畸形；患者 C，女性，意识清楚，头、面、颈部有明显烧伤，鼻毛烧焦并伴有刺激性咳嗽，出现呼吸困难。

（1）如果你是参与救援的护士，你将如何对这 3 名患者进行伤情评估？

（2）这三名伤员的救治顺序是什么？

（3）主要采取的现场救护措施有哪些？

第四章 急诊科的护理工作

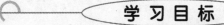

学习目标

识记:急诊科护理工作流程,急诊分诊的概念、技巧与处理原则。

理解:急诊科的工作任务和设置、常见急诊病症的分诊技术。

应用:急诊科护理人员素质要求、急诊患者的心理护理。

导学案例

患者,男,42岁。主诉2天前在工地干活时,曾被手推车撞击胸部,当时检查无异常。半小时前提拉重物后,感胸部疼痛难忍,继之出现胸痛、呼吸困难,遂再次到急诊科就诊。来院时患者大汗淋漓,呼吸极度困难,脉细速,不能平卧。请问:

1. 你作为一名急诊科护士,如何应用 SOAP 公式为此患者分诊?

2. 你作为护士应该如何对此患者进行具体接诊、分诊和处理?

医院急诊科(hospital emergency department)是急救医疗服务体系(EMSS)的重要组成部分,是继院前急救之后的第二步,也是医院内急救的第一步。它是医院重症患者最集中、病种最多、抢救和管理任务最重的临床一线科室,是所有急诊患者入院治疗的必经之路,也是所有急诊患者的首诊场所。综合医院急诊科设有全科、内、外、妇、儿、五官、发热、腹泻等专科诊室。因此,急诊科的工作可以说是医院总体工作的缩影,直接反映了医院的医疗护理水平。

21世纪急诊科已发展为集急诊、急救与重症监护三位一体的大型的急救医疗技术中心和急诊医学科学研究中心,可以对急、危、重患者实行一站式无中转急救医疗服务,其一切医疗护理过程均以"急"为中心,为患者及时获得后续的专科诊疗服务提供支持和保障,被喻为现代医学的标志和人类生命健康的守护神。

第一节 急诊科的工作任务和设施

一、急诊科的工作任务和特点

急诊科作为医院工作的窗口,在工作中渐渐形成了自己的一些工作特点,主要体现在"急""忙""杂"。主要承担的任务有急诊、急救、培训、科研。

（一）急诊

急诊是急诊科首要也是最主要的任务（占 90%），主要为患者提供紧急、便捷、全面的急诊急救护理服务，要求 24 h 随时应诊，主要是帮助暂不危及生命而病情紧急或遭受痛苦需要及时诊治的患者。

（二）急救

急救是对各种急危重症患者的诊治、抢救和留院观察工作（5%～10%），如外伤、急性疼痛、高热、中暑、淹溺、自杀、中毒、气道异物、可疑烈性传染病等各种急性疾病的患者。急救对象主要来自于急救中心（站）或基层医院或自行送达医院或院前急救现场处理后转运来的患者。有时也要承担上级领导指派的临时救治任务，当公共卫生事件突然发生时，急诊科应该遵从上级领导安排第一时间组织相关医护人员参与，急诊科医护人员应该第一时间前赴救治现场，尽最大努力参与到救治工作中。及时、迅速、准确地抢救急危重症患者，是社会保障系统的重要组成部分，也是医院医疗和管理水平的综合体现。

（三）培训

培训主要是指对救护人员进行培训。急诊专业人员的培训内容既包括理论的提升也包括常用技能如心肺复苏、止血、包扎等技术的强化，这是提高医疗质量的重要手段，也是加强急诊科建设的关键。急诊医护人员的技能评价与再培训时间间隔原则上不超过 2 年。有些医院急诊科还承担公众健康知识的普及工作，这也是应该是以后急救工作的一个重点，只有提高了公众的知识，才能改变他们的态度，然后在生活中遇到意外后会采取恰当的急救措施，这样可以大大地提高抢救的成功率。如果人人都能掌握常用的急救技能，那就是为自己和家人买了一份无价保险。

（四）科研

急诊科的科研首先是针对患者的。急诊科的患者具备病情差距大、疾病谱广、病情变化快、不确定因素多、提供信息有限等特点，及时准确地治疗护理能大幅度地提高抢救的成功率。而急诊科又是直接获得重症患者病情变化第一手资料的关键科室，急诊护士更是可以与患者直接接触，可以及时准确地观察病情的变化，因此，应该在工作中积极开展有关急症病因、病程、机制、诊断、治疗及护理方面的研究工作，提高急救质量。其次，科研还要注重急诊科护理教学及管理方面的研究，研究如何使急诊患者的就诊流程更优化合理，如何提高急诊的质量并做好质量控制等。

二、急诊科的设置要求

根据卫生部 2009 年《急诊科建设与管理指南（试行）》规定，一般一级医院设急诊室（图4-1），二级以上综合医院设急诊科。急诊科应该具备与医院级别、功能和任务相适应的场所、设施、设备、药品和技术力量，以保证急诊救治工作有效展开。

（一）位置设置

急诊科患者多是突发性急重症患者，布局设置应一切从应急出发，最大限度地节省诊前时间。

（1）急诊科应独立或相对独立成区，位于医院的

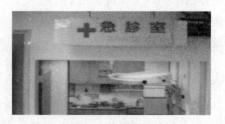

图 4-1 急诊室

一侧或前部,作为区域急救中心的三级医院应建立独立的急诊工作区或急诊楼。

(2)急诊科应有单独出入口,运送患者的车辆可直接到达急诊科或抢救室门前。入口应通畅,设无障碍通道,方便轮椅、平车出入,并设有救护车专用通道和停靠处。

(3)急诊科标志必须醒目,有明显的指路标志、夜间有指路灯标明,急诊大厅应该有急诊科各个层面的平面图(图 4-2),以方便引导患者就诊。

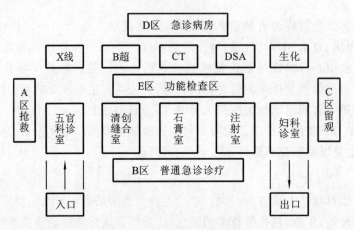

图 4-2 某医院急诊平面图

(二)科室设置

急诊科室设置应根据医院所处的地理位置、医院技术专长和卫生行政任务等确定。一般综合性医院应设立内科、外科、妇产科、儿科、五官科等专科科室,实行 24 h 应诊制。有条件的医院还可以根据具体需要增设骨伤科、脑外科等分科诊室。外科诊室应该设置在所有诊室中最靠近大门口处,以减少血迹污染;儿童诊室和成人诊室应该隔离分开,避免交叉感染。

(三)人员配备

急诊科应该配备足够数量、受过专门训练、掌握急诊医学的基本理论知识和基本操作技能、具备独立工作能力的医护人员。

1. 急诊管理人员 主要由科主任和护士长组成。管理人员的资质应与医院级别相匹配。

(1)科主任:三级综合医院急诊科主任应由具备急诊医学副高以上专业技术职务任职资格的医师担任。二级综合医院的急诊科主任应当由具备急诊医学中级以上专业技术职务任职资格的医师担任。急诊科主任负责本科的医疗、教学、科研、预防和行政管理工作,是急诊科诊疗质量、患者安全管理和学科建设的第一责任人。

(2)护士长:三级综合医院急诊科护士长应当由具备主管护师以上任职资格和 2 年以上急诊临床护理工作经验的护士担任。二级综合医院的急诊科护士长应当由具备护师以上任职资格和 1 年以上急诊临床护理工作经验的护士担任。护士长负责本科的护理管理工作,是护理质量的第一责任人。

2. 急诊医师 急诊科应当有固定的急诊医师,且不少于在岗医师的 75%,医师梯队结构合理。除正在接受住院医师规范化培训的医师外,急诊医师应当具有 3 年以上临床工作经验,具备独立处理常见急诊病症的基本能力,熟练掌握心肺复苏、气管插管、深静脉穿刺、动脉穿刺、心电复律、呼吸机、血液净化及创伤急救等基本技能,并定期接受急救技能的再培训,再培训间隔时间原则上不超过 2 年。

3. 急诊护理人员 急诊科应当有固定的急诊护士,且不少于在岗护士的75%,护士结构梯队合理。急诊护士应当具有3年以上临床护理工作经验,经规范化培训合格,掌握急诊、危重症患者的急救护理技能、常见急救操作技术的配合及急诊护理工作内涵与流程,并定期接受急救技能的再培训,再培训间隔时间原则上不超过2年。各医院根据急诊就诊量、抢救人数及观察床位数相应的设置急诊护士编制。①分诊处:有3~4名三年以上临床工作经验的护士担当。②急诊抢救室:床护比不小于1:3。③急诊留观室:床护比不小于3:1。④急诊输液室:床护比不小于4:1。同时还应配有一定数量的导诊员,为患者提供必要的服务,维持就诊持续。

（四）通信设备

急诊科应设有急诊通信设置,如电话、传呼、对讲机等。有条件的医院还可以建立急诊临床信息系统,为医疗、护理、保卫等部门提供信息,并逐步实现与卫生行政部门和院前急救信息系统的对接。

（五）仪器设备

急诊科需要配备各种抢救、监护设备、辅助检查设备、手术设备、转运器械等急救仪器设备。常备"五机":呼吸机、心电图机、电动吸痰机、电动洗胃机、除颤仪,见图4-3。"八包":气管切开包、腰椎穿刺包、静脉切开包、清创缝合包、输液包、输血包、导尿包、胸腔穿刺包,此外胃肠减压包、开胸包、烧伤包也是应备的。

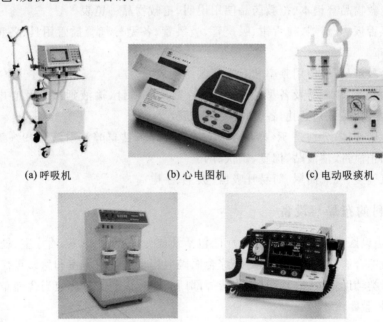

(a) 呼吸机　　　　　(b) 心电图机　　　　　(c) 电动吸痰机

(d) 电动洗胃机　　　　　(e) 除颤仪

图4-3 急诊科常备"五机"

（六）药品配备

急诊科常备急救药品主要如下。

（1）呼吸兴奋剂:如尼可刹米（可拉明）,盐酸洛贝林（山梗菜碱）等。

（2）抗心律失常药:如盐酸利多卡因、盐酸普罗帕酮（心律平）、胺碘酮等。

（3）强心升压药:如盐酸肾上腺素、盐酸多巴胺注射液、阿拉明等。

（4）强心药:如去乙酰毛花苷（西地兰）等。

(5) 血管扩张药:如硝酸甘油等。

(6) 利尿剂:如呋塞米(速尿)等。

(7) 脱水剂:如甘露醇等。

(8) 镇静解痉药:如盐酸氯丙嗪(冬眠灵)、地西泮(安定)、苯巴比妥(鲁米那)、硫酸阿托品等。

(9) 局麻药:如盐酸利多卡因等。

(10) 解毒药:如氯解磷定、纳洛酮等。

(11) 激素类药:如地塞米松磷酸钠等。

(12) 平喘药:如氨茶碱等。

同时还备有:葡萄糖注射液(50%、10%、5%)、5%葡萄糖氯化钠注射液、10%氯化钾注射液、0.9%氯化钠注射液、5%碳酸氢钠注射液等。这些药品应该放在急救车内,便于随时移至床旁抢救。

(七) 抢救车设备

医院抢救车是存放抢救物品、药品的专用车,在抢救过程中应具备及时、准确、方便、易取等特点。因此,要求抢救车内的急救物品、仪器、药品要做到"五定"(定品种和数量、定点放置、定专人管理、定期检查和维修、定期消毒灭菌)、"三及时"(及时检查、及时维修、及时补充)、"一保持"(随时保持良好的备用状态)。抢救车一般分六层,由上至下具体介绍如下。

第一层:抢救物品登记本、抢救药品使用说明、抢救物品一览表。

第二层:压舌板、开口器、拉舌钳、吸痰管、吸氧管、各型号气管插管用具、各型号气管切开套管、牙垫、胶布。

第三层:抢救药品(按使用频率和有效期顺序摆放)。

第四层:输液器、输血器及各型号注射器、各型号注射针、输液延长管及心电监护仪电极片,且同种同型号物品分别捆扎,各类物品集中摆放。

第五层:常用液体,分别是5%碳酸氢钠注射液,20%甘露醇注射液、0.9%氯化钠注射液及输液用具(如止血带、输液贴、棉签、碘伏、网套)。

第六层:氧气袋、吸氧面罩、简易呼吸器、扳手、手电筒。

三、急诊科的布局与设备

急诊科应当设医疗区和支持区。医疗区包括预检分诊处、就诊室、治疗室、处置室、抢救室和观察室,三级综合医院和有条件的二级综合医院应当设急诊手术室和急诊重症监护室;支持区包括挂号、各类辅助检查部门、药房、收费等部门。医疗区和支持区应当合理布局,有利于缩短急诊检查和抢救距离半径。

(一) 医疗区

1. 预检分诊处(台) 急诊患者就诊候诊的第一站,应设在急诊科入口最醒目的位置(图4-4)。患者进入能立即看到分诊区,分诊护士也能很清楚地看到每位就诊的急诊患者,以便主动提供服务。分诊处主要是对来诊的患者根据临床表现和轻重缓急程度进行分类、登记,引导就诊,联系诊室和医生,记录就诊。因此,分诊台应有足够的使用面积,便于患者和家属短暂停留或候诊。应配备急诊护士、辅助人员和保安人员;配备常用的物品:①基本评估用物:如体温计、血压计、听诊器、手电筒、压舌板等。②办公用品:如计算机、电话、记录表格等。③患者转运工具:如轮椅、平车等。④简单伤口急救用物:如止血带、无菌敷料等。⑤其他:如便民设施和备品、科室设置介绍、相关疾病健康教育信息等。

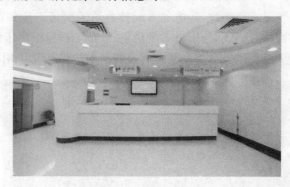

图 4-4　预检分诊台

2. 抢救室　应当临近急诊分诊处,根据需要设置相应数量的抢救床,并应当具有必要时施行紧急外科处置的功能。抢救室内设置应遵循的原则:①房间宽敞明亮,门宜高大;②应有足够的空间,每床净使用面积不少于 12 m²;③配备基本的机器设备,如"五机""八包";④备有常用的急救药品;⑤有足够的电源;⑥有足够的照明设施;⑦设多功能抢救床 2～3 张。

3. 急诊重症监护室(emergency intensive care unit,EICU)　有条件的医院应设置急诊重症监护室,接收急诊科诊断不明、生命体征不稳定、暂时不能转运等危重患者。最好紧靠抢救室,床位设置一般根据医院的急诊量、危重患者数及医院其他科室有无 ICU 等情况决定。一般有 4～6 张床,每床使用面积不少于 15 m²,床间距大于 1 m;最好配置一个单间病房,使用面积不少于 18 m²,用于收治隔离患者。布局、人员及监护设备与一般监护室一致。见图 4-5。

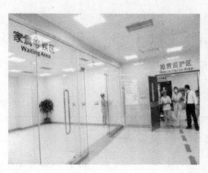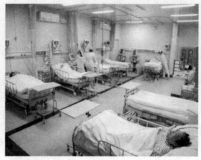

图 4-5　急诊重症监护室

4. 诊疗室　根据卫生部 2009 年《急诊科建设与管理指南(试行)》规定执行,具体见知识链接。

5. 清创室　应紧靠外科诊室或与外科诊室成套间,内设诊查床、清创台、清创相关物品,如各种消毒液、清创缝合包、敷料等。

6. 急诊手术室　主要施行救命性的手术,从外到内分为处置室、手术室、器械敷料室三部分,应紧靠外科诊室。大型急诊科的急诊手术室应按照规范的手术室建设;并可另设清创手术室,供一般外伤清创手术用。目前多数医院的急诊科仅设置了清创室,仅少数医院急诊科设置了条件好的手术室,使急危重外伤患者能就近进行紧急外科手术。

7. 治疗室和处置室　治疗室应设在各诊室的中央,配备有无菌物品柜、治疗桌、治疗车、注射盘等。处置室主要用于使用后的物品及一次性物品的集中处理。

8. 急诊观察室 急诊科应当根据急诊患者流量和专业特点设置观察床,收住需要在急诊临时观察的患者(包括暂时不能确诊、病情危重或抢救后需要进一步住院治疗的患者)。观察床数量根据医院承担的医疗任务和急诊患者量确定,一般可按照医院床位的5%设置。急诊患者留观时间原则上不超过72 h。观察室的管理和设备基本与普通病房相同。如图4-6所示。

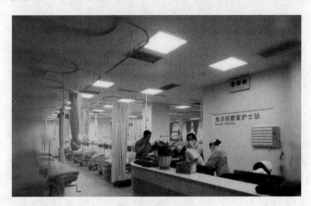

图4-6 急诊观察室

9. 隔离诊室 有条件的医院应在预检分诊室附近设有隔离室,并配有专用厕所,一旦发现可疑传染病患者,应立即隔离,并通知专科医生到隔离室会诊,确诊后转送专科病房或专科医院,并注意消毒和病情报告。

10. 急诊病房 目前一些医院已经开始设立急诊病房以缓解急诊患者入院难的问题,促进了急诊患者的分流。急诊病房的设备与普通住院病房一致。

(二)支持区

(1)急诊检查室:一般包括检验室、X线检查室、B超室、心电图室、CT室等。

(2)支持部门:挂号处、收费处、药房、后勤部门等。

(3)其他:输液室、医护办公室、值班室等。

▌**知识链接** ▌

二、三级医院急诊科科室设置

序号	内部设置要求	甲等	乙等
(1)	分诊室/台	必备	必备
(2)	急诊诊断室		
	内科诊断室	必备	必备
	外科诊断室	必备	必备
(3)	抢救室	必备	必备
(4)	处置室	必备	必备
(5)	治疗室	必备	必备
(6)	急诊手术室	必备	必备
(7)	ICU(床位2~4张)	必备	必备
(8)	隔离室	必备	必备
(9)	观察室(床位10~20张)	必备	必备
(10)	综合功能检查室(含化验、心电、X线、B超检查等)	必备	可选

▌**知识链接**▐

中医院急诊科布局特点

　　根据卫生部《中医医院急诊科建设与管理指南》规定,中医医院急诊科应设置中医综合处置室,并保证24 h中药饮片或中药配方颗粒服务,有条件的可以设置急诊煎药室。

　　中医医院急诊科设备设施配置应与医院级别、科室功能相适应,在配备基本诊疗设备的同时,应配备针灸器材(针灸针、艾条、刮痧板、火罐等)、中药结肠透析设备等有助于提高中医诊疗水平的设施设备;设置煎药室的,应配备煎药设备。急诊药房应当储备足够数量用于急救治疗的中药针剂。

四、急诊科护理工作流程

　　急诊科护理工作是急诊医疗体系的重要组成部分,分为接诊、分诊、处理、记录四个环节。这些环节紧密衔接,可使患者尽快获得确定性的专科治疗,最大限度地降低了患者伤残率、病死率。

(一)接诊

　　接诊是指医护人员以最短的时限、最熟练的医学技巧,对到达医院急诊科的患者的病情有一个较明确的判断。预检护士对到达急诊科的患者要热情接待,将患者快速接诊就位。一般急诊患者可坐着候诊,对危重症患者应根据不同病情合理安置体位。

　　急诊接诊的方法很多,比较常用的有望闻问切法、谈心解释法、心理调控法等。望闻问切法是指医护人员通过自己的眼、耳、鼻、口、手等感觉器官感受患者的症状、体征,从而判断病情,以便快速救治。

　　1. 望诊　通过观察患者的面容表情、面色、呼吸、体位、姿态、语言等来判断患者的病情。

　　2. 闻诊　通过自己的听觉和嗅觉来分辨患者的声音变化和发出的某种特殊气味,以判断患者的相关病情。

　　3. 问诊　通过询问患者和知情人,以了解病史和现状。

　　4. 切诊　通过自己的触觉,对患者的一定部位进行触、摸、压、按、切,以了解病情。

▌**知识链接**▐

谈心解释法接诊

　　谈心解释法是医护人员为了实现救治的目的,与患者进行思想和情感交流的口头表达方式。向不具有或者缺乏医学知识的患者和家属,讲解相关的医学知识、疾病的诊断、治疗及转归,使其懂得一定的医学知识,从而配合医护人员进行医疗活动,达到康复的目的。谈心解释常用的技巧:注意观察、先后有序;认真倾听、仔细体会;明确目的、重点突出;以情动人、打动情感;以理服人、实事求是。

(二)分诊

　　分诊程序应及时而简洁,从患者一步入急诊就诊,分诊护士就应立即启动分诊程序,一般要求在2～5 min内完成。分诊主要是明确:①现存问题;②详细的资料;③生命体征评估;④指定优先顺序及治疗范围,从而帮助安排就诊顺序。自2000年以后,大部分的发达国家和地区都已经采取病情严重程度五级分类系统,虽然各地区的名称不同,但原则性和分诊类别基本相同。Ⅰ级——危殆:生命体征极不平稳,需立即抢救,如大出血、心搏骤停(红色)。Ⅱ级——危急:随时可能出现生命危险,病情变化迅速,如心肌梗死(橙色)。Ⅲ级——紧急:有潜在加重的危险,生命体征平稳,如发热伴寒战(黄色)。Ⅳ级——次紧急:急性发病,可等待就诊(≤2 h),如高热(绿色)。Ⅴ级——非紧急:轻症,可等待就诊(≤4 h),如皮疹(蓝色)。分诊流程见图4-7。具体分诊程序和技巧应用见本章第三节。

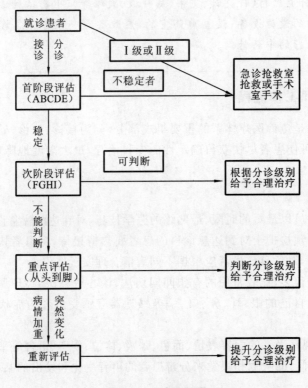

图 4-7　分诊流程图

▌知识链接▐

急诊患者的护理评估

　　急诊护理评估是常规收集患者主观和客观资料的过程。急诊护理评估分为初级评估和重点评估,初级评估又包括首阶段评估和次阶段评估。首阶段评估(ABCDE)包括:A,气道及颈椎;B,呼吸功能;C,循环功能;D,神志状况;E,暴露患者/环境控制。次阶段评估(FGHI)包括:F,跟进(生命体征监测和辅助检查);G,关怀措施;H,病史;I,检查。重点评估是在完成初级评估及采取相应的干预措施后进行。

(三)处理

　　处理是指医护人员将进入急诊科的患者,经评估分诊后,根据不同的病种和病情,给予及时、合理地处置,并按规定要求进行终末处理的过程。具体处理方法见本章第三节。

(四)记录

　　不同的医院可能有不同的记录要求和格式,但分诊记录的基本要求是清晰而简单。基本记录内容包括：患者到达急诊的日期和时间、分诊时间、患者年龄和性别、生命体征、病情严重程度分级等。也可以根据 SOAPIE 格式进行记录。S(subjective assessment)：主观感受，应简单。O(objective assessment)：客观现象，为快速重点体检。A(analysis of data)：数据分析，包括病情严重程度分级。P(plan of care)：护理计划。I(implementation)：实施分诊时所提供的护理。E(evaluation)：评价。

第二节 急诊科的管理要求

急诊科应当建立健全并严格执行各项规章制度、岗位职责和相关诊疗技术规范、操作规程，保证医疗护理服务质量及安全，有效的急诊科护理管理工作是急诊抢救工作顺利进行的重要保证。

一、急诊科护理人员素质要求

急诊科是医院工作的第一线，急危重患者集中的地方，病史复杂，病情严重，变化多端，护士参与危重患者抢救的始终，担负着重要而严肃的任务，护士素质和护理质量对抢救患者有直接的影响。除了具备临床护士素质的要求外，还要具备良好的心理素质，精湛的急救护理技术和相关的应变能力。我国著名的急诊医学专家王今达教授曾经说过急救医护人员应该"要有狮子一样的体能；骆驼一样的精神；猴子一样的敏捷；黄牛一样只工作不索取"的素质。具体有以下几个方面。

(一) 良好的职业素质

树立正确的人生观和价值观，热爱护理工作，具有高度的责任心、爱心及敬业奉献精神，责任是爱心的体现，爱心是敬业的保证，不断强化优质服务意识，树立以人为本，热情、耐心的接待和满足患者的需要，多听患者的意见，善于分析、尊重、理解患者，对患者一视同仁，把患者的利益放在首位，急患者之所急，想患者之所想，争分夺秒，全力以赴抢救患者的生命，树立时间就是生命的观念，增强护理道德观，以适应急诊医学的迅速发展。

(二) 良好的心理素质

急诊科是一个高风险、高投诉，安全隐患较多的科室，护士在工作中常常遇到不可预测的事件发生，如患者情绪的紧张、焦虑、易怒，家属对护士抢救工作及处置不满意，语言苛刻，提出过分要求，甚至做出不理智的举动。因此，作为急诊科的护士要有稳定的情绪和坚强的意识，培养良好的自控能力及适应能力，在急诊、急救工作中沉着、冷静，做到忙而不乱、有条不紊、不惊慌失措、稳准快捷地对患者进行救治。因此，急诊室的护士必须拥有健康的体魄，能吃苦耐劳，以坚韧不拔的意志完成各项护理工作任务，更要具备健康的心理素质，养成乐观、开朗、稳定的处事情绪。

(三) 熟练的业务

抢救工作是各科综合性的医疗任务，要提高急诊科抢救质量，满足患者不断提高的服务要求，就必须建立一支高素质的急诊护理队伍，扎实的理论知识、丰富的临床经验和熟练的操作技能是提高急诊科护理质量所必需的。急诊科护士在抢救中时刻处于应急状态，各项抢救操作都是技术性很强的工作。因此，护士一定要加强基本功的训练，如建立静脉通道、吸氧、吸痰、止血等。同时还要做好抢救记录和查对工作。通过讲座、教学示范、技术考核、技术操作竞赛等活动,全方位提高护士的抢救技术。

(四)相关的应变能力

急诊科工作不仅没有规律,而且会面临各种意想不到的问题。作为一名急诊护士首先要忙而不乱,随机应变;根据具体情况做出相应的处理。具有思维的严谨性、灵活性和敏捷性,思维的严谨性、灵活性表现在思维广阔、灵活而深刻,具有这种思维素质的护士,能够全面分析患者的病情,透过现象进而预测预后,从而采取积极有效的救治措施。思维的敏捷性表现在护士能迅速地发现问题,对突变的病情,具有强烈的紧急处理能力,并根据瞬息万变的病情,及时调整思路,作出正确的判断。如服毒自杀等有法律纠纷的急救工作,就要求护士及时、准确的观察、记录病情,并将服毒患者的呕吐物或洗出胃内容物保存送检等。各种危险性操作如输血等,对患者机体损害较大,在严格操作规程的情况下,要求急诊护士向患者及家属作出解释,说明操作的必要性和危险性,争取他们的理解和签名支持。这样既为抢救患者解除顾虑,同时也保护了自己。

(五)高度的法律意识

随着我国市场经济和医学科学的飞速发展,生活水平的提高,社会成员法制观念和权利意识也逐渐增强,对身体健康及密切相关的医疗、护理水平要求越来越高。急诊科作为医疗特殊抢救之地,因病情危急、在来不及相互沟通的情况下,护理纠纷时有发生。在患者及家属对药费过高、处方过大,检查交费、取药时间过长等不满之时,护理方面的一点点不足或过失都可造成口角,导致纠纷发生。因此,护理人员必须加强法律知识的学习,增强法制观念,了解法律、法规对护理注意义务的要求。严格遵守各项操作规章制度和操作规程。自觉履行法律责任,有利于保障公民健康权和生命安全。同时,法规可以规范和约束人们的行为,维护医疗卫生工作的正常秩序和医护人员间的正当权益,从而保证组织稳定,达到正规化、协调化地发展和顺利实现目标。

总之,急诊科是抢救危重急症患者的主要场所,也是构成城市急救网络的基本组成部分,在医院医疗服务中占有越来越重要的地位。正确把握急诊科特点,优化急诊护士素质,不断提高急诊护理质量,是抢救患者生命和促进康复的重要措施。

二、急诊科护理工作质量要求

急诊护理质量是急诊科护理管理的核心问题,良好的护理质量是取得良好医疗效果的重要保证。急诊护理工作应站在患者的立场上制订管理目标,根据目标确立急救管理规划与措施,并认真落实。

(一)管理目标

(1)医护人员应树立全心全意为人民服务的思想,具有良好的医德和献身精神,工作热情主动、急患者之所急。

(2)时间观念强,所谓急诊的急就是指患者病情急,诊治要快,耽误不得,时间就是生命。

(3)急诊科应配备与其任务、功能、规模相适应的急诊医疗设备和药品。急诊抢救物品要保持性能良好、数量规格齐全、固定地点放置、专人负责管理,严格执行交接班制度。

(4)各种抢救记录、表格、病历等书写必须客观、真实、及时、完整、清楚。

（二）具体急诊管理措施

（1）建立常见急症的抢救工作程序。医护人员应有丰富的临床抢救经验,能熟练掌握各种抢救仪器的性能、操作技术和排除一般故障。

（2）强调危重患者的抢救成功率,根据医院的技术水平拟定常见急诊病种的抢救成功指标。

（3）抢救工作组织要严密,真正做到人在其位、各尽其责,使抢救工作井然有序地进行。

（4）积极采取各种防范措施,杜绝医护差错事故的发生。

▌知识链接▐

三级医院急诊科质量管理评价指标参考值

（1）急救物品完好率 100%。

（2）急诊分诊正确率≥95%。

（3）病历合格率≥90%。

（4）急诊危重患者在就诊 5 min 内应得到处置。急诊会诊医生 10 min 到位。

（5）急诊患者留观时间≤48 h。

（6）急危重症抢救成功率≥80%。

（7）危重患者护理合格率≥90%。

（8）抢救记录于抢救结束后 6 h 内补记。

（9）挂号、划价、收费、取药等服务窗口等候时间≤10 min。

第三节 急诊患者的分诊

急诊分诊是急诊患者救治过程中的重要环节。为保证病情危重、需要立即抢救的危重患者能够获得及时有效的救治,同时使等待治疗的患者需求得到关注,需要有经验的急诊科护士根据分诊原则及程序,迅速对所有来诊患者按疾病种类和危险程度进行分诊,从而提高抢救的成功率、患者及家属对医院服务的满意程度等。

一、分诊的概念及收集资料的方法

（一）分诊的概念

急诊分诊(triage)是指根据患者的主诉、主要症状和体征进行初步判断,分清疾病的轻重缓急及隶属专科,确定就诊的优先次序,使患者因为恰当的原因在恰当的时间、恰当的治疗区获得恰当的治疗与护理的过程。急诊分诊一般应在 2～5 min 内完成。分诊程序包括分诊问诊、测量生命体征、分诊分流、分诊护理和分诊记录。

分诊(triage)源自于法国词"trier",是"分类(sort)或挑选(choose)"的意思,最早起源于战争中。第一次世界大战时,分选伤员是分诊最早的雏形。第二次世界大战时,分诊用以分辨哪些伤员可以重返战地,哪些需要送到后方医院进行治疗。当时在战场上使用分诊的主要目的是尽可能让更多的士兵重新投入战斗。因此,最先得到救治的是那些病情轻的伤员。随着医学的发展,分诊的理念在急诊医学中得到了延伸。在 20 世纪 50 年代后期和 60 年代早期,美国最先将分诊理念引入到急诊医学界,主要用于区分需要立即救治和可以等待治疗的患者并保持良好的就诊次序。80 年代起,急诊分诊已经成为医院质量认证必备的服务内容。时至今日,包括美国在内的世界各地的急诊医疗机构均已普遍实行急诊分诊。

（二）资料收集方法

1. 询问 通过问诊,得到患者的主观资料,即主诉及其相关伴随症状,并了解患者对疾病的感受,心理状态与行为反应及社会情况,了解与现病史有关的既往史、用药史、过敏史等。在问诊过程中应注意患者及家属倾向性的表述,根据病情有目的地进行询问,使收集的资料真实全面。如发现患者陈述不清楚、不全面,切不可用自己的主观臆断套问或暗示患者,以免使问诊资料与实际不符,不要给患者精神上带来不良刺激或产生不良影响。如对急性腹痛的患者要注意询问是否腹泻,是否暴饮暴食或进食辛辣食品,妇女尤其询问月经情况,恐防宫外孕的发生。

2. 观察 护士运用眼、耳、鼻、手等感官来收集患者的客观资料,即主要的体征。

用眼观察患者的一般情况,如意识、精神状态、面容表情、肤色、颈静脉、体位及发音等改变所代表的意义;观察排泄物和分泌物的色、量、质的改变所代表的意义。

用耳去辨别身体不同部位发出的声音,如呼吸音、咳嗽音、心音等变化所代表的意义。

用鼻去辨别患者发出的特殊气味代表的意义,如有机磷农药中毒患者呼出的气味呈"大蒜味"、糖尿病酮症酸中毒患者呼出的气味呈"烂苹果味"。

用手去触摸患者的脉搏来了解其频率、节律及充盈度,触摸疼痛部位来了解疼痛涉及范围与程度,触摸患者的皮肤来了解体温等。

3. 查体 可借助压舌板、电筒、体温计、血压计、听诊器等进行护理查体,还可用心电图机、快速血糖仪等仪器进行检查,收集资料。

二、急诊患者护理观察分诊技巧

一般来说,急诊患者共有的心理特点是都认为自己的病情是最严重的,急诊科护士必须根据急诊患者的这一特点,在诊察的基础上及时准确地进行分诊处理。由于公式易记,实用性强,所以临床上常用公式法分诊。

（一）SOPA 公式

Larry Weed 将分诊概括为 SOPA 公式,即主诉、观察、估计、计划 4 个英文单词第一个字母的缩写,公式易记,适用于评估患者病情,制订护理计划。

S(subjective,主观感受):收集患者的主观感受资料,包括主诉及伴随的症状。

O(objective,客观现象):收集患者的客观资料,包括体征及异常征象。

A(assess,估计):将收集的资料进行综合分析,得出初步判断。

P(plan,计划):根据判断结果,进行专科分诊,按轻、重、缓、急有计划地安排就诊。

举例分析:患者在家里吃完午饭后感到上腹部疼痛、胸闷、有恐惧感,被家人送到医院急诊科就诊。目前患者心率快、脉率不规则,口唇和甲床轻度发绀,呼吸浅速。

S(主诉):午饭后感到上腹部疼痛、胸闷、有恐惧感,故来就诊。

O(观察):患者心率快、脉率不规则,口唇和甲床轻度发绀,呼吸浅速。

A(估计):心脏病可能性较大。

P（计划）：立即送入抢救室，做心电图检查，并呼叫内科医生进行救治。

（二）PQRST 公式

PQRST 公式是诱因、性质、放射、程度、时间 5 个英文单词第一个字母组成的缩写，适用于疼痛的患者。

P（provoke，诱因）：疼痛发生的诱因及加重与缓解的因素。

Q（quality，性质）：疼痛的性质，如绞痛、钝痛、刀割样、针刺样、烧灼样等。

R（radiate，放射）：有无放射痛，向哪些部位放射。

S（severity，程度）：疼痛的程度如何，常用疼痛的评估工具 1～10 的数字评分法进行评估。

T（time，时间）：疼痛开始、持续、终止的时间。

举例分析：患者，女性，42 岁。参加朋友生日宴会后出现腹痛，伴恶心、呕吐，疼痛如刀绞样，弯腰时疼痛稍缓解。疼痛位于右上腹，并向右肩部放射。疼痛剧烈，但勉强忍受，如果用 1～10 的数字评分法进行评估，患者说自己的疼痛大约相当于 6。以往曾有过类似的发作，每次均在饱餐后，持续时间不等。

P（诱因）：患者参加朋友生日宴会后出现腹痛，伴恶心、呕吐，弯腰时疼痛稍缓解。

Q（性质）：诉疼痛如刀绞样。

R（放射）：疼痛位于右上腹，并向右肩部放射。

S（程度）：疼痛剧烈，但勉强忍受，如果用 1～10 的数字评分法进行评估，患者说自己的疼痛大约相当于 6。

T（时间）：以往曾有过类似的发作，每次均在饱餐后，持续时间不等。

（三）CRAMS 评分

CRAMS 评分是主要采用循环、呼吸、运动、语言 4 项生理变化加解剖部位的一种简易快速、初步判断伤情的方法。为便于记忆，以 CRAMS 代表，每项正常计 2 分，轻度异常计 1 分，严重异常为 0 分，总分≤8 为重伤。CRAMS 计分是总分越小，伤情越重（表 4-1）。

表 4-1 CRAMS 评分法

评分标准 项目	正常 2 分	轻度异常 1 分	严重异常 0 分	总分
循环（C）	毛细血管充盈正常；收缩压＞100 mmHg	毛细血管充盈延迟和收缩压为 85～99 mmHg	毛细血管充盈消失和收缩压＜85 mmHg	总分＜8 分为重伤，总分越小，伤情越重
呼吸（R）	正常	急促、浅或呼吸频率＞35 次/分	无自主呼吸	
胸腹部（A）	无压痛	有压痛	肌紧张、连枷胸或有贯通伤	
运动（M）	运动自如	对疼痛有反应	无反应或不能动	
语言（S）	正常	谵妄	讲不清完整的词语	

（四）SAMPLE 公式

SAMPLE 是 6 个英文单词第一个字母组成的缩写，主要用于询问病史。

S（sign and symptom）：症状和体征。

A（allergy）：过敏史。

M(medication):用药情况,如"有无服过药"。

P(pertinent medical history):相关病史,如"有无高血压"。

L(last meal or last menstrual period):最后进食时间(育龄期女性询问末次月经时间)。

E(event surrounding this incident):患病前后情况,如"什么使你觉得不适?"。

三、常见急诊病症的分诊技术

一般来说,急诊患者的主诉的共性有:高热、疼痛、昏迷、抽搐等,根据分诊流程和分诊技巧对常见的急诊病症进行分诊。

(一) 高热的分诊

高热的分诊见图4-8。

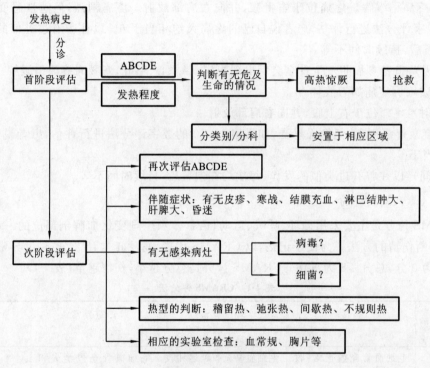

图 4-8　高热的分诊

(二) 腹痛的分诊

腹痛的分诊见图 4-9。

(三) 头痛的分诊

头痛的分诊见图 4-10。

(四) 昏迷的分诊

昏迷的分诊见图 4-11。

(五) 中毒的分诊

中毒的分诊见图 4-12。

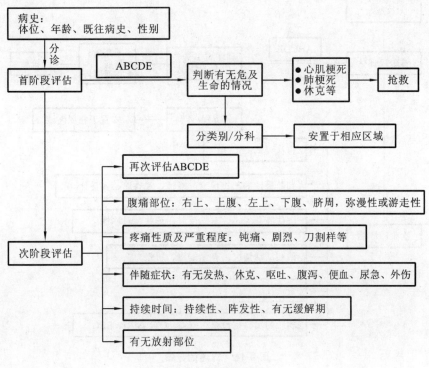

图 4-9　腹痛的分诊

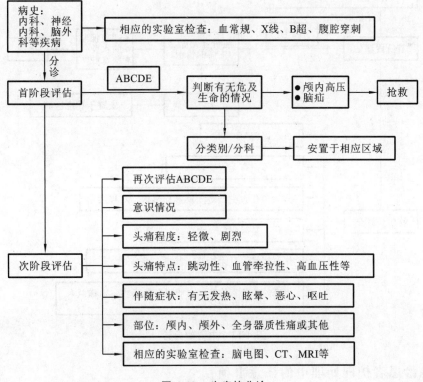

图 4-10　头痛的分诊

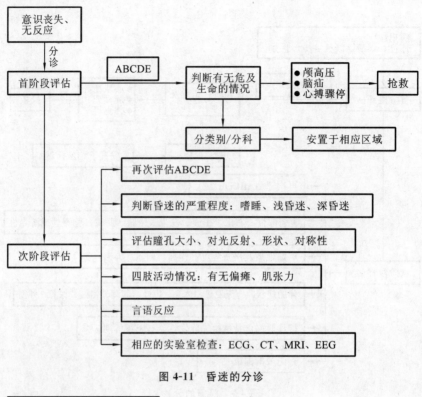

图 4-11 昏迷的分诊

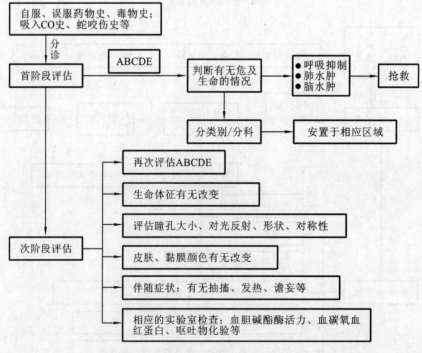

图 4-12 中毒的分诊

四、急诊患者护理处理中的注意事项

急诊护理处理中应根据患者的病情轻重缓急和疾病种类,给予妥善安置。急诊护士在患者处理过程中要按《护理文书书写规范及要求》准确、及时地做好各项记录工作。在抢救过程中执行的口头医嘱应该在 6 h 内准确、如实、客观地补写齐全。

（一）一般患者的处理

患者经分诊至专科诊室就诊后，专科医生根据病情需要，需进一步住院治疗的患者转入普通病房；不具备收入院标准但院外观察达不到目的的患者均应收急诊留观室，急诊留观时间一般不超过 72 h；可行院外观察治疗的患者，医生初步处理后回家或带药回家，需要时遵医嘱门诊复查。

（二）急危重症患者

遇急重症患者应立即启用绿色通道，病情危急者就地抢救，待病情允许时进入急诊抢救室进一步抢救治疗或进入急诊手术室进行急诊手术，之后进入急诊重症监护室进行加强监护。在紧急情况下，如果医生未到，护士应该先采取必要的应急措施，以争取最佳的抢救时机。

（三）传染病患者

对疑似传染病的患者应进行隔离，确诊后及时转入传染病区或转传染病院进一步治疗，属于法定传染病的按《中华人民共和国传染病防治法》规定上报。

（四）批量患者处理

遇突发公共卫生事件时，会有大批量患者同时就诊，应遵守"先救命，后治病"的原则，同时立即启动相关应急预案，做好医疗安全，安全分流转运患者。

（五）特殊患者

对"三无"人员（无生活来源、无劳动能力、无法定赡养人）或无助人员、无名氏患者、流浪乞讨人员、精神病患者、流浪精神病患者或其他如吸毒、弃婴、自杀、醉酒、犯人等应以救死扶伤为原则，以患者为中心，制订、实施相应的救治措施，同时应立即与有关部门联系协调，使患者得到妥善安置。

第四节 急诊患者的心理护理

心理护理是现代医学模式的重要组成部分，是维护患者身心健康，取得最佳治疗效果的必要条件。准确把握患者的心理活动，是实施心理护理的基础。而急诊患者大多起病急、病情危重，如某些疾病突然发作、突发事件等，生命体征发生急剧变化，处于危急状态，而来到急诊就诊，渴望在最短的时间内最大限度地减轻病痛。这就要求急诊科的护士要善于用语言行为开导，亲切的语言、和蔼的态度、愉快的情绪、耐心的解释、准确而熟练的技术操作，能解除患者心理上的不安和恐惧，从而提高急诊护理的效果，提高抢救质量，达到治疗所需要的最佳心理和生理状态。

一、急诊患者的心理评估

（一）急诊患者的心理特点

急诊患者由于病情的严重程度各异，患者的年龄、职业、文化程度、家庭经济情况、心理承受能力不同，表现出来的心理反应也不同，主要有以下几点。

1. 焦急和期盼救治心理 由于意外事件,如车祸、CO 中毒、溺水或突发疾病,如急性心肌梗死、急性呼吸衰竭、急性脑血管意外等,起病急,病势凶险。此时患者缺乏思想准备,瞬间丧失心理应对机制,产生强烈的求生欲望,渴望得到快速有效的抢救而产生焦急心理。

2. 紧张恐惧心理 主要是由于意外事件及疾病引起,如多发性创伤引起的剧烈疼痛,大出血、急性心肌梗死引起持续的胸闷、胸痛而产生强烈的濒死恐惧感,以及患者进入抢救室治疗后,对抢救室的环境和设备感到陌生,医务人员紧张的抢救状态,无意间给患者带来紧张恐惧心理。

3. 急躁易怒心理 由于一些急诊患者起病急,病情严重,生命危在旦夕,从而心理上难以承受,自控能力下降,产生生理上的痛苦、精神上的失落,对外采取攻击态度,把疾病所造成的怨恨迁怒于医务人员。

4. 抑郁悔恨心理 有的急诊患者由于自己的过失造成身体的伤害或伤残,他们往往悔恨交集,十分懊恼,不言语,情绪低落,呈抑郁状态。

5. 悲观绝望心理 常见于慢性病患者及服毒患者,由于对疾病的绝望及对生活失去信心,从而产生悲观厌世心理,表现为不与医务人员合作,拒绝各种治疗和护理。

(二)急诊患者的心理评估方法

对于急诊科的护士来说,由于工作节奏快,所以与每位患者沟通的时间相对有限。因此,对患者及家属的心理评估主要可以通过以下几种方式进行。

1. 观察法 观察法是评估者通过感观或借助于一定的科学仪器,在一定时间内有计划有目的地考察和描述人的各种行为表现,如动作姿态、面容、神志、语调、睡眠、应对行为等,来收集资料的一种研究方法。它是心理学研究中最基本、最普遍、历史最悠久的方法之一。大部分的观察是在自然情境下进行的,真实自然。急诊科就诊的患者由于起病急、病情未知、随时变化,因此护士在治疗和严密监测生命体征变化的同时,大多宜采用这种方法。护士通过观察,可以看到患者与家属的情绪状态,如是否面容紧张、无法安静等。

2. 会谈法 会谈法是心理评估收集资料常用的一种基本方法。会谈的内容、目标和方法都是围绕咨询和治疗的目标组织的。护士通过与患者及家属的会谈,可以了解患者与家属的关系及亲密程度,以及他们对疾病的认识程度。边治疗边交谈,不但可以增进护患关系,同时还可以转移患者对疼痛的注意力。

▌知识链接▐

各种会谈方式的比较

会 谈 方 式		会谈者作用
结构式会谈	由主谈者根据评估目的,事先把问题标准化。常采用详细的提纲或问卷,以比较固定的方式或程序进行会谈	主导
半结构式会谈	事先准备一个粗线条的会谈提纲,根据具体情况对会谈的程序及内容进行灵活地调整	控制
非结构式会谈	事前不采用问卷或提纲,没有固定的会谈问题,可以自由交谈	辅助

3. 调查法 通过晤谈、访问、座谈或问卷等方式获得患者的有关资料,并加以分析研究,从而进行心理评估的一种方法。这种方法简便易行、广泛而全面。调查对象包括被评估本人

及周围的知情人。急诊患者的调查对象主要是患者的家属。调查方式除一般咨询外，还可以采用调查问卷的形式进行。调查内容应尽可能详细，如患者的身份、社会地位等。但调查法常是间接性的评估，材料真实性容易受被调查者主观因素的影响。

4. 心理测验法 运用心理学的理论和技术，对人的心理状态和行为表现进行客观描述的标准化测量，是心理评估中最常用且最科学的测试方法。主要的心理测量包括智力测验、人格测验和评定量表等。

二、急诊患者的心理护理诊断

根据急诊患者的心理特点，常见的心理护理诊断如下。
1. 焦虑 与环境的陌生、疾病的突然发生有关。
2. 恐惧 与疾病的突然发生、疾病的预后不良有关。
3. 预感性悲哀 与疾病的严重程度有关。
4. 绝望 对疾病的绝望及对生活失去信心有关。

三、急诊患者的心理护理

恰如其分的心理护理不仅可以提高治疗护理的效率，还可以大大降低护患之间的冲突，可以为维护良好的就医环境，维持有序的就医秩序提供有效的保障。急诊患者的心理护理要点主要有以下几点。

1. 有急有缓 根据患者病情的轻重缓急，首先处理紧急的、严重危害身心健康的心理反应。
2. 沉着冷静 在患者面前医护人员必须沉着、稳重、严肃，有条不紊地进行抢救护理工作，以稳定患者的情绪。医护人员娴熟的医疗操作技术和严谨的工作作风，不仅是使患者转危为安的保证，也是对患者最大的支持和鼓舞。
3. 有的放矢 积极寻找导致患者不良心理反应的原因，有的放矢地进行心理护理。如对疾病错误的认识而导致的焦虑，应首先对患者进行有关医学知识的解释和教育。
4. 与抢救同步 情况允许时，心理护理可与抢救同步进行。护士可边观察、边了解患者的心理反应，或边实施操作边说明意图，以消除患者疑虑，更好地配合治疗护理工作。
5. 心理换位 护理人员应处处从患者角度考虑，谅解患者及家属的过激行为，更不能对患者进行训斥、嘲讽。及时医治或积极预防患者的心理创伤，想方设法使其在心理上尽快适应急诊情况。
6. 社会支持系统 急诊患者多由亲友或同事陪送。护士应从言谈举止上给其以适当安慰和必要的心理指导，支持和鼓励患者使其配合医疗护理工作。少数预后不良的危重患者，应预先告知家属，使其有充分的心理准备。对救治无效死亡的患者，应和家属一起做好善后工作。

小结

本章节中主要介绍了急诊科的工作任务和特点、设置要求、工作流程、急诊分诊等内容。希望通过本章的学习，学生能够掌握急诊科护理的工作流程、急诊分诊的概念、技巧与处理原则，熟悉急诊科的工作任务和设置、常见急诊病症的分诊技术、急诊科护理人员的素质要求及急诊患者的心理护理。希望学生能够对急诊科重新认识，意识到急诊工作的重要性。

（胡倩倩）

思考题

一、简答题

急诊科护理人员应该具备哪些素质？

二、案例分析题

1. 患者，女，70 岁，主诉在家呕血，并感到头晕。患者面色苍白，BP 80/50 mmHg，P 130 次/分，R 24 次/分。

请用 SOAP 对该患者进行分诊。

2. 患者，男，交通事故后送往急诊室，意识丧失，左下肢闭合性骨折，BP 96/62 mmHg，P 62 次/分，R 20 次/分，身上无任何证件。

如果你是值班护士，你会如何处理？

3. 下午 2 点，急诊室同时接受了 4 位患者，护士经过快速评估，得到的这 4 个患者的资料如下。

患者 1：女，56 岁，有高血压病史，主诉头痛、心悸、烦躁、视物模糊，BP 200/120 mmHg。

患者 2：男，28 岁，汽车撞伤，由急救车送到，昏迷，瞳孔不等大，呼吸不规则，血压测不出。

患者 3：女，17 岁，右手手腕毛巾覆盖，有同学陪同步行入院就诊。陪同人诉患者腕部切割伤，出血不止，BP 95/70 mmHg。

患者 4：男，40 岁，主诉流涕、鼻塞、发热，T 38.3 ℃。

假如你是急诊分诊护士，根据上述资料对患者进行病情分类，并简述相应的紧急处理措施。

第五章 急性中毒的救护

学习目标

识记:有机磷杀虫药、一氧化碳、镇静催眠药、细菌性食物中毒、急性酒精中毒的病情评估与判断。

理解:有机磷杀虫药、一氧化碳、镇静催眠药、细菌性食物中毒、急性酒精中毒的病因与中毒机制。

应用:有机磷杀虫药、一氧化碳、镇静催眠药、细菌性食物中毒、急性酒精中毒的救治与护理。

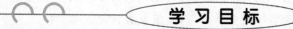

导学案例

寒冬,王大爷与老伴儿在房间内生起煤炉取暖,窗户紧闭,次日晨,王大爷感觉头昏、恶心、全身乏力,老伴儿呼之不应,遂拨打"120"求救。请问:

1. 王大爷与其老伴儿可能出现了什么情况?

2. 该如何救治与护理呢?

化学物质进入人体在效应部位达到一定量而引起损害的全身性疾病称为中毒(poisoning)。引起中毒的物质称为毒物(poison)。根据接触毒物的毒性、剂量和时间,通常把中毒分为:①急性中毒:短时间内吸收大量毒物引起,起病急,病情重,变化快,需及时诊断和处理。②慢性中毒:长时间或多次少量毒物进入人体引起,起病慢,病程长,缺乏特异性诊断指标,容易误诊和漏诊。急性中毒发病急骤,症状凶险,变化迅速,若不及时救治,常危及生命。

第一节 概 述

一、病因与中毒机制

(一)病因

1. 生活性中毒 由于误食、意外接触有毒物质、用药过量、药物成瘾、自杀或谋害等情况致使过量毒物进入人体而引起的中毒称为生活性中毒。

2. 职业性中毒 职业性中毒是在生产过程中,不注意劳动安全保护,与有毒的原料、中间产物或成品密切接触而发生的中毒。

（二）毒物进入人体的途径

毒物主要可经消化道、呼吸道、皮肤黏膜、血管等途径进入人体。

1. 消化道 很多毒物经消化道途径进入人体，是生活性中毒的常见途径，如有机磷杀虫药、镇静安眠药、毒蘑菇、河豚等。毒物经口腔或食管黏膜通常很少吸收，主要由胃和小肠吸收。胃肠道内的 pH 值、毒物的脂溶性及其电离难易程度是影响吸收的主要因素。另外，胃内容物的量、胃排空时间、肠蠕动等也影响毒物的吸收。

2. 呼吸道 气态、烟雾态和气溶胶态的物质大多经呼吸道进入人体，如一氧化碳、硫化氢等。因肺泡表面积较大、肺毛细血管丰富，经呼吸道吸入是进入人体最方便、最迅速，也是毒性作用发挥最快的一种途径。因此，患者中毒症状严重，病情发展快。

3. 皮肤黏膜 健康皮肤表面有一层类脂质层，多数毒物不能经皮肤吸收。但对少数脂溶性毒物（如苯类、乙醚、氯仿或有机磷化合物等），皮肤即失去其屏障作用，可经皮脂腺或黏膜吸收中毒。环境高温、高湿、皮肤多汗或有损伤时，均可加速毒物吸收。腐蚀性毒物，如强酸、强碱，可造成皮肤的直接损伤。

4. 血管途径 部分毒品可经静脉途径直接进入人体。

（三）毒物的代谢

毒物吸收后主要在肝脏通过氧化、还原、水解、结合等作用进行代谢。大多数毒物代谢后毒性降低，此为解毒过程。少数代谢后毒性反而增强，如对硫磷氧化为毒性更强的对氧磷，毒性较原来增加约 300 倍。

（四）毒物的排泄

多数毒物经肾脏排出体外。毒物排泄速度与其在组织中溶解度、挥发度、排泄和循环器官功能状态有关。水溶性毒物经肾脏排泄较快，使用利尿药可加速肾脏毒物排泄。很多重金属如铅、汞和锰及生物碱主要由消化道排出；一些易挥发的毒物如氯仿、乙醚、酒精和硫化氢等可经呼吸道排出；有些毒物可经皮肤、汗腺、唾液腺、乳腺、胆道等排出。有些毒物蓄积在体内某些器官或组织内，排出缓慢，可导致慢性中毒。

（五）中毒机制

1. 局部刺激腐蚀 强酸、强碱可吸收组织中的水分，凝固蛋白质和脂肪，从而使组织细胞变性坏死。

2. 缺氧 刺激性气体可引起喉头水肿、喉痉挛、支气管炎、肺炎或肺水肿，妨碍氧气吸入或影响肺泡的气体交换从而引起缺氧。窒息性气体如一氧化碳、硫化氢、氰化物等可阻碍氧的吸收、转运或利用。脑和心肌对缺氧敏感，从而引起继发损害。

3. 麻醉作用 有机溶剂和吸入性麻醉剂有强亲脂性，脑组织和细胞膜内脂质含量高，该类毒物可通过血脑屏障，进入脑内抑制脑功能。

4. 抑制酶的活力 部分毒物或其代谢产物通过抑制酶的活力而产生毒性作用，如有机磷杀虫药抑制胆碱酯酶，氰化物可抑制细胞色素氧化酶，重金属可抑制含巯基酶活力等。

5. 干扰细胞或细胞器功能 四氯化碳在体内经代谢经酶催化产生三氯甲烷自由基，可作用于肝细胞膜中不饱和脂肪酸，引起脂质过氧化，导致线粒体和内质网变性、肝细胞坏死。

6. 竞争受体 如阿托品可通过竞争性阻断毒蕈碱受体而产生毒性作用。

二、病情评估与判断

(一) 病情评估

1. 病史 急性中毒临床表现复杂,多数症状缺乏特异性,因此病史对于确诊具有重要意义。①神志清楚者可以询问患者本人,神志不清或企图自杀者应向患者的家属、同事、亲友或目击者了解情况。②对怀疑生活性中毒者,应详细了解患者的居住环境、既往病史、精神状态、长期服用的药物种类、家中有无药物的缺失,发病时身边有无药瓶、药袋等。③怀疑食物中毒时,应调查进餐地点、餐饮种类、同餐进食者有无类似症状出现,注意查看剩余食物、呕吐物或胃内容物的气味、性状,是否有药物残渣等并及时送检。④怀疑一氧化碳中毒时,要了解室内炉火、烟囱、煤气及同室其他人员情况。⑤对职业中毒应询问职业史,包括工种、工龄、接触毒物种类和时间、环境条件、防护措施及工作中是否有过类似情况等。

2. 临床表现

(1) 皮肤黏膜表现:①皮肤灼伤:主要见于强酸、强碱、甲醛、苯酚等引起的腐蚀性损害,如糜烂、溃疡、痂皮等。②发绀:致氧合血红蛋白不足而引起发绀,如麻醉药、有机溶剂、刺激性气体、亚硝酸盐等中毒。③黄疸:四氯化碳、毒蕈或鱼胆等中毒可损害肝脏而致黄疸,蚕豆、硝基苯引起的溶血性黄疸。④樱桃红色:见于一氧化碳中毒、氰化物中毒。⑤大汗、潮湿:常见于有机磷中毒。

(2) 眼部表现:①瞳孔扩大:见于阿托品、莨菪碱类中毒。②瞳孔缩小:见于阿片类、有机磷杀虫药、拟胆碱药等中毒。③视神经炎:见于甲醇、苯丙胺、有机磷杀虫药等中毒。

(3) 呼吸系统表现:①刺激症状:各种刺激性及腐蚀性气体,如强酸雾、甲醛溶液等,可直接引起呼吸道黏膜严重刺激症状,表现为咳嗽、胸痛、呼吸困难,严重者可出现肺水肿及各种急性呼吸窘迫症状。②呼吸气味:有机溶剂挥发性强常伴特殊气味,如酒味。有机磷杀虫药有大蒜味,氰化物有苦杏仁味。③呼吸增快:如二氧化碳、水杨酸类、中枢兴奋剂中毒,刺激性气体引起肺水肿时,呼吸加快。④呼吸减慢:见于阿片类、镇静催眠药、一氧化碳中毒,严重呼吸抑制可导致呼吸麻痹。

(4) 循环系统:①心律失常:阿托品类、拟肾上腺素药物、夹竹桃、乌头、蟾蜍、洋地黄、氨茶碱中毒等都可引起心律失常。②休克:奎宁、奎尼丁等可引起血管源性休克,某些化学毒物可导致低血容量性休克,严重巴比妥中毒可抑制血管中枢,引起外周血管扩张、发生休克。③心搏骤停:洋地黄、奎尼丁、锑剂等可致心肌毒性作用,可溶性钡盐等可致严重低钾血症而出现心搏骤停。

(5) 消化系统:①几乎所有毒物均可引起呕吐、腹泻等症状,严重者可致胃肠穿孔及出血、坏死性肠炎。②口腔炎:胃肠蠕动减少见于抗胆碱药物中毒、胃肠平滑肌兴奋、痉挛见于有机磷杀虫药中毒。③呕吐物的颜色和气味:如高锰酸钾呈红色或紫色,硫酸或硝酸呈黑或咖啡色,有机磷杀虫药中毒有大蒜味等。④肝脏损害:毒蘑菇、四氯化碳中毒可损害肝脏引起黄疸、转氨酶升高、腹腔积液等。

(6) 神经系统:①中毒性脑病:有机磷杀虫药中毒可直接作用于中枢神经系统,引起各种神经系统症状及脑实质损害。一氧化碳中毒引起的缺氧及血液循环障碍可导致不同程度的意识障碍、抽搐、精神症状等,严重者出现颅内压增高综合征。②中毒性周围神经病变:如铅中毒所致的脑神经麻痹,砷中毒所致的多发性神经炎等。

(7) 泌尿系统:①尿液改变:使用亚甲蓝尿液呈蓝绿色;棕黑色见于苯胺、苯酚、萘、亚硝酸盐等中毒;樱桃红至棕红色见于安替比林、汞盐及引起血尿或溶血的毒物。②肾功能异常:少尿、无尿,急性肾衰竭常见于鱼胆中毒、毒蕈中毒等。

(8)血液系统:①溶血性贫血:如砷化氢、苯胺、硝基苯等中毒。②白细胞减少和再生障碍性贫血:如氯霉素、抗癌药、苯等中毒。③出血:阿司匹林、氯霉素、抗癌药可抑制血小板生成,影响血小板功能而引起出血。④血液凝固障碍:如肝素、水杨酸类、敌鼠钠盐、蛇毒等中毒引起。

(9)体温改变:①体温升高:见于抗组胺药、抗胆碱药、可卡因等中毒引起。②体温下降:如巴比妥类、镇静催眠药、麻醉药等中毒引起。

3. 辅助检查

(1)毒物检测:为诊断中毒最为客观的方法,其特异性强,应常规留取剩余的毒物或可能含毒的标本,如患者的呕吐物、胃内容物、尿、粪和血标本等,尽量不放防腐剂,尽早送检。必要时进行毒物分析或细菌培养。对于慢性中毒,检查环境中和人体内有无毒物存在,有助于确定诊断。但毒物检测敏感性较低,因此诊断中毒时不能过分依赖毒物检测。

(2)心电图:一些毒物可能影响心脏传导或心率等,如服用三环类抗抑郁药患者,出现QRS间期延长,心脏传导障碍。

(3)常规实验室检查:可查血清电解质、肝功能、肾功能,进行尿液检查等,有助于诊断。

(二)病情判断

在进行诊断的同时,应对患者中毒的严重程度作出判断,以便指导治疗和评价预后。

(1)患者一般情况:包括神志、瞳孔、呼吸、脉搏、血压、心律、心率、尿量、皮肤色泽等。生命体征的变化与病情严重程度基本相符合。

(2)毒物的种类、剂量、中毒时间、院前处置情况等。

(3)有无严重并发症:一般来说,若出现以下情况者,提示患者病情危重:①深度昏迷;②严重心律失常;③肺水肿;④高热或体温过低;⑤高血压或休克;⑥呼吸功能衰竭;⑦吸入性肺炎;⑧少尿或急性肾衰竭;⑨肝功能衰竭;⑩癫痫发作。

三、救治与护理

(一)急性中毒的救治

1. 立即终止接触毒物 在评估环境安全的情况下,迅速将患者脱离有毒环境,在通风无毒物污染的安全处进行抢救。对吸入性中毒者,应立即将患者抬到室外,并解开衣扣;对接触中毒者,应立即撤离中毒现场,除去污染衣物和肉眼可见的毒物。

2. 对症救治 如出现心跳和呼吸停止的,应迅速施行心肺复苏术,对出现休克、严重心律失常、呼吸衰竭、中毒性脑病、脑水肿、脑疝的患者应立即对症救治。

3. 清除尚未吸收的毒物

1)吸入性中毒的急救:将患者搬离有毒环境后,移至上风或者侧风方向,使其呼吸新鲜空气。要保持气道通畅,及时清除呼吸道分泌物,防止舌后坠,并尽快给予氧气吸入。

2)接触性中毒的急救:应立即用大量清水(特殊毒物也可选用酒精、肥皂水、碳酸氢钠、醋酸等)清除皮肤上,毛发、指甲、伤口中的毒物。清洗勿用热水,以免增加毒物的吸收。若眼睛接触到毒物,不可用中和性的溶液冲洗,以免发生化学反应,造成角膜、结膜损伤,应选用清水或等渗盐水冲洗。皮肤接触腐蚀性毒物时,冲洗时间应达到 15~30 min,并可选用相应的中和剂或解毒剂冲洗。

3)食入性中毒的急救:可通过催吐、洗胃、吸附剂、导泻、灌肠等方法来清除。清除越早、越彻底,病情改善越明显,预后越好。

(1)催吐(emesis):只能用于神志清楚的患者,昏迷、惊厥、休克,原有严重心肺疾患、食管胃底静脉曲张、主动脉瘤、消化性溃疡及腐蚀性毒物摄入的患者禁用,孕妇慎用。方法:①刺激催吐:在现场可用手指、筷子、压舌板等刺激咽后壁或舌根处诱发呕吐,注意动作轻柔,避免损伤咽部。若胃内容物过稠不易吐出,可让患者先饮温开水或温盐水(不可用热水)200~300 mL后,然后进行催吐,如此反复,直至患者呕吐的液体为澄清无异味。②药物催吐:国内少用,给予吐根碱、阿扑吗啡等药物口服后催吐。呕吐时,成人患者应采取左侧卧位,头部放低,面向左侧,臀部略抬高;幼儿则应俯卧,头向下,臀部略抬高,防止呕吐物误吸。

(2)洗胃(gastric lavage):原则是及早、彻底、反复。一般口服毒物6 h内洗胃效果最好,但对于吸收缓慢的毒物、胃肠蠕动减慢者在6 h后仍可根据情况洗胃。对昏迷、惊厥患者洗胃时应注意保护呼吸道,避免误吸发生。腐蚀性毒物中毒者,正在抽搐、大量呕血者,原有食管静脉曲张或上消化道大出血病史者禁忌洗胃。可根据毒物的种类不同,选用适当的解毒物质:①保护剂:对腐蚀性毒物中毒者,可用牛奶、蛋清、米汤、植物油等保护胃肠黏膜。②溶剂:脂溶性毒物如汽油、煤油等有机溶剂中毒时,可先口服或胃管内注入液体石蜡150~200 mL,使其溶解而不被吸收,然后进行洗胃。③吸附剂:药用炭是强力吸附剂,可吸附多种毒物,其效用有时间依赖性,应在摄毒60 min内给予。④解毒剂:可通过与体内存留的毒物进行中和、氧化、沉淀等化学作用,改变毒物的理化作用,使毒物失去毒性。⑤中和剂:吞服强腐蚀性毒物的患者,洗胃时可引起消化道穿孔,一般不宜采用,但可服用中和剂中和,如吞服强酸时可用弱碱,如镁乳、氢氧化铝凝胶等中和,强碱可用弱酸类物质,如食醋、果汁等中和。⑥沉淀剂:有些化合物可与毒物作用,生成溶解度低、毒性小的物质,如乳酸钙或葡萄糖酸钙与氟化物或草酸盐作用,可生成氟化钙或草酸钙沉淀;生理盐水与硝酸银作用生成氯化银沉淀;2%~5%硫酸钠可与可溶性钡盐生成不溶性硫酸钡沉淀等。

洗胃时,尽量取左侧卧位(取左侧卧位时,胃底处于低位,胃蠕动弱,减慢胃排空,延缓毒物进入十二指肠的速度,加之幽门保护性痉挛收缩,使毒物储存于胃底,此时幽门的位置相对较高,这样可以相对"封闭"地洗胃,有利于液体的抽吸)。对极少数经口中毒的危重病例,饱餐后中毒、食管持续痉挛、插胃管不成功时可行急诊剖腹胃造瘘洗胃。

(3)导泻(catharsis):目的是排出残留在胃内及肠腔内的毒物,减少毒物在体内的残留。洗胃后,拔胃管前可由胃管注入导泻药以清除进入肠道内的毒物。常用25%硫酸钠或50%硫酸镁,口服或经胃管注入。一般不用油脂类泻药,以免促进脂溶性毒物的吸收。严重脱水或口服腐蚀性毒物的患者禁止导泻。镁离子若吸收过多,对中枢神经系统有抑制作用,严重肾功能不全、呼吸衰竭、昏迷、有机磷杀虫药中毒晚期者不宜使用。

(4)灌肠(enema):适用于口服中毒超过6 h、抑制肠蠕动的毒物(颠茄类、阿片类)中毒或导泻无效者(腐蚀性中毒除外)。一般应用温盐水、清水或1%温肥皂水多次灌洗,以达到有效清除肠道内毒物的目的。

4. 促进已吸收毒物的排出

1)利尿:对于经由肾脏排泄的毒物,加强利尿可促进毒物排出。措施有:①补液:快速足量补液是促进毒物随尿排出的最简单措施。速度为200~400 mL/h,一般以5%葡萄糖生理盐水或5%~10%的葡萄糖溶液为宜。②利尿剂:呋塞米20~40 mg,静脉注射或滴注,或20%

甘露醇,后者尤适用于伴有脑水肿或肺水肿的中毒患者。③碱化尿液:常用 $1\sim2$ mmol/kg 碳酸氢钠溶液静脉滴注,使尿液碱化,可用于磺胺类、水杨酸及苯巴比妥中毒。④酸化尿液:碱性毒物(如苯丙胺类、奎尼丁等)中毒时,静脉输注维生素 C 或氯化铵,使尿液酸化,促进毒物排出。

2) 吸氧:一氧化碳中毒时,吸氧可以加速一氧化碳的排出,高压氧治疗为其特效疗法。

3) 血液净化:主要包括血液透析、血液灌流和血浆置换。

(1) 血液透析(hemodialysis):适用于中毒量大、血中浓度高、常规治疗无效,且伴有肾功能不全及呼吸抑制者。一般应在中毒 12 h 内进行,如中毒时间过长,毒物与血浆蛋白结合后则不易透出。

(2) 血液灌流(hemoperfusion):对水溶性、脂溶性毒物均有吸附作用,能清除血液中的镇静催眠药、解热镇痛药、洋地黄、有机磷杀虫药、百草枯、毒鼠强等,是目前最常用的中毒抢救措施。血液灌流的并发症较多,因血液中的正常成分如血小板、白细胞、凝血因子、葡萄糖、钙离子等也能被吸附排出,因此使用时需要认真监测和进行必要的补充。

(3) 血浆置换(plasmapheresis):将患者的血液引入特制的血浆交换装置,将分离出的血浆弃去并补充新鲜血浆或代用液,借以清除患者血浆中的有害物质,减轻脏器的损害。主要用于清除蛋白结合率高、分布容积小的大分子物质,特别是对于蛇毒、毒蕈等生物毒及砷化物等溶血性毒物中毒,本法疗效更佳。

5. 尽早足量地使用特效解毒剂 当毒物进入人体后,除尽快排毒外,还必须用相应的解毒剂进行解毒,但大多数毒物没有特效解毒剂。

(1) 金属中毒解毒药:常用的有依地酸钙钠,用于治疗铅中毒;二巯丙醇,可用于治疗砷、汞、金、锑中毒;二巯丙磺钠,作用于二巯丙醇相似,疗效较好,不良反应少,可用于治疗砷、汞、铜、锑等中毒。

(2) 高铁血红蛋白血症解毒药:小剂量亚甲蓝(美蓝)可用于治疗亚硝酸盐、苯胺或硝基苯等中毒引起的高铁血红蛋白血症。

(3) 氰化物中毒解毒药:一般采用亚硝酸盐-硫代硫酸钠疗法。中毒后,立即给予亚硝酸盐,适量的亚硝酸盐可使血红蛋白氧化,产生一定量的高铁血红蛋白。高铁血红蛋白除了能与血液中的氰化物形成氰化高铁血红蛋白外,还能夺取已与氧化型细胞色素氧化酶结合的氰离子。氰离子与硫代硫酸钠形成毒性低的硫氰酸盐而排出体外。

(4) 有机磷杀虫药中毒解毒药:一般采用阿托品、碘解磷定、氯解磷定、双复磷等。

(5) 中枢神经抑制剂解毒药:纳洛酮为阿片类麻醉药的解毒药,也可用于急性酒精中毒、镇静催眠药中毒;氟马西尼为苯二氮䓬类中毒的解毒药。

6. 对症治疗 很多毒物迄今尚无特效解毒药,急性中毒时,积极的对症支持治疗是能否帮助患者安全度过急性期、维持重要脏器功能的一项重要抢救措施。急性中毒的早期主要是针对呼吸衰竭、昏迷、惊厥、心律失常、心搏骤停、休克等做紧急对症处理,如出现肺水肿、脑水肿、急性肾衰竭、感染等并发症,应积极采取相应的有效措施。同时要警惕迟发中毒效应,早期处理。对自杀患者,心理治疗亦不容忽视。

(二) 护理要点

1. 即刻护理措施 保持患者呼吸道通畅,及时清除呼吸道分泌物,根据病情给予氧气吸入,必要时行气管插管。

2. 洗胃

1) 洗胃方法:神志清楚者,做好解释工作,争取合作,采取口服催吐洗胃。昏迷患者需采用胃管洗胃(在保持呼吸道通畅前提下),可经胃管手动或电动洗胃机完成。

2)洗胃注意事项:

(1)胃管的选择:首选大口径且有一定硬度的胃管,必要时可在头端多剪几个侧孔,以免堵塞或负压回吸时导致管壁塌陷,引流不畅。

(2)置入胃管时注意:插入长度大约为前额发际至剑突的距离(55~60 cm),插入太深容易打结或插入十二指肠,达不到洗胃的确切效果。插入胃管后,先用注射器抽吸,如吸出胃内容物则证明胃管在胃内;如不能判定,可将胃管的尾端置于水中,如有气泡逸出,提示胃管插入气管内,应立即拔出重插;最后向胃管快速注入 10~15 mL 空气,同时用听诊器听患者胃部,有气过水声则证明胃管在胃内。

(3)洗胃液的温度:应控制在 25~38 ℃为宜,过热可促进局部血液循环,加快毒物吸收;过冷可能加速胃蠕动,从而促进毒物排入肠腔。

(4)严格掌握洗胃原则:先出后入、快进快出、出入平衡。每次灌洗量为 300~500 mL,抽吸时应经常转动身体,以减少冲洗盲区。一般用量为 10000~20000 mL。

(5)严密观察病情,首次抽吸物应留取标本做毒物鉴定:洗胃过程中应随时观察患者的面色,生命体征,意识,瞳孔变化,口、鼻腔黏膜情况,口中气味,洗出液的性质、颜色、气味等,如遇胃管堵塞、疼痛、出血、窒息、抽搐或出现休克时应立即停止洗胃,查找原因并处理。

(6)做好相应的护理记录,观察洗胃后中毒症状有无缓解:记录洗胃液的名称、量,洗出液的颜色、气味、性质、量,患者的全身反应等。

3. 病情观察

(1)密切观察患者的神志、瞳孔、生命体征的变化。注意患者呼吸情况,保持呼吸道通畅。注意观察呕吐物及排泄物的性状,必要时留标本送检。

(2)详细记录出入量,密切观察患者的尿量、尿液的性状、每日进食进水量、口渴情况,以及皮肤色泽、弹性、出汗情况,如有皮肤溃疡、破损应及时处理,防止感染。

(3)注意追查患者各项检验结果,如电解质、血糖、肝肾功能、血气分析等,以便及时对症处理。

4. 一般护理

(1)休息及饮食:急性中毒者应注意卧床休息、保暖,病情许可时,尽量鼓励患者进食。急性中毒患者应选择高蛋白、高碳水化合物、高维生素的无渣饮食。腐蚀性毒物中毒者应早期给予乳类等流质饮食。

(2)口腔护理:吞服腐蚀性毒物者应特别注意口腔护理,密切观察口腔黏膜的变化。

(3)对症护理:昏迷者需注意保持呼吸道通畅,定时翻身,经常为患者做肢体的被动运动,防止肌肉僵直及静脉血栓形成;惊厥时应保护患者,避免受伤;高热者给予降温;尿潴留者给予留置尿管等。

(4)心理护理:注意患者的心理状况,尤其对服毒自杀者,要做好患者的心理护理,防止患者再次自杀。

(三)健康教育

(1)加强防毒宣传:因时、因地制宜,结合实际情况,向群众介绍有关中毒的预防和急救知识,如在初冬宣传预防煤气中毒,农村喷洒农药季节宣传防止农药中毒。

(2)加强毒物管理:严格遵守有关毒物的防护和管理制度,加强毒物保管。厂矿中有毒物质的生产设备应注意密闭,防止化学物质跑、冒、滴、漏。生产车间和岗位应加强通风,防止毒物聚积导致的中毒。农药、毒鼠剂等毒性很大,要加强保管,标记清楚,防止误食中毒。

（3）不吃有毒或变质的食品:食用特殊的食品前,要注意了解有无毒性,不要吃有毒或变质的动植物,如对于无法辨别有无毒性的蕈类,变质韭菜、菠菜,或怀疑为有机磷杀虫药毒死的家禽等,均不可食用。

第二节　有机磷杀虫药中毒

有机磷杀虫药(organophosphorous insecticides,OPI)是我国目前使用最广、用量最大的农药,广泛用于农、林业,工作中防护不当、农作物残留、污染食物和意外服用均可导致急性中毒。我国每年有10万以上的农药中毒患者,其中有机磷农杀虫药中毒者占80%以上。

一、中毒途径与机制

(一)中毒途径

1. 生产性中毒　由于设备不完善,有泄漏现象,或意外事故导致生产环境空气中有机磷浓度过高,或生产者防护不严,皮肤污染或吸入引起中毒。

2. 使用中毒　喷洒农药时,个人防护不严,逆风操作,配药浓度过高或手直接接触杀虫药原液也可引起中毒。

3. 生活性中毒　如自杀、误服、他人投毒等,也有因滥用有机磷杀虫药治疗皮肤病或驱虫而中毒。

(二)中毒机制

1. 毒物的吸收与代谢　经胃肠道、呼吸道、皮肤、黏膜及结膜吸收,在体内主要经过氧化及分解两种形式代谢。在肝脏进行生物转化,氧化后毒性增强,如对硫磷氧化为对氧磷,毒性增强300倍;内吸磷氧化为亚砜,毒性增强5倍;美曲膦脂转化为敌敌畏,水解后毒性降低。有机磷杀虫药排泄快,吸收后6～12 h血中浓度达高峰,24 h内通过肾脏排泄,少量由粪便排泄,数日内可排完。

2. 中毒机制　有机磷杀虫药与胆碱酯酶结合后,形成的磷酰化胆碱酯酶不能水解乙酰胆碱,乙酰胆碱在体内大量蓄积,使胆碱能神经受到持续冲动,导致先兴奋后衰竭的一系列毒蕈碱样、烟碱样和中枢神经系统等症状,严重者可因昏迷和呼吸衰竭而死亡。长期接触有机磷杀虫药的人群,可耐受体内逐渐增高的乙酰胆碱,虽然胆碱酯酶活力显著降低,但临床症状可能较轻。

二、病情评估与判断

(一)病情评估

1. 病史　有口服、喷洒有机磷杀虫药等接触史,应了解种类、剂量、中毒经过和中毒途径,搜集现场物品,包括可疑药品、盛放毒物容器等。

2. 临床表现

1) 急性中毒:发病时间与毒物性质、剂量、侵入途径和机体状态(如空腹或进餐)有关。口服中毒在10 min至2 h发病;呼吸道吸入后约30 min发病;皮肤吸收中毒则2～6 h发病。

（1）毒蕈碱样症状（muscarinic symptoms）：又称 M 样症状，中毒后早期出现，主要因副交感神经末梢兴奋引起类似毒蕈碱作用，表现为：①外分泌腺分泌增强：多汗、流涎、呕吐白沫、流泪、流涕。②内脏平滑肌痉挛：恶心、呕吐、腹痛、腹泻、大小便失禁。③瞳孔括约肌收缩：视物模糊、瞳孔缩小。④心脏和支气管副交感兴奋性增加：心率减慢，支气管痉挛及分泌物增多，出现咳嗽、气促、呼吸困难，严重者发生肺水肿或呼吸衰竭。

（2）烟碱样症状（nicotinic symptoms）：也称 N 样症状，由于乙酰胆碱过度蓄积于神经肌肉接头处，导致面、眼、舌、四肢和全身横纹肌纤维束颤动，多见于面部肌肉、胸大肌肌肉及四肢肌肉，轻者仅在叩击腓肠肌后局部出现肌束震颤。重者全身肌肉纤颤或强直性痉挛继而出现肌力降低和瘫痪，呼吸肌麻痹致周围性呼吸衰竭。其节后神经纤维释放儿茶酚胺增加，引起高血压、心率加快和心律失常。

（3）中枢神经系统症状：表现为头晕、头痛、疲乏、共济失调、烦躁不安、谵妄、惊厥、抽搐或昏迷等，部分发生呼吸、循环衰竭而死亡。

（4）局部损害：有机磷杀虫药中毒可引起过敏性皮炎，并可出现水疱和剥脱性皮炎等。

2）中间综合征：在急性有机磷杀虫药中毒胆碱能危象消失后，在中毒症状缓解后 1～4 日出现，表现为屈颈、抬头、外展上臂及屈髋困难、呼吸肌麻痹、呼吸困难等肢体近端肌肉无力，严重者出现呼吸衰竭、死亡。

3）迟发性神经病：急性有机磷杀虫药中毒症状消失后 10～45 日出现，表现为下肢肌肉迟缓性瘫痪和四肢肌肉萎缩，出现下肢麻木、乏力、手足活动不灵等症状。

4）其他特殊临床表现：①迟发性猝死：在急性有机磷杀虫药中毒恢复期突然死亡，多出现于中毒后 3～15 日。②反跳现象：部分重度有机磷杀虫药中毒者经治疗症状明显缓解，于中毒后 2～8 日病情急剧恶化，重新出现急性有机磷杀虫药的主要中毒症状，病死率＞50％。

3. 辅助检查

（1）全血胆碱酯酶活力测定：诊断有机磷杀虫药中毒的特异性指标。

（2）有机磷杀虫药代谢产物测定：进行相关尿样检测可作为可靠的接触有机磷杀虫药的指标，有助于诊断。

（二）病情判断

1. 轻度中毒 以 M 样症状为主，全血胆碱酯酶活力为正常值的 50％～70％。

2. 中度中毒 出现 M 和 N 样症状，全血胆碱酯酶活力为正常值的 30％～50％。

3. 重度中毒 除 M 和 N 样症状外，出现脑水肿、肺水肿、呼吸衰竭、抽搐、昏迷等，全血胆碱酯酶活力降为正常值的 30％以下。

三、救治与护理

（一）急救措施

1. 清除毒物

（1）立即脱离现场，脱去污染的衣服，用清水、肥皂水清洗污染的皮肤、毛发或指甲，眼部污染用生理盐水、2％碳酸氢钠溶液冲洗。

（2）洗胃：口服中毒者，用清水、2％碳酸氢钠溶液（美曲膦脂禁用）或 1：5000 高锰酸钾溶液（对硫磷忌用）洗胃。洗胃时注意：插入胃管后，先将胃内容物抽尽，再注入洗胃液，每次不超过 500 mL，以免冲入肠道。洗胃必须彻底，反复进行，直到洗出液体澄清、无味为止。如中毒超过 12 h 症状没有改善,仍可洗胃,以防止残留的毒物和从胃黏膜排出的有机磷被再次吸收。

(3) 药用炭:洗胃后用药用炭 50 g 口服以吸附毒物。

(4) 导泻:给予硫酸钠 30～40 g 口服。

2. 特效解毒药的使用原则 早期、足量、联合、重复应用解毒药。

(1) 胆碱酯酶复能剂:对解除烟碱样症状较为明显,使被抑制的胆碱酯酶活力恢复,用于中、重度中毒。常用药物:碘解磷定(pralidoxime iodide,PAM-I)、氯解磷定(pralidoxime chloride,PAM-CL)、双复磷、甲磺磷定等,复能剂对已老化的胆碱酯酶无效,故应尽早使用,超过 72 h 认为无效,但还要注意重复用药。

(2) 胆碱受体阻断药:胆碱受体分为 M 和 N 两类:①M 胆碱受体阻断药:阿托品和山莨菪碱等主要作用于外周 M 受体,又称为外周抗胆碱能药,其剂量成人为每次 1～5 mg,每 2～3 min 重复,直到阿托品化。应用时要尽快达到阿托品化,即短时间内连续使用阿托品,达到瞳孔扩大、口干、皮肤干燥、颜面潮红、肺部湿啰音消失、心率增快等作用。应用时须密切观察全身情况及瞳孔大小,随时调整剂量,达到阿托品化后应减量,否则出现阿托品中毒,即除阿托品化的表现外出现瞳孔散大、神志模糊、烦躁不安、抽搐、昏迷、肠鸣音消失、尿潴留等,此时应立即停药。②N 胆碱受体阻断药:如东莨菪碱、苯那辛、苯扎托品、丙环定等,又称中枢性抗胆碱能药。

(3) 增加排泄:由于分布广,不提倡血液透析和血液灌流。只有危重病患者可用药用炭行血液灌流,以清除血液内的毒物。

(4) 输血或换血疗法。

(5) 对症治疗。

①防治脑水肿:应用脱水剂,糖皮质激素。

②中间综合征:对症、支持疗法,必要时行气管插管、机械通气,肌无力和麻痹通常 5～18 日恢复。

③中毒性心肌炎:营养心肌等。

④防治各种并发症及支持疗法。

(二) 护理要点

1. 病情观察

(1) 生命体征观察:有机磷杀虫药中毒常导致呼吸困难,在抢救过程中应持续行心电监测,密切关注患者的呼吸、血氧饱和度、血气分析结果等。

(2) 神志、瞳孔变化的观察:瞳孔缩小为有机磷杀虫药中毒患者的特征之一,严密观察神志、瞳孔的变化,以帮助病情的判断。

(3) 中毒症状的观察:观察有无肌肉震颤、抽搐等烟碱样症状;有无瞳孔缩小、多汗、流涎、支气管痉挛等毒蕈碱样症状。

(4) 注意患者的出入量:频繁的呕吐和腹泻可导致脱水和电解质紊乱,应予适当补液,注意控制补液速度,以免出现肺水肿。

(5) 应用阿托品时需注意:①阿托品不能作为预防用药;②阿托品兴奋心脏作用很强,中毒时有可能导致室颤,故应充分吸氧,使血氧饱和度保持在正常水平;③胆碱酯酶在酸性环境中作用会减弱,故应及时纠正酸中毒;④大量使用低浓度阿托品输液时,可发生血液低渗,致红细胞破坏,发生溶血性黄疸;⑤由于阿托品化和阿托品中毒的剂量接近,后者可引起抽搐、昏迷等。因此使用过程中应严密观察病情变化,注意区别阿托品化与阿托品中毒(表 5-1)。

表 5-1 阿托品化和阿托品中毒的主要区别

	阿托品化	阿托品中毒
神经系统	意识清楚或模糊	谵妄、躁动、幻觉、双手抓空、抽搐、昏迷
皮肤	颜面潮红、干燥	紫红、干燥
瞳孔	扩大后不再缩小	极度散大
体温	正常或轻度升高	高热(>40 ℃)
心率	≤120 次/分,脉搏快而有力	心动过速,甚至有室颤发生

(6)密切观察,防止反跳现象和猝死的发生:反跳和猝死一般发生在中毒后 2~7 日内,其死亡率占急性有机磷杀虫药中毒者的 7%~8%。因此,应严密观察反跳的先兆症状,如胸闷、流涎、出汗、言语不清、吞咽困难等,如出现上述症状,应迅速通知医生进行处理,并及时静脉补充阿托品,再次迅速达阿托品化。

2. 维持有效通气功能 有机磷杀虫药中毒者常死于肺水肿、呼吸肌麻痹、呼吸中枢衰竭。应注意保持呼吸道通畅、维持呼吸功能,昏迷者头偏向一侧,及时吸痰。松解紧身内衣,减少呼吸运动的障碍,一旦出现呼吸肌麻痹,应及时报告医生并准备行机械通气。

3. 清除尚未吸收毒物 洗胃后若保留胃管,注意洗出液体有无蒜臭味以决定胃管保留时间。喷洒农药中毒者除脱去衣物用肥皂清洗皮肤外,还应注意指甲缝隙、头发及皮肤皱褶处等是否清洗干净。

4. 预防和治疗脑水肿 适量应用脱水剂;对体温过高者采取降温措施,头置冰帽等。

5. 动态监测全血胆碱酯酶活性 以便掌握中毒的程度,了解治疗的效果和预后。

6. 心理护理 服毒的患者清醒后会出现复杂的心理状况,护士应了解患者服毒的原因,根据不同的心理特点予以心理疏导,避免精神刺激,并指导家属多与患者沟通,防止意外再次发生。

(三)健康教育

1. 普及预防有机磷杀虫药中毒的有关知识 向患者宣传有机磷杀虫药可通过皮肤、呼吸道、胃肠道吸收进入体内而中毒。喷洒过程中应遵守操作规程,加强个人防护。

2. 饮食指导 口服中毒患者经过洗胃或催吐之后,需禁食 1 日,禁食期间,应加强静脉营养,开始进食前,给予服用氢氧化铝凝胶 15 mL 保护胃黏膜,从流质饮食开始,逐渐过渡为普食,多吃高热量、高蛋白、富含维生素食物。

3. 活动与休息 中毒急性期,嘱患者卧床休息,躁动患者要适当约束,昏迷患者要加强基础护理,协助翻身防止压疮发生。恢复期要注意休息,防止反跳现象的发生,如出现胸闷、流涎、出汗、言语不清、吞咽困难等症状要立即就医。

4. 加强有机磷杀虫药的管理 标志清晰,合理放置,防止儿童触及,以免发生意外。

第三节 一氧化碳中毒

一氧化碳(carbon monoxide,CO)为无色、无味、无刺激性的气体,不溶于水。在生产和生活中,当含碳物质不完全燃烧时可产生一氧化碳,经气道进入机体内引起中毒,俗称煤气中毒。

一、中毒途径与机制

(一)中毒途径

1. 工业中毒　炼钢、炼焦、烧窑、开矿、放炮等过程中均可产生大量CO,如炉门关闭不严、管道泄漏或通风不良,便可发生CO中毒。煤矿瓦斯爆炸时都有大量CO产生,容易导致CO中毒。

2. 生活中毒　室内门窗紧闭,煤炉无烟囱,烟囱堵塞、漏气、倒风及在通风不良的浴室中使用燃气热水器淋浴,或在密闭空调车内滞留时间过长等均可引起CO中毒。火灾现场空气中CO浓度可高达10%,也可发生CO中毒。

(二)中毒机制

CO经呼吸道进入人体后,立即与血红蛋白(Hb)结合形成稳定的碳氧血红蛋白(carboxyhemoglobin,COHb)。CO与Hb的亲和力比O_2与Hb的亲和力强200~300倍,而COHb的解离速度仅为氧合血红蛋白的1/3600。COHb不能携带氧,还能使血红蛋白氧解离曲线左移,严重阻碍氧的释放,造成细胞缺氧。CO还可影响细胞内氧的弥散,抑制细胞呼吸,阻碍机体细胞对氧的利用。CO中毒后,由于血液携氧和脑组织利用氧的障碍,细胞膜钠泵及钙泵的能量供应衰竭,细胞内钠离子聚积、钙离子超载,加之兴奋性氨基酸释放及氧自由基大量生成,破坏血脑屏障,产生细胞毒性脑水肿和血管源性脑水肿,最后引起颅内压增高、脑循环障碍和脑功能衰竭等急性中毒性脑病的严重后果。

二、病情评估与判断

(一)病情评估

1. 病史　一般有CO接触史,注意了解事件经过、中毒人数、中毒时所处环境、停留时间及突发昏迷情况。

2. 临床表现　与空气中CO浓度、血中COHb浓度及CO接触时间长短有关,也与患者中毒前的健康状况及中毒时的体力活动有关。

(1)轻度中毒:血液中COHb浓度为10%~20%,患者可有头痛、头晕、心悸、恶心、呕吐、全身乏力等症状。患者如能及时脱离中毒环境,吸入新鲜空气或氧疗,症状通常能很快消失。

(2)中度中毒:血液中COHb浓度为30%~40%,除上述症状加重外,可出现胸闷气短、呼吸困难、脉速、多汗、烦躁、谵妄、视物不清、运动失调、腱反射减弱、嗜睡、浅昏迷等,口唇、指甲、皮肤黏膜可呈樱桃红色,瞳孔对光反射、角膜反射可迟钝。患者经积极治疗后多可恢复正常,且无明显并发症。

(3)重度中毒:血液中COHb浓度大于50%,患者迅速进入昏迷状态,呼吸抑制,反射消失,出现肺水肿、心律失常或心力衰竭,大小便失禁,血压下降,四肢软瘫或有阵发性强直抽搐,瞳孔缩小或散大,还可发生脑水肿伴惊厥、上消化道出血、吸入性肺炎等。部分患者可出现压迫性肌肉坏死,坏死肌肉释放的肌球蛋白继而可引起急性肾小管坏死和肾衰竭。患者死亡率高,抢救存活者多有不同程度的中枢神经后遗症。

3. 急性一氧化碳中毒迟发脑病(神经精神后发症)　急性CO中毒患者在意识障碍恢复后,经过2~60日的"假愈期",可出现以下临床表现之一:①精神意识障碍:表现为痴呆木僵、谵妄或去大脑皮层状态。一般行为紊乱为首发表现,还可能出现精神错乱。②锥体外系统神经障碍:出现震颤麻痹综合征,表现为表情淡漠、四肢肌张力增强、静止性震颤、前冲步态等。③锥体系统神经损害:如偏瘫、病理反射阳性或小便失禁等。④大脑皮质局灶性功能障碍:如失语、失明、不能站立或继发性癫痫。此为中毒迟发性脑病,占重度中毒患者的50%左右,多在急性中毒后1~2周内发生。80%的患者发病过程是中毒昏迷—中间清醒—迟发性脑病,约20%无中间清醒期。⑤脑神经及周围神经损害:如视神经萎缩、听神经损害及周围神经病变等。

4. 辅助检查

(1) 血液 COHb 测定:监测血中 COHb 浓度,不仅可明确诊断,而且有助于分型和判断预后。

(2) 脑电图检查:可见弥散性低波幅慢波,与缺氧性脑病进展相平行。

(3) 头部 CT 检查:脑水肿时可见脑部有病理性密度减低区。

(4) 心电图检查:主要表现为 ST-T 改变、传导阻滞及心律失常。

(二)病情判断

1. 病情严重度 CO 中毒患者如果出现下列情况提示病情危重:①持续抽搐、昏迷达 8 h 以上。② $PaO_2 < 36$ mmHg, $PaCO_2 > 50$ mmHg。③昏迷,伴严重的心律失常或心力衰竭。④并发肺水肿。

2. 预后 轻度中毒可完全恢复。重症患者昏迷时间过长者,多提示预后严重,但也有不少患者仍能够恢复。迟发性脑病恢复较慢,有少数可留有持久性症状。

三、救治与护理

(一)救治原则

1. 切断毒源、撤离中毒环境、紧急复苏 ①救护者要评估环境,避免吸入中毒或诱发 CO 爆炸,并做好个人防护。②严禁现场做出按响门铃、打电话、点火、开启电源等一切可能引出火花的行动,以防爆炸的发生。③立即切断毒源,如开窗通风,关闭煤气开关。④迅速将患者转移到空气新鲜的环境,嘱患者卧床休息,避免活动增加耗氧,注意保暖。保持患者呼吸道通畅,取侧卧位或平卧位,头偏向一侧,解开衣扣及裤带。⑤如患者出现心搏、呼吸骤停应立即行心肺复苏,对出现休克、严重心律失常、呼吸衰竭患者应立即对症救护。

2. 氧疗 氧疗是 CO 中毒最有效的治疗方法。吸入新鲜空气时,CO 由 COHb 释放出半量约需 4 h;吸入纯氧时可缩短至 30~40 min;吸入 3 个大气压的纯氧可缩短至 20 min。因此有条件者因积极采用高压氧治疗,可减少神经、精神后遗症,降低病死率,并防治肺水肿。

3. 防治脑水肿 严重中毒后脑水肿可在 24~48 h 发展到高峰。在积极纠正缺氧同时给予脱水治疗。可采用20%甘露醇1~2 g/kg 静脉快速滴注,6~8 h 一次,也可用呋塞米(速尿)脱水。三磷酸腺苷、糖皮质激素(如地塞米松)也有助于缓解脑水肿。可适当应用能量合剂,常用药物有三磷酸腺苷、辅酶 A、细胞色素 C 和维生素 C 等,以促进脑细胞代谢。

4. 对症支持治疗 昏迷、呼吸障碍者应保持呼吸道通畅,必要时行气管切开,行机械通气;定时翻身以防发生压疮和肺炎;注意营养,必要时鼻饲。积极防治继发感染,纠正休克,维持水、电解质及酸碱平衡。高热者可采用物理降温方法(如头部用冰帽、冰袋或降温毯),如降温过程中出现寒战或体温下降困难,可用冬眠药物。急性 CO 中毒患者从昏迷中苏醒后,应做咽拭子、血、尿培养。严防神经系统和心脏并发症的发生。

（二）护理要点

1. 氧气吸入的护理 患者脱离现场后应立即给氧，采用高浓度面罩给氧或鼻导管给氧（流量应保持 8～10 L/min）。注意给氧时间一般不应超过 24 h，以防发生氧中毒和二氧化碳潴留。重症患者及早采用高压氧治疗，可以降低病死率，减少神经、精神后遗症。

2. 病情观察 注意患者体温、脉搏、呼吸、血压、尿量、皮肤色泽的变化，尤其是呼吸和体温。严密观察患者神志、瞳孔变化、出入液量、液体滴速等，注意脑水肿、肺水肿及水、电解质紊乱等并发症的发生。

3. 一般护理 ①重度中毒昏迷并高热和抽搐者应给予以头部降温为主的冬眠疗法。降温和解痉的同时应注意保暖。昏迷患者经抢救苏醒后应绝对卧床休息，观察 2 周，避免精神刺激。②高热和抽搐者应防止坠床和自伤。③注意观察患者神经系统表现及皮肤、肢体受压部位损害情况，如有无急性痴呆性木僵、癫痫、失语、惊厥、肢体瘫痪、压疮、皮肤水疱及破损，防止受伤和皮肤损害。

（三）健康教育

（1）向患者讲解 CO 中毒的发病机制、临床过程，以及患者目前所处的阶段，使患者对病情有充分的了解。出院后留有后遗症的患者，应鼓励其继续治疗；痴呆或智力障碍者，应嘱家属悉心照顾，并教会家属对患者进行语言和肢体锻炼的方法。

（2）加强预防 CO 中毒的宣传。居室用火炉要装烟囱，烟囱室内结构要严密，保持室内通风。要提高预防意识，学会简单的急救知识及技术，以减少意外伤害。厂矿要认真执行安全操作规程，使用煤气或产生煤气的车间、厂房的煤气管道要经常维修，加强通风，配备 CO 浓度的监测和报警设施，进入高浓度 CO 的环境，要戴好 CO 防毒面具，系好安全带。

> **▌知识链接▌**
>
> ### 高压氧护理要点
>
> 治疗前详细了解病情及治疗方案，协助医生做好入舱前的各项检查，督促患者排净二便，更换专用进舱服（不宜穿戴易产生静电火花的衣物，凡入舱人员均须更换棉质服装）。严禁将易燃易爆品（如火柴、打火机、酒精、汽油、油脂、清凉油、爆竹、电动玩具等）携入舱内。手表、钢笔、保温杯（壶）等物品也不宜带入舱，以免损坏。教会清醒患者预防各种气压伤的基本知识，如捏鼻鼓气法（紧闭双唇，同时捏住鼻孔，用力做向外呼气动作，以增加呼吸道内压，驱使气体进入鼓室并平衡其内外压力）、咀嚼法（咀嚼糖果）、吞咽法（饮水或吞咽唾液）、活动下颌关节法等。告知治疗过程中可能出现的不良反应及预防方法、注意事项等，以取得患者配合。
>
> 在整个治疗过程中，舱内外必须随时取得联系，互通情况，密切配合。如使用输液瓶，应在瓶内插入足够长的针头至液平面以上，以保证排气。陪舱医护人员检查患者身上各种引流管的流向、安整调试与连接，妥善固定各种导管。如果有气管插管或气管切开，还应检查套管气囊的压力，以免于加减压时，气囊发生萎陷或膨胀，致使套管脱出或出现压迫症状。减压时，舱内温度会降低，注意保暖，并将输液的液平面调高，防止减压时液平面降低使空气进入体内。

第四节 镇静催眠药中毒

镇静催眠药是中枢神经系统抑制药,具有镇静和催眠作用,巴比妥类和苯二氮䓬类是镇静催眠药中最常见的种类,被广泛用于治疗焦虑、失眠、镇痛及作为肌松剂和抗惊厥药。一次大剂量服用可引起急性中毒。常用的镇静催眠药见表5-2。

表 5-2 常用镇静催眠药分类

类 别	主 要 药 物
苯二氮䓬类	氯氮䓬、地西泮、阿普唑仑、三唑仑
巴比妥类	巴比妥、苯巴比妥、异戊巴比妥、硫喷妥钠
非巴比妥非苯二氮䓬类	水合氯醛、格鲁米特、甲喹酮、甲丙氨酯
吩噻嗪类	氯丙嗪、硫利达嗪、奋乃静、三氟拉嗪

一、中毒途径与机制

(一)中毒途径

多因大量服用造成中毒。

(二)中毒机制

1. 苯二氮䓬类 作用机制是增强 γ-氨基丁酸(γ-aminobutyric acid,GABA)的活性,使氯离子通透性增加,细胞膜过度极化,降低神经细胞兴奋性,达到对中枢神经系统的抑制作用。主要作用于大脑边缘系统如杏仁核,影响情绪和记忆力。苯二氮䓬类也可抑制神经系统的其他部位,机制不清。

2. 巴比妥类 作用机制与苯二氮䓬类相似,但两者的作用部位不同。巴比妥类主要作用于脑干网状上行激活系统,使整个大脑皮质产生弥散性的抑制,引起意识障碍。它的抑制作用呈量-效关系,开始是镇静催眠,以后是麻醉,最后为延髓中枢麻痹从而导致呼吸衰竭,是致死的主要原因;另外还可抑制血管运动中枢,使周围血管扩张,发生休克。

3. 非巴比妥非苯二氮䓬类 作用机制与巴比妥类药物相似。

4. 吩噻嗪类 主要作用于网状结构,抑制中枢神经系统的多巴胺受体,减少邻苯二酚氨生成,以减轻焦虑紧张、幻觉妄想等精神症状。也可抑制脑干血管运动和呕吐反射,阻断 α 肾上腺素能受体、抗组胺及抗胆碱等作用。

二、病情评估与判断

(一)病情评估

1. 病史 有镇静催眠用药史,应了解用药种类、剂量及服药时间,是否经常服用该药、服药前有无饮酒史,病前有无情绪激动。

2. 临床表现

(1)巴比妥类中毒:其症状严重程度与剂量有关:①轻度中毒:表现为嗜睡或意识障碍,可唤醒,可有注意力不集中、记忆力减退、发音含糊不清、步态不稳等,各种反射存在,生命体征一般正常。②中度中毒:表现为昏睡或浅昏迷,腱反射消失、呼吸浅而慢、眼球震颤,血压仍可正常,角膜反射、咽反射仍存在。③重度中毒:表现为进行性中枢神经系统抑制,由嗜睡到深昏迷,呼吸抑制由呼吸浅而慢到呼吸停止。常见有体温下降、肌张力下降、腱反射消失、胃肠蠕动减慢,皮肤可起大疱,可并发肺炎、肺水肿、脑水肿、肾衰竭等。

(2)苯二氮䓬类中毒:中枢神经系统抑制较轻,主要症状是嗜睡、头晕、言语含糊不清、意识模糊和共济失调。很少出现长时间深度昏迷、呼吸抑制等症状。如出现严重症状,应考虑是否同时合并有其他药物中毒。

(3)非巴比妥非苯二氮䓬类中毒:其临床症状虽与巴比妥类中毒相似,但各有其特点。①水合氯醛中毒:可有心律失常和肝肾功能损害,口服时胃部有烧灼感。②格鲁米特中毒:意识障碍有周期性波动。有抗胆碱能神经症状,如瞳孔散大等。③甲喹酮中毒:有明显的呼吸抑制,出现锥体束征,如肌张力增强、腱反射亢进和抽搐等。④甲丙氨酯中毒:常有血压下降。

(4)吩噻嗪类中毒:最常表现为锥体外系反应:①震颤麻痹综合征。②静坐不能。③急性肌张力障碍反应,如斜颈、吞咽困难、牙关紧闭、喉痉挛等。④其他:可表现为嗜睡、低血压、休克、心律失常、瞳孔散大、口干、尿潴留等。

3. 辅助检查

(1)血液、尿液、胃液中药物浓度测定:对诊断有参考意义。

(2)血液生化检查:如血糖、尿素氮、肌酐和电解质等。

(3)动脉血气分析。

(二)病情判断

1. 病情危重指标　①昏迷。②气道阻塞、呼吸衰竭。③休克。④急性肾衰竭。⑤合并感染,如肺炎等。

2. 预后　轻度中毒无需治疗既可恢复。中度中毒经治疗和精心护理,可在 24～48 h 恢复。重度中毒患者可能需 3～5 日才能恢复意识。

三、救治与护理

(一)急救措施

1. 保持气道通畅　必要时予气管插管,呼吸机辅助通气。提升血压,补充血容量,无效时给予血管活性药物。连续心电、血氧饱和度监护,以及时发现并处理心律失常、低氧血症等。

2. 迅速清除毒物　①口服中毒者早期洗胃,洗胃后由胃管灌入药用炭,药用炭对吸附各种镇静催眠药均有效,同时常给予硫酸钠导泻。②碱化尿液、利尿:由于苯巴比妥 30% 经尿排泄,碱化尿液能增加苯巴比妥排出。但要注意发生代谢性碱中毒和肺水肿的危险。对短效巴比妥类无效。③血液透析和血液灌流,可有效排出苯巴比妥、甲丙氨酯等,危重患者可考虑应用,对苯二氮䓬类无效。

3. 特效解毒剂　巴比妥类和吩噻嗪类目前无特效解毒剂。氟马西尼是苯二氮䓬类拮抗剂,能与苯二氮䓬类竞争抑制苯二氮䓬类受体,阻断其对中枢神经系统的作用。

4. 对症治疗　肝功能损害出现黄疸者,予以保肝和皮质激素治疗。震颤麻痹综合征可选用盐酸苯海素、氢溴酸东莨菪碱等。肌肉痉挛及肌张力障碍,可选用苯海拉明治疗。

5. 治疗并发症　如肺炎、肝功能损害、急性肾衰竭等。

(二)护理要点

1. 保持呼吸道通畅、给氧　仰卧位时头偏向一侧,防止呕吐引起窒息,并给予持续氧气吸入,及时吸出痰液,防止脑组织缺氧导致脑水肿,加重意识障碍。

2. 严密观察病情

(1)意识状态和生命体征的观察:持续心电监测,注意各项生命体征变化,若瞳孔散大、血压下降、呼吸变浅或不规则,常提示病情恶化,应及时向医生报告,采取紧急处理措施。

(2)药物治疗的观察:遵医嘱静脉输液,用药时应注意观察药物的效果、不良反应及患者的反应,监测脏器功能变化,尽早防治各种并发症和脏器衰竭。

3. 饮食护理 昏迷时间超过 3～5 天,患者营养不易维持者,可由鼻饲补充营养及水分。应给予高热量、高蛋白易消化的流质饮食。

4. 心理护理 注意服药自杀者的心理状况,不宜让其单独留在病房内,防止其再度自杀,多开导患者,指导家属给予家庭的支持。

(三)健康教育

(1)向失眠者宣教导致睡眠紊乱的原因及避免失眠的常识,可以采取其他方式促进睡眠,如做些体育运动,最主要是调整好心态,减少药物的服用。

(2)镇静催眠药处方的使用、保管应严加管理,特别是家庭中有情绪不稳定或精神不正常的人,要防止产生药物依赖性。

(3)遵医嘱服药,不能随意增加剂量。药物必须存放在安全、干燥、儿童拿不到的地方。

▌知识链接▌

新型毒品中毒

所谓新型毒品是相对鸦片、海洛因等传统毒品而言,主要指人工化学合成的致幻剂、兴奋剂类毒品。目前在我国流行滥用的摇头丸等新型毒品多发生在娱乐场所,所以又被称为"俱乐部毒品""休闲毒品""假日毒品"。常见的新型毒品有:①冰毒,通用名称为甲基苯丙胺,精神依赖性极强,吸食后会产生强烈的生理兴奋,能大量消耗人的体力和降低免疫功能,严重损害心脏、大脑组织,甚至导致死亡。②摇头丸,以苯丙胺类兴奋剂为主要成分,由于滥用者服用后可出现长时间难以控制随音乐剧烈摆动头部的现象,故称为摇头丸。摇头丸具有兴奋和致幻双重作用,常常引发集体淫乱、自残与攻击行为,并可诱发精神分裂症及急性心脑疾病。③ K 粉,通用名称为氯胺酮,静脉全麻药,一般人只要足量接触二三次即可上瘾,是一种很危险的精神药品。

实际上,同等剂量的新型毒品比传统毒品毒性和成瘾性更强烈。中毒时主要救治原则:保持呼吸道通畅、给氧,清除毒物,促进毒物排出,镇静,改善心肌缺血,对症支持治疗,必要时血液净化治疗等。

第五节 细菌性食物中毒

细菌性食物中毒是指进食被细菌或细菌毒素污染的食物后,引起的急性感染性中毒性疾病,其中前者亦称感染性食物中毒,病原体有沙门氏菌、副溶血性弧菌、大肠杆菌及变形杆菌等;后者则称毒素性食物中毒,因进食含有葡萄球菌、产气荚膜杆菌、肉毒杆菌等细菌毒素的食物所致。

细菌性食物中毒常有以下特征：①有共同的传染源，发病较集中，常呈暴发和集体发作。②潜伏期短，发病突然，临床表现以急性胃肠炎为主，肉毒中毒则以眼肌、咽肌瘫痪为主。③病程较短，多数在2～3日内自愈。④多发生于夏秋季，与夏季气温高、细菌易于大量繁殖密切相关。⑤常因食物采购疏忽（食物不新鲜或病死性畜肉）、保存不好（各类食品混合存放或储存条件差）、烹调不当（肉块过大、加热不够或凉拌菜）、生熟刀板不分或剩余物处理不当而引起。节日会餐时，饮食卫生监督不严，尤易发生食物中毒。⑥根据临床表现的不同，分为胃肠型食物中毒和神经型食物中毒。

一、病原学与发病机制

（一）病原学

1. 沙门氏菌　沙门氏菌为肠杆菌科沙门氏菌属，据其抗原结构和生化试验，目前已有2000余种血清型，其中以鼠伤寒沙门氏菌、肠炎沙门氏菌和猪霍乱沙门氏菌较为多见。该菌为革兰阴性杆菌，对外界的抵抗力较强，在水和土壤中能活数月，粪便中能活1～2个月，在冰冻土壤中能越冬。不耐热，56 ℃煮沸25～30 min可将其杀灭。多种家畜（猪、牛、马、羊）、家禽（鸡、鸭、鹅）、鱼类、飞鸟、鼠类及野生动物的肠腔及内脏中能查到此类细菌。细菌由粪便排出，污染饮水、食物、餐具及新鲜蛋品、冰蛋、蛋粉等，人进食后造成感染。致病食物以肉、血、内脏及蛋类为主，值得注意的是该类细菌在食品中繁殖后，并不影响食物的色、香、味。

2. 副溶血性弧菌　副溶血性弧菌又称嗜盐杆菌，为革兰阴性杆菌，本菌广泛存在于海水中，偶亦见淡水。在海水中能存活47日以上，淡水中生存1～2日。对酸敏感，食醋中1～3 min即死。不耐热，56 ℃、5～10 min即可杀死。带鱼、黄鱼、乌贼、梭子蟹等海产品带菌率极高，被海水污染的食物，某些地区的淡水产品如鲫鱼、鲤鱼等被污染及其他含盐量较高的食物如咸菜、咸肉、咸蛋亦可带菌。

3. 大肠杆菌　大肠杆菌为革兰阴性杆菌，体外抵抗力较强，在水和土壤中能存活数月，在阴凉处室内尘埃可存活1个月，含余氯0.2×10^{-6}的水中不能生存。本菌为人和动物肠道正常寄居菌，特殊条件下可致病。

4. 葡萄球菌　主要由能产生血浆凝固酶的金黄色葡萄球菌引起，少数可由表皮（白色）葡萄球菌引起。为革兰阳性菌，在乳类、肉类食物中极易繁殖，在剩饭菜中亦易生长，在30 ℃经1 h后即可产生耐热性很强的外毒素。此毒素对热的抵抗力很强，经加热煮沸30 min仍能致病。常因带菌炊事人员的鼻咽部黏膜或手指污染食物致病。

5. 变形杆菌　变形杆菌为革兰阴性杆菌，本菌广泛存在于水、土壤、腐败的有机物及人和家禽的肠道中。此菌在食物中能产生肠毒素。致病食物以鱼蟹类为多，尤其以赤身青皮鱼最多见。近年来，变形杆菌食物中毒有相对增多趋势。

6. 产气荚膜杆菌（clostridium perfringens）　产气荚膜杆菌为厌氧革兰阳性杆菌，体外抵抗力极强，能在110 ℃存活1～4 h，能分泌强烈的外毒素。本菌在自然界分布较广，污水、垃圾、土壤、人和动物的粪便、昆虫及食品等均可检出。

（二）发病机制

病原菌在污染的食物中大量繁殖，并产生肠毒素类物质，或菌体裂解释放内毒素。进入体内的细菌和毒素，可引起人体剧烈的胃肠道反应。

1. 肠毒素　上述细菌中大多数能产生肠毒素或类似的毒素，尽管其相对分子质量、结构和生物学性状不尽相同,但致病作用基本相似。由于肠毒素刺激肠壁上皮细胞,并激活细胞有关酶系统,抑制肠壁上皮细胞对钠和水分的吸收,导致腹泻。

2. 侵袭性损害 沙门氏菌、副溶血性弧菌、变形杆菌等,能侵袭肠黏膜上皮细胞,引起黏膜充血、水肿,上皮细胞变性、坏死、脱落并形成溃疡。侵袭性细菌性食物中毒的潜伏期较毒素引起者稍长,大便可见黏液和脓血。

3. 内毒素 除鼠伤寒沙门氏菌可产生肠毒素外,沙门氏菌菌体裂解后释放的内毒素致病性较强,能引起发热、胃肠黏膜炎症、消化道蠕动并产生呕吐、腹泻等症状。

4. 过敏反应 变形杆菌能使蛋白质中的组氨酸脱羧而成组织胺,引起过敏反应。

二、病情评估与判断

(一)病情评估

详细询问有无服用变质食物、海产品、腌制食物,未煮熟的肉类、蛋品等食物史,服用的数量、时间。

(二)临床表现

1. 胃肠型食物中毒 潜伏期短,常于进食后数小时发病,沙门氏菌为4～24 h,也可长达2～3日;副溶血性弧菌为6～12 h;金黄色葡萄球菌为2～5 h;大肠杆菌为2～20 h。

各种胃肠型食物中毒的临床表现大致相似,主要以急性胃肠炎为主,如恶心、呕吐、腹痛、腹泻等。葡萄球菌食物中毒呕吐较明显,呕吐物含胆汁,有时带血和黏液;腹痛以上腹部及脐周多见;腹泻频繁,多为黄色稀便和水样便。侵袭性细菌引起的食物中毒,可有发热、腹部阵发性绞痛和黏液脓血便。副溶血性弧菌食物中毒的部分病例大便呈血水样。产气荚膜杆菌A型菌病情较轻,少数C型和F型可引起出血性坏死性肠炎。莫根变形杆菌还可发生颜面潮红、头痛、荨麻疹等过敏症状。腹泻严重者可导致脱水、酸中毒,甚至休克。

2. 神经型食物中毒 潜伏期多为12～36 h,短者2 h,长者8～10日。潜伏期愈短,病情愈重。起病突然,以神经系统症状为主,与一般食物中毒不同。胃肠炎症状很轻或完全缺如,初起时全身乏力、软弱、头痛、头晕或眩晕,继而出现视力模糊、复视、瞳孔散大或不等大、眼肌瘫痪。重症者可出现吞咽、咀嚼、发音等困难,甚至呼吸困难。咽肌麻痹时,咽喉部及气管黏液及分泌物积聚于咽部,可引起上呼吸道阻塞及吸入性肺炎。肢体瘫痪少见。可出现腹胀或便秘,但腹痛、腹泻则少见。患者体温不高,神志始终清楚,感觉存在,脑脊液正常。病程长短不一,通常可于4～10日后逐渐恢复,但全身乏力、眼肌瘫痪可持续数月之久。重症或抢救不及时者,则可在2～3日内,因呼吸衰竭、心力衰竭或继发肺炎而死亡。婴儿肉毒中毒者的首发症状是便秘,随后迅速出现脑神经麻痹,很快因中枢性呼吸衰竭突然死亡,是婴儿猝死的原因之一。

(三)病情判断

若集体伙食单位短期内暴发大批急性胃肠炎患者,结合季节及饮食情况(厨房卫生情况,食物质量、保管及烹调方法的缺点)多可作出临床诊断。有条件时,应取患者吐泻物及可疑的残存食物进行细菌培养,重症患者应进行血培养。怀疑细菌毒素中毒者,可做动物试验,以检测细菌毒素的存在。

三、救治与护理

（一）急救措施

由于本病的病原菌或肠毒素多于短期内排出体外，病程较短，故以对症治疗为主。

1. 一般治疗 卧床休息，沙门氏菌食物中毒应进行床边隔离。早期饮食为易消化的流质或半流质饮食，病情好转后逐渐恢复正常饮食。

2. 对症治疗 应以维持水、电解质平衡为重点，轻、中度脱水可予以口服葡萄糖电解质溶液，重度脱水需用葡萄糖生理盐水进行静脉滴注。发生酸中毒可酌情给予5％碳酸氢钠等药物纠正。腹痛剧烈者可用解痉剂如阿托品0.5 mg肌内注射或口服普鲁苯辛等。休克者需注意维持有效血容量、采取抗休克治疗。

3. 病原治疗 根据不同的病原菌选用敏感抗生素。如沙门氏菌食物中毒首选氟喹诺酮类（如氟哌酸等）；副溶血性弧菌食物中毒可选用氯霉素和四环素或喹诺酮类等；大肠杆菌食物中毒重症用阿米卡星等。

（二）护理要点

1. 休息 嘱患者卧床休息，疲乏无力者应协助床上大小便；低钾易发生直立性低血压，患者起立时应先坐起数分钟，再站立，防止跌倒。

2. 病情观察 严密观察呕吐、腹泻的性质、量、次数，及时将呕吐物、大便送检；观察伴随症状，如畏寒、发热、恶心、呕吐等，观察腹痛的部位及性质；密切观察患者生命体征变化，尤其注意血压、神志、面色和皮肤弹性、温度及湿度的情况，严重者给予持续心电监测。严格记录出入量，监测血液生化检查结果，以便及时发现脱水、酸中毒、周围循环衰竭征象，及时配合处理。

3. 用药护理 遵医嘱用药，对使用抗生素者注意观察疗效及副作用。

4. 皮肤护理 对腹泻者尤为重要，嘱患者每日沐浴，保持会阴部、肛周清洁。每次排便后清洗肛周，并涂以润滑剂，减少局部刺激。

5. 对症护理 ①对于腹痛患者应注意腹部保暖，禁用凉食、冷饮。必要时遵医嘱使用解痉剂。②呕吐、腹泻有助于清除胃肠道毒素，因此早期不主张使用止泻剂及止吐处理。呕吐或腹泻剧烈者，告知口服补液的重要性，鼓励患者多饮水或淡盐水，适当补充液体，防止脱水、休克的发生。③帮助呕吐后患者清除呕吐物、用清水漱口，保持口腔清洁及床单位整洁，呕吐停止后给予易消化流质或半流质饮食，少量多次，避免进食牛奶等含乳糖食物，恢复期逐渐增加高热量、高蛋白饮食，做好饮食卫生。

（三）健康教育

（1）注意饮食、饮水卫生，加强食品卫生管理是预防本病的关键措施。做好饮食卫生监督，对炊事人员定期进行健康检查及卫生宣传教育，认真贯彻《中华人民共和国食品卫生法》，应特别加强节日会餐的饮食卫生监督。

（2）应大力进行群众卫生宣传教育，不吃不洁、腐败变质食物及未经合理烹调的食物，生吃瓜果蔬菜要洗净。禁止食用病死禽畜。肉类、乳类在食用前应注意冷藏（6 ℃以下）。

（3）生鱼生肉和蔬菜应分开存放。切生鱼生肉的刀板要经清洗消毒才能切熟食。

（4）对禽畜屠宰，食品加工、运输与储存及饮食行业应进行严格的卫生管理监督，防止污染；饮食行业工作人员要定期体检，如有带菌、腹泻、皮肤化脓感染者应立即停止参与食物制作，积极治疗观察，必要时调离岗位。

（5）一旦发生食物中毒后，应立即按程序上报，以便及时进行调查、分析，实施防疫措施，及早控制疫情。

第六节 急性酒精中毒

酒精，又称乙醇，是无色、易挥发、易燃烧的液体，能溶于水和大多数有机溶剂。一次饮入过量乙醇或酒类饮料引起中枢神经系统由兴奋转为抑制状态，称为急性酒精中毒或急性乙醇中毒（acute ethanol/alcohol poisoning）。

一、中毒途径与机制

（一）中毒途径

急性酒精中毒主要是因过量饮酒所致。

（二）中毒机制

摄入的酒精吸收后迅速分布于全身，10％以原形经肺、肾排出，90％在肝脏代谢、分解。在肝脏内转化为乙醛、乙酸后，最后代谢为 CO_2 和水。小剂量摄入酒精出现兴奋作用，这是由于酒精抑制 γ-氨基丁酸对脑的抑制作用，酒精具有脂溶性，可通过大脑神经细胞膜，并作用于膜上的某些酶而影响神经细胞功能，随着酒精摄入剂量的增加，可依次抑制小脑、网状结构和延髓，引起共济失调、昏睡、昏迷。极高浓度酒精抑制延髓中枢可引起呼吸、循环功能衰竭。

二、病情评估与判断

（一）病情评估

有过量饮酒史，询问饮酒的种类、饮用量，摄入时间，是否同时服用镇静剂，现场有无特殊事件，如打架斗殴。

（二）病情判断

1. 临床表现 急性酒精中毒的临床表现与饮酒量、血酒精浓度及个人耐受性等因素有关，大致分为三期。

（1）兴奋期：血酒精浓度＞500 mg/L，患者可有欣快感、兴奋、多语、情绪不稳定，可有粗鲁或攻击行为，也可沉默、孤僻，面色潮红或苍白，呼出气带酒味。

（2）共济失调期：血酒精浓度＞1500 mg/L，患者表现出言语含糊不清，动作笨拙、步态不稳，眼球震颤，视物模糊、复视，恶心、呕吐，嗜睡等。

（3）昏睡期：血酒精浓度＞2500 mg/L，患者出现昏睡、瞳孔散大，面色苍白，体温降低，血压下降，心率快，呼吸慢且有鼾声，严重者可因呼吸肌麻痹、循环衰竭而死亡。急性中毒患者苏醒后常有头痛、头晕、乏力、恶心、食欲缺乏、震颤等症状，少数可出现低血糖症、肺炎等并发症。尚有极少数患者苏醒后出现肌肉突然肿胀、疼痛，伴有肌球蛋白尿，甚至出现肾衰竭。

2. 辅助检查

（1）血清酒精浓度：急性酒精中毒时呼出的气体中酒精浓度与血中酒精浓度相当。

（2）血清生化检查：可出现低血钾、低血镁、低血钙，血酮体可呈阳性。

（3）血浆葡萄糖浓度：可见低血糖症。

（4）动脉血气分析：可有不同程度的代谢性酸中毒、阴离子间隙增高，严重呼吸抑制时可出现低氧血症。

三、救治与护理

（一）救治原则

1. 对症支持　轻度中毒无需特殊处理；有共济失调者应休息，限制活动，以免发生意外，对兴奋躁动的患者注意约束，对烦躁不安或过度兴奋者，可用小剂量地西泮，禁用吗啡、氯丙嗪及巴比妥类镇静催眠药。

2. 清除毒物　酒精中毒清醒者可用刺激催吐法引吐。洗胃、导泻对清除胃肠道内残留的酒精可有一定作用。也可应用药物促进酒精氧化为醋酸，达到解毒目的，方法有：①50％葡萄糖 100 mL 加胰岛素 20U 静脉滴注，同时加入大量维生素 C。②肌内注射维生素 B_1、维生素 B_6、烟酸各 100 mg，6～8 h 可重复给药 1 次。③纳洛酮：为阿片类受体拮抗剂，在治疗急性酒精中毒时主要拮抗 β 内啡肽对中枢神经系统的抑制作用以达到治疗效果，常用量为 0.4～0.8 mg，稀释后静脉注射，必要时可重复使用。

3. 透析疗法　急性酒精中毒尚无特异拮抗剂，也缺少加速其分解代谢的药物，但其水溶性强，严重中毒者可选用透析疗法，迅速降低中毒者血中酒精浓度，有挽救其生命的作用。

4. 其他　昏迷的患者注意是否同时服用其他药物。呼吸深度抑制时，应保持呼吸道通畅，给予氧气吸入，必要时予气管插管、机械通气治疗。维持水、电解质平衡，适当使用保护胃黏膜的药物。

（二）护理要点

1. 注意保暖，防止低体温　由于酒精可造成血管扩张，散热增加，且降低患者判断力或导致迟缓；尤其是在寒冷的环境中易造成低体温。低体温可使机体出现高凝血症、高血糖症和心律失常，造成患者的意外死亡。

2. 注意保持呼吸道通畅　误吸是醉酒患者发生意外死亡的主要原因，因此，应特别注意防止患者发生误吸。昏迷患者注意有无舌根后坠，呕吐时头偏向一侧，防止窒息。

3. 密切观察病情　注意监测生命体征，昏睡期应注意患者的神志、瞳孔、血压情况，血压不稳定者予心电监测。观察呕吐物的颜色、性质，及时准确做好各项记录，观察有无消化道出血的并发症的发生。脑水肿患者注意补液速度，控制补液量，并注意记录 24 h 出入量。

4. 对症处理　患者酒醒后可有恶心、头痛、头晕、无力等，可遵医嘱予对症处理。如胃部不适者，可口服硫糖铝或雷尼替丁，头痛者可口服罗痛定（颅痛定）或索米痛片（去痛片）。指导患者饮食，酒醒后可先进食清淡、易消化的食物，如白粥。

（三）健康教育

（1）进行反对酗酒的宣传教育，有心血管、肝、肾、胃肠疾病史者忌饮酒类饮料。

（2）劝诫嗜酒者早期戒酒，进行相关并发症的治疗。

（3）大量饮酒精类饮料后，如出现身体不适，应及时就医。

小结

本章讲述了常见急性中毒的救护，要求学生掌握常见急性中毒的病情评估，能对常见急性中毒作出判断并熟练配合医生进行紧急抢救及护理。有机磷杀虫药中毒可出现毒蕈碱样症状、烟碱样症状和中枢神经系统症状,病情判断主要依据临床表现及全血胆碱酯酶活力测定值。救治原则是迅速清除毒物,紧急复苏,早期、足量、联合、重复使用解毒剂及对症治疗。护理措施中注意洗胃护理、阿托品化与阿托品中毒的主要区别、病情观察等。一氧化碳中毒主要出现低氧血症的系列症状,分为轻、中、重度中毒,并可出现中毒后迟发性脑病,救治原则是迅速脱离中毒环境,给予氧疗,防治脑水肿及对症支持治疗。护理措施中注意高压氧护理。镇静催眠药中毒出现不同程度的中枢神经系统抑制症状,救治原则是迅速清除毒物,应用特效解毒剂,维持患者重要脏器功能,对症治疗及防治并发症。护理措施中注意严密观察病情及心理护理。细菌性食物中毒常有共同传染源,呈暴发和集体发作,临床表现以急性胃炎、肠炎为主,有病程较短,多数2~3日内自愈,夏秋季高发等特点。救治原则以对症治疗为主。护理措施中注意病情观察及对腹泻、呕吐患者的对症护理。急性酒精中毒临床表现与饮酒量与个人耐受有关,救治原则是对症支持、清除毒物和保护大脑功能。护理措施中注意保暖、保持呼吸道通畅、防止昏迷患者坠床等。

(王 新)

思考题

一、简答题

1. 急性中毒的救治原则是什么?

2. 毒蕈碱样症状是什么表现?

二、案例分析题

1. 患儿,男,5岁,因气急、憋喘,哭闹不安,呼吸困难入院。入院后查体:T 38.2 ℃,P 85次/分,R 25次/分,血 WBC $11.5×10^9$/L。两侧瞳孔等大等圆,直径均为 2 mm,鼻翼稍扇动,口唇干燥稍发绀。双侧肺叶布满大量哮鸣音及干湿啰音。追问病史,家属诉于 2 天前因家里有用完的"3911"农药瓶放在其院内的墙角后被小孩拿去盛水玩。

该患者可能的医疗诊断是什么? 针对该患者应如何护理?

2. 2014 年 7 月 12 日晚 10 时,某大学在学校食堂进食晚餐(晚餐食物中有芹菜炒肉、凉拌包菜、包菜炒肉等)的学生陆续出现恶心、呕吐、腹痛、腹泻、发热等症状,共计 367 人。

这些患者可能出现了什么问题? 救治要点有哪些?

第六章　常见理化因素所致疾病的救护

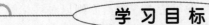

学 习 目 标

识记：中暑、淹溺、触电、蛇咬伤的救治与护理。

理解：中暑、淹溺、触电、蛇咬伤的临床表现。

应用：中暑、淹溺、触电、蛇咬伤的病因和发病机制。

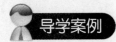

导学案例

当你在回家途中，发现1名初一学生在水库玩耍时不慎发生溺水，被人救上岸边后心跳、呼吸停止。请问：

作为一名护理学专业的学生，应该如何对该患者进行抢救处理？

理化因素包括危害身心健康的物理、化学和生物因素等。本章主要论述几种常见的理化因素所致的疾病。

第一节　中　暑

中暑(heat illness)又称急性热致疾病，是指人体处于热环境中，体温调节中枢发生障碍，突然发生高热、皮肤干燥、无汗及意识丧失或惊厥等临床表现的一种急性疾病。

一、病因与发病机制

(一)病因

中暑的原因很多，可概括为机体产热增加、机体散热减少和机体热适应能力下降等因素。

1. 机体产热增加　孕妇及肥胖者产热增加；高温环境下从事重体力劳动没有充分防暑，做好降温措施者易发生中暑。

2. 机体散热减少　作业环境湿度较大、通风差、夏天穿着紧身不透气的衣裤等易导致中暑。

3. 机体热适应能力下降　热负荷增加时，机体通过神经-内分泌的各种反射调节反应来适应环境变化，维持正常状态，当机体这种调节能力下降时对热的适应能力下降，机体容易发生代谢紊乱而发生中暑,如发热、糖尿病、广泛皮肤损害、先天性汗腺缺乏症、应用阿托品等抗胆碱能药物影响汗腺分泌者。

肥胖、缺乏体育锻炼、过度劳累、睡眠不足、潜在疾病(糖尿病、心血管病、下丘脑病变等)、饱食后高温作业、酷暑季节、老年体弱、久病卧床等为中暑的常见诱因。

(二)发病机制

正常人体适宜温度为 20~25 ℃,相对湿度为 40%~60%。机体通过辐射、传导、对流、蒸发等方式与周围环境进行热交换,在下丘脑体温调节中枢的作用下产热与散热处于动态平衡,体温维持在 37 ℃左右。

中暑的原因是高热。在高温中,机体大量出汗,仅补充水而补盐不足造成低钠、低氯血症,导致肌肉痉挛,并可引起疼痛;大量液体丧失会导致失水、血液浓缩、血容量不足,引起周围血管过度扩张,易发生外周循环衰竭;当机体产热大于散热或散热受阻,过量热蓄积体内,体温调节中枢功能障碍,致体温急剧增高,产生严重的生理和生化异常而发生热射病。

二、病情评估

(一)病史

详细询问有无在高温、高湿环境中长时间从事重体力劳动;居住的环境是否拥挤不通风;体温升高的程度;有无甲状腺功能亢进症、汗腺功能障碍疾病史。

(二)临床表现

中暑是临床常见的急症,症状的轻重随人对高热的耐受程度而不同。

1. 先兆中暑 在高温的环境下出现出汗、口渴、头晕、眼花、耳鸣、四肢无力、胸闷、心悸、恶心、注意力不集中、体温正常或略升高,短时间休息即可恢复。

2. 轻度中暑 除有先兆中暑的症状外,体温在 38 ℃以上,面色潮红或苍白、大量出汗、皮肤湿冷、血压下降、脉搏增快等表现,经休息后可恢复正常。

3. 重度中暑 病情继续发展,上述症状加重,并出现昏睡、昏迷、痉挛。一般分三种类型,常混合出现。

(1)热痉挛:主要表现为短暂、间歇的肌痉挛伴有收缩痛,阵发性发作超过数分钟,能自行缓解,无明显体温升高。一般见于在高温下剧烈运动的健康青壮年人,常在工作时或休息时发作。可能与严重的体内钠缺失和过度通气有关,为热射病的早期表现。

(2)热衰竭:起病急,先有眩晕、头痛、突然昏倒。可有明显的脱水症状如心动过速、低血压、直立性晕厥等。可出现呼吸增快、肌痉挛、多汗。体温可轻度升高,无明显中枢神经系统损害表现。多见于老年人、体弱、热适应能力下降者,可能由于高温体液丢失过多、补充不足而引起周围循环衰竭所致,如不及时治疗可发展为热射病。

(3)热射病:一种致命性急症,主要表现为高热、无汗、昏迷,直肠温度可超过 41 ℃。严重者可出现心力衰竭、休克、脑水肿、肝肾功能损害等并发症而死亡。可发生于任何年龄,多见于老年人和原有慢性基础疾病的人群。

(三)病情判断

根据典型中暑病例诊断不难,高温环境突然高热及中枢神经系统症状是特征。但需与中毒性痢疾、脑型疟疾、乙型脑炎、脑血管意外等鉴别诊断。

三、救治与护理

急救原则为争取时间,脱离高热环境,迅速降低体温。

(一)现场救护

(1)对有先兆中暑与轻度中暑的处理:迅速撤离高温环境,立即就近安静休息,将患者移至通风良好的低温环境,脱去外衣,平卧体位;多喝含盐清凉饮料,采取冰块冷敷或冷水擦浴等物理降温,直至体温降至38 ℃以下。

(2)对重度中暑的患者,除采用上述方法外,应迅速送医院急救。

(二)医院内救护

1. 降温 积极采取各种措施降低体温。

2. 保持呼吸道通畅 对昏迷、意识不清、过度换气患者立即给予吸氧,减轻脑损伤,必要时建立人工气道,用人工呼吸机辅助通气。

3. 补充液体 对血压降低、虚脱患者,及时静脉补液,改善周围循环,预防休克。

4. 防治急性肾衰竭 应早期明确诊断,及时纠正可逆病因,维持水、电解质和酸碱平衡,积极预防和治疗并发症。

5. 防治并发症 及时发现和治疗心力衰竭、脑水肿、肝功能损害、感染等并发症。

(三)护理措施

1. 即刻护理措施 迅速撤离高温环境,保持呼吸道通畅,血压低、虚脱时应取平卧位。

2. 保持有效降温 遇到高温天气,一旦出现大汗淋漓、神志恍惚,要注意及时降温,并根据病情采用不同的降温措施。

(1)体外降温:可置患者于20～25 ℃空调房间内或给患者强力风扇增加蒸发散热;应用冰帽、冰袋行头部降温或用冰毯、冰水、酒精擦浴等行全身降温。

(2)体内降温:对体外降温无效或重度中暑患者可采用冰盐水灌肠降温、4 ℃的5％葡萄糖氯化钠注射液静脉滴注或低温透析液进行血液透析。

(3)药物降温:体温持续38.5 ℃以上可口服解热药或加氯丙嗪25～50 mg于4 ℃的5％葡萄糖氯化钠注射液500 mL中静脉滴注等。

3. 密切观察病情变化

(1)降温过程中应持续密切监测肛温,每15～30 min测量一次,根据肛温变化及时调整降温措施,如有呼吸抑制、深昏迷、收缩压下降(收缩压<80 mmHg)则停用药物降温。

(2)进行水、电解质失衡,急性肾衰竭,脑水肿,惊厥,感染等并发症的监测。

4. 口腔与皮肤清洁 高热患者及时清洁口腔,预防感染与溃疡;应及时更换衣裤及被褥,保持皮肤清洁卫生,预防压疮。

5. 饮食与营养 饮食应加强多种营养,以半流质为主,保证生理需要。

6. 中暑的预防 预防是关键,炎热季节外出旅游时,应适当运动并携带充足的饮料预防中暑;保持室内通风,降低室温;高温下工作时间不宜过久等。

第二节 淹 溺

淹溺又称溺水,是人淹没于水或其他液体介质中,由于液体、污泥、杂草等物堵塞呼吸道和肺泡,或因咽喉、气管发生反射性痉挛,引起窒息和缺氧,肺泡失去通气、换气功能,使机体处于危急状态。淹溺后导致心脏停搏者称为溺死(drowning),如心脏未停搏则称近乎溺死(near drowning)。

一、病因与发病机制

溺水多发生于日常生活中的游泳溺水、不慎跌入化粪池等失足滑落溺水、意外灾难事故溺水等,多见于青少年、儿童及老人,尤其暑假是溺水死亡高峰期。

人体淹没于水中后,由于水被吸入肺内或气道痉挛导致窒息。窒息是溺水者最严重的问题,根据发生机制不同,可有以下两种情况。

(一)干性淹溺

呼吸道和肺泡水很少或无水吸入,但因反射性喉痉挛导致窒息,占淹溺者的10%~20%。人入水后,因受强烈刺激,如惊慌、恐惧、骤然寒冷等引起反射性喉头痉挛,以致呼吸道完全梗阻,阻滞气体交换,造成窒息死亡。当喉头痉挛时,心脏可反射性地停搏,也可因窒息、心肌缺氧而致心脏停搏。

(二)湿性淹溺

口、鼻吸入大量水分进入呼吸道和肺泡,阻滞气体交换导致缺氧窒息,占淹溺者的80%~90%。人淹没于水中后,本能地屏住呼吸,避免水进入呼吸道。但由于缺氧,不能坚持屏气而被迫深呼吸,从而使大量水进入呼吸道和肺脏,呼吸道内的水迅速经肺泡吸收到血液循环,导致肺部气体交换受损,引起低氧血症、高碳酸血症、代谢性酸中毒,严重者出现肺水肿、脑水肿。

二、病情评估与判断

(一)病情评估

1. 淹溺史 向淹溺者的陪同人员详细了解淹溺发生的时间、地点和水源性质,以指导急救。

2. 临床表现 近乎溺死者可有神志不清、烦躁不安、呼吸不规则、肺部啰音、皮肤发绀、头痛或视觉障碍、剧烈咳嗽、胸痛、呼吸困难、咳粉红色泡沫样痰、肺部感染等临床表现。溺死患者表现为神志丧失、呼吸停止及大动脉搏动消失而死亡。游泳者跳水时入水后头部撞击到硬物可引起头颈部损伤,脑外伤,在水中发生昏迷而死亡。根据淹溺的水域不同,淹溺包括以下几种不同类型。

(1)淡水淹溺:淡水(江、河、湖、池中的水)淹溺时,由于大量水分进入呼吸道后损伤气管、支气管和肺泡壁的上皮细胞,并使肺泡表面活性物质减少,引起肺泡塌陷,肺顺应性下降,气体交换受损,导致广泛肺水肿、微小肺不张,最终导致机体缺氧和二氧化碳潴留;大量低渗淡水进入血液循环,血液被稀释,血容量增加,可出现低钠、低氯、低钙、血浆蛋白下降及溶血,大量红细胞破坏,细胞内的钾离子释放,引起高钾血症,导致心室颤动而致心脏停搏;溶血后过量的游离血红蛋白堵塞肾小管,引起急性肾衰竭。

(2)海水淹溺:海水含有氯化钠及大量钙盐和镁盐,渗透压较淡水高。溺入海水者口渴感明显,最初数小时可有寒战、发热。海水淹溺后高渗海水引起血液浓缩、血容量减少,导致电解质血钾、钠、镁增高,出现相应症状。大量蛋白质及水分渗入肺间质和肺泡腔内,造成严重急性非心源性肺水肿,导致心力衰竭而使患者死亡;高钙血症可导致心律失常,甚至心脏停搏;高镁血症可抑制中枢和周围神经,导致横纹肌无力、扩张血管和降低血压。海水对呼吸道和肺泡有化学性刺激作用,能促使肺水肿发生。

(3)其他:不慎跌入粪坑、污水池、化学储物槽时,可引起皮肤黏膜损伤,以及全身中毒。

3. 辅助检查

(1)动脉血气分析:约75%病例有明显混合性酸中毒;几乎所有患者都有不同程度的低氧血症。

(2)电解质:淡水淹溺时,血钠、钾、氯化物可有轻度降低,有溶血时血钾升高,尿中出现游离血红蛋白;海水淹溺幸存者出现暂时性的血液浓缩,血钙、血镁增高,复苏后血中的钙和镁可重新进入组织,电解质紊乱可恢复正常。

(3)胸部X线检查:常显示斑片状浸润,有时出现典型肺水肿征象。约有20%病例胸片无异常发现。疑有颈椎损伤时,应进行颈椎X线检查。

(4)血常规:外周血白细胞总数和中性粒细胞增多,吸入大量淡水时可出现红细胞溶解。

(5)其他:血糖增高、急性肾衰竭时可有肌酐和尿素氮的升高,危重患者可出现弥散性血管内凝血(DIC)。

(二)病情判断

根据确切的淹溺病史,是否有溺水的症状和体征,如面部肿胀、青紫、四肢厥冷、呼吸和心跳微弱或停止,口鼻充满泡沫或污泥;腹部膨胀,胃内充满水等,尽快作出溺水的类型、病情严重程度的临床判断,为紧急采取合理救治措施提供依据。

三、救治和护理

救护原则为迅速将患者救离出水,立即恢复有效通气,实施心肺复苏及对症处理。

(一)现场救护

1. 自救 一旦溺水需保持冷静的头脑,避免惊慌失措,在大声呼救、等待救援人员的同时,迅速采取自救的方法。切忌在水中将手上举或拼命挣扎,这样会消耗体力,而且更容易使人下沉。在水下一定要屏住呼吸,全身放松,采取仰面位,头向后仰,面向上方的姿势,让口鼻露出水面后立即进行呼吸,呼气要浅,吸气宜深,尽量用嘴吸气、用鼻呼气以防呛水,尽可能使自己的身体浮于水面,如此反复以等待他人救护。也可实施踩水技术,以避免自己下沉。

2. 互救

1)强调施救者的自我保护意识:禁止不会游泳者下水救人,要评估自己的体力及身体情况,盲目下水救人,可能会增加损失。

2)及时呼叫专业救援人员:发现溺水者时,要大声呼救,尽量获得多人的救助。专业急救人员具备救援的技能和装备,因此发生淹溺时应该尽快呼叫专业急救人员(医务人员、专业救生员等),让他们尽快到达现场参与急救及上岸后的医疗救助。

3）救援方法：

（1）救护者参与救援时，应保持镇静，尽可能通过向溺水者抛投救生器材（救生圈、竹竿、绳索等）或划船等方式救护，下水救援时最好要水性好，同时了解淹溺区域水情。

（2）救援时救护者在淹溺者后面，一手托着他的头或颈，将面部托出水面，或抓住腋窝仰游，将淹溺者救上岸。救助过程中，救护人员应注意不要被溺水者紧抱，如被抱住，则可先滑脱再救。

（3）上岸后迅速对溺水者进行意识、呼吸、脉搏及有无外伤等情况的检查，以确认患者的状态，根据不同的情况采取相应的急救措施。首先使溺水者头朝下，立即清除溺水者口、鼻中的污泥、杂草等异物，有义齿者取出，将舌拉出，对牙关紧闭者，先捏住两侧颊肌然后用力将口启开，松解领口和紧裹的内衣、胸罩和腰带，保持呼吸道通畅。

（4）控水处理：畅通呼吸道后，估计进入肺部的水多时，要立刻倾出呼吸道内积水。可迅速将溺水者置于抢救者屈膝的大腿上，使其背向上、头部下垂，尽快倒出肺、气管和胃内积水；也可将溺水者扛在肩部，头朝下进行控水。在此期间抢救动作一定要迅速，尽量避免因控水时间过长而延误心肺复苏等措施的进行。注意千万不能让溺水者头朝上抱着。

（5）心肺复苏：心跳、呼吸停止者，应立即进行心肺复苏。首要措施是立即进行口对口人工呼吸，最佳的方法是气管插管，如果能够及时地成功插管并使用气囊人工呼吸，可以提高抢救成功率。有条件可积极给予药物复苏，如肾上腺素、纳洛酮、东莨菪碱等药物的应用，可提高溺水患者抢救成功率。

（6）现场急救后，若溺水者意识及自主呼吸恢复，但因缺氧存在，仍需迅速转送医院，进一步观察治疗。

（二）医院内救护

入院后复苏未成功的患者应继续复苏，复苏成功的患者进一步做好生命支持，注意并发症的发生并进行对症处理。

1. 防治低体温　低体温明显降低代谢，神经、循环、呼吸功能抑制，导致昏迷、低血压甚至休克。因此严重的低体温（体温<30 ℃）患者应该积极地复温。对于心搏骤停复苏后的患者，如血流动力学稳定，自发产生的轻度（>33 ℃）低温无需复温治疗。

2. 维持呼吸功能　吸入高浓度氧或高压氧治疗，建立人工气道，必要时行气管切开，静脉注射呼吸兴奋剂，改善供氧和气体交换，纠正缺氧和迅速改善肺水肿。所有近乎淹溺者应收住监护病房观察 24～48 h，预防发生急性呼吸窘迫综合征（ARDS）。

3. 维持循环功能　患者心跳恢复后，常有血压不稳定或低血压状态，容易发生心律失常，应进行行心电监护并注意监测有无低血容量，掌握输液的量和速度，有条件者行中心静脉压监测。

4. 对症处理

（1）纠正低血容量：对淡水淹溺而血液稀释者，静脉滴注 3％高渗盐水溶液 500 mL，必要时重复一次。对海水淹溺者，绝对不能输注生理盐水，可用 5％葡萄糖溶液或 5％葡萄糖氯化钠注射液、血浆、低分子右旋糖酐静脉滴注。

（2）防治肺水肿、脑水肿：缺氧可以对大脑产生伤害，故保护脑措施十分重要。有颅内压升高者应适当过度通气，维持 $PaCO_2$ 在 25～30 mmHg。同时，静脉输注 20％甘露醇降低颅内压，缓解脑水肿。心肺复苏后使用大剂量肾上腺皮质激素和脱水剂防治肺水肿和脑水肿可取得较好疗效。

（3）预防和控制肺部感染，注意迟发性肺水肿的发生。

（4）防治急性肾衰竭：溺水者多有血尿和蛋白尿，要注意对肾脏的保护，避免使用损害肾功能的药物，给予利尿剂，防治急性肾衰竭。低渗溺水患者可用 5％碳酸氢钠注射液静脉滴注以碱化尿液，减轻溶血的伤害，保护肾脏。

（5）纠正水、电解质和酸碱失衡，应经常监测血清电解质，注意治疗高钾血症，高钾可以引起心脏毒性，心电图可以出现特征性改变。对高血钾患者应采取降血钾措施，如应用钙剂、碱性药物、葡萄糖及胰岛素等。

（6）抗休克治疗，必要时给予多巴胺等血管活性药物。

（三）护理措施

1．即刻护理措施　迅速将患者安置于抢救室内，换下湿衣裤，注意保暖。保持呼吸道通畅，给予高流量氧气吸入，及时吸痰。

2．输液护理　立即建立静脉通道，维持有效循环。对淡水淹溺者应严格控制输液速度，从小剂量、低速度开始，避免短时间内大量液体输入，加重血液稀释程度。对海水淹溺者出现血液浓缩症状的应及时保证 5％葡萄糖氯化钠注射液和血浆液体等的输入，切忌输入生理盐水。

3．密切观察病情变化

（1）严密观察患者的神志，呼吸频率、深度，呼吸困难程度，观察有无咳痰、痰的颜色及性质，听诊肺部啰音及心率、心律情况，测量血压、脉搏。

（2）注意监测尿的颜色、量、性质，准确记录 24 h 出入量。

4．复温护理　如果患者体温过低，及时复温对患者的预后非常重要。测量正确的深部温度，如体温下降，注意保温和复温。复温的方法包括主动或被动复温，内部或外部复温。轻度低温需要被动复温，以干爽的毛毯包裹全身予以复温或将患者置于温暖环境。中度低温需要积极的外部复温，应用充气热毯子、辐射热量、温水浸泡。严重低体温患者，应予尽早体内复温，如通过外周通路将加温的液体输入体内，或通过胸导管等进行温暖液体的胸部灌洗、持续动静脉复温等。

5．做好心理护理　消除患者的焦虑与恐惧心理，解释治疗措施和目的。对于自杀淹溺的患者应尊重患者的隐私权，注意引导其正确对待人生、事业，保持心理反应的适度，防止心理反应的失常，做好其家属的思想工作，协助护理工作。

6．溺水的预防　加强城市和乡村的各种开放水域的监管，加强安全防护设施；加强公共游泳场所硬件设施建设和完善，加强救生人员的培养、管理和使用，救生员必须熟练掌握心肺复苏技术，以便在关键时刻能够拯救患者的生命；在全国民众中普及溺水急救知识、心肺复苏急救技术，以便紧急时应用提高溺水患者心搏骤停抢救成功率；暑假期间，家长作为学生的第一监护人，应叮嘱孩子不要去江湖河畔玩耍，必须与学校、社会共同合力，保障学生安全，预防溺水事件发生。

第三节　触　电

触电，又称电损伤，是指一定量的电流或电能量通过人体，引起全身或局部的组织不同程度损伤或器官功能障碍，重者发生心搏、呼吸骤停。

一、病因及发病机制

（一）病因

触电的原因很多，常见的原因是人体直接接触电源，或在高压电和超高压电场中，电流或静电电荷经空气或其他导电介质电击人体。如各种电器的漏电及触电事故、自然界的雷击等，易发生于幼儿、围绕高压电缆工作的成人、以电力为生的工作者。

（二）发病机制

电流对人体的伤害包括电流本身及电流转换为电能后的热和光效应两个方面的作用。电流对机体的危害往往是致命的，一是引起心室颤动，从而导致心脏血液无法排出，血液循环中断，心脏停搏。二是电流可造成呼吸中枢抑制、麻痹，导致呼吸衰弱，甚至呼吸停止。电流能量可以转变为热量，引起电灼伤，超过 1000 V 的高压电就可引起局部皮肤、肌肉等组织损伤，闪电损伤属于高压电损伤范畴。触电对人体的危害程度与触电的方式、电流的类型、电流强度、电压高低、触电的部位及触电时间长短、现场的环境等因素有关。

1. 触电方式 触电的方式包括单相触电、双相触电及间接接触触电三种。其中单相触电是日常生活中最常见的电击方式。即人体接触一根电线，电流经过人体，经皮肤与地面接触后由大地返回，形成电流环形通路。间接接触触电主要是指跨步电压触电，电流从电压高的一侧下肢进入，从电压低的一侧下肢流出，引起肌肉痉挛，使人触电。如人跌倒电压可流经心脏，造成损伤。

2. 电流类型 电流包括交流电和直流电两种，交流电对于人体更加危险。低频交流电对人体的危害高于高频，50～60 Hz 低频交流电最易产生致命性的心室颤动。当电流频率超过 20000 Hz 损害明显减轻。但当电压过高时，直流电可导致肌肉强直性收缩，引起心搏骤停，死亡率高。

3. 电流强度 一般情况下，电流强度越大，机体损伤的程度就越严重。2 mA 以下的电流仅产生刺痛感，20 mA 以上电流就会出现受害者不能摆脱电流造成的手烧伤，呼吸肌收缩，出现呼吸困难。大于 50 mA 电流可引起心室颤动或心搏骤停、呼吸停止甚至意识丧失。

4. 电压高低 皮肤干燥时 24 V 以下为安全电压，40 V 即有组织损伤的危险，220 V 可引起心室颤动，1000 V 以上电流可致伤者呼吸中枢麻痹甚至死亡。低电压所致电击伤及死亡约占总数的 50%。接触高压直流或交流电可引起骨骼肌剧烈收缩，患者被抛出，导致骨折、关节脱位等进一步损伤。

5. 电阻大小 电阻越小，通过的电流越大，组织损害越严重。身体大部分的阻抗集中在皮肤，皮肤越厚电阻越大，皮肤破损、出汗、潮湿时降低。电流通过身体时可以同时通过不同的组织，如骨骼、血管和神经组织电阻不同，但都可以使电流通过，由于神经、血管和肌肉比脂肪、肌腱和骨骼导电性强，所以也更容易受损。

6. 电流通过途径 触电时，电流通过人体的途径不同，对人体造成的损伤也不同。直接接触导致系统损害改变细胞膜电位，引起肌肉抽搐、心律失常。如电流从上肢或头顶进入体内，经心脏由下肢流出，可引起心室颤动，甚至心搏骤停等严重后果。如电流从脚到地不经过心脏，则危害性较小。

二、病情评估与判断

（一）病情评估

1. 病史 明确触电或被雷电击伤史,详细了解触电经过,包括引起触电的电流类型、触电时间、触电现场的绝缘情况、直接触电的身体部位及触电者体内是否植入了起搏器等人工物体。

2. 临床表现 轻者仅有瞬间感觉异常,重者可致死亡。

（1）全身表现:轻型触电患者,表现为精神紧张、面色苍白、表情呆滞、头痛、头晕、心悸、四肢无力等,由于瞬间接触低电压、低电流,很快脱离电源,多能很快恢复。重型触电者很快出现严重状况,可有心律不齐、意识丧失、持续抽搐、休克,心室纤维震颤是最常见死亡原因。有些患者可出现"假死"状态,心跳、呼吸微弱,经积极治疗,一般可恢复。闪电伤时,常发生意识丧失,心搏、呼吸骤停,皮肤血管收缩呈网状是闪电损伤的特征,神经系统损伤可有定向力丧失、癫痫发作及记忆缺失。大量组织的损伤和溶血可引起高钾血症。组织损伤区或体表烧伤处丢失大量液体时可出现低血容量性休克。肌肉强烈收缩和抽搐可使四肢关节脱位、骨折。肾脏直接损伤和坏死肌肉组织产生肌红蛋白尿,溶血后血红蛋白损伤肾小管,可发生急性肾衰竭,脱水和血容量不足亦加速急性肾衰竭的发生。

（2）局部表现:主要表现为电流通过的皮肤出现电烧伤。触电后局部有麻木、疼痛不适,体表可有一处或多处电灼所致组织坏死、焦化或炭化伤痕。肢体软组织大块被电灼伤后,其远端组织常出现缺血和坏死。低压电引起的损伤面小,一般不伤及内脏。被高压电或闪电击中后,烧伤面积大,伤后组织毁损严重,伤口大、深,通常出现肌肉、肌腱、神经、血管等深部组织的坏死,组织呈炭化状态,伤口呈干性创面,也可伴有肝、肾等重要脏器的功能损害,肢体截肢(截指)发生率高。电击周围部位,烧伤较轻,如有衣服点燃,可出现与触电部位无关的大面积烧伤。

（3）并发症:可有短期精神异常、心律失常、肢体瘫痪、继发性出血或血供障碍、局部组织坏死继发感染、酸中毒、急性肾衰竭、胃肠功能紊乱、肠穿孔、肝脏损害伴有凝血机制障碍、周围神经病、永久性失明或耳聋。如在高空作业时触电,昏迷后跌下,易发生颅脑外伤及骨折,雷电伤时易出现撕裂伤。

3. 辅助检查

（1）心电图:可提示有心肌损害,ST-T 改变,心室颤动是触电者致死的主要原因。可出现传导阻滞、房性或室性期前收缩等心律失常。

（2）血清心肌酶学:早期可有肌酸磷酸激酶及其同工酶、乳酸脱氢酶、门冬氨酸氨基转移酶的活性增高。

（3）尿液分析:如有大量横纹肌坏死,尿液检查可见肌红蛋白尿。溶血较严重时可出现血红蛋白尿。

（4）生化检查:肌酐及尿素氮的升高提示急性肾衰竭的发生;血清胆红素的升高提示有溶血。

（5）肝、肾功能检查:谷丙转氨酶活性增高、管型尿等。

（6）其他:X 线片、B 超、CT 等。

（二）病情判断

根据患者明确触电或被雷电击伤史,体表可有一处或多处电灼所致组织坏死、焦化或炭化伤痕,精神紧张、头晕、乏力、心悸、抽搐、发绀、心律失常、意识障碍,甚至心搏、呼吸骤停等临床表现,尽快作出电击伤病情严重程度的临床判断,为紧急采取合理救治措施提供依据。

三、救治与护理

(一)现场救护

现场救护的基本原则为在保证救护者自身安全的情况下,使患者迅速脱离电源,就地进行抢救,并拨打专业医疗急救机构的急救电话。

1. 了解触电现场情况,保证救护者自身安全 严格保持自己与触电者的绝缘,未断离电源前绝不能用手牵拉触电者,不要接触金属物品和患者裸露的躯体,以防急救人员触电。当确保现场安全时立即进行就地抢救。

2. 迅速脱离电源 根据触电现场情况,采用最安全、最迅速的办法,首先迅速关闭电源,使触电者脱离电源,以避免电对患者的持续性伤害。若一时不能关闭电闸,可用干燥木棒、绝缘手套等绝缘物将患者脱离电器或电线,并对挑开的电线残端进行恰当的处置,避免再次伤及他人。如在野外或远离电源及存在电磁场效应的触电现场,可用绝缘的钳子、干燥带木柄的锄头等斩断电线使电流中断,除去烧焦的衣服等,避免进一步热损伤。

3. 防止感染 在现场应保护好烧伤创面,创面予以简单清洁单覆盖,防止感染。

4. 观察触电者病情

(1)轻型触电、神志清醒、仅心慌乏力者,应就地休息,密切观察1~2 h,以减轻心脏负荷,促使患者恢复至正常状态。

(2)对重型触电者,一旦脱离电源,立即进行抢救。对心脏停搏或呼吸停止者立即进行现场心肺复苏,尽早使用除颤仪进行心脏除颤,以减少并发症和后遗症,并迅速转送医院,途中不中断抢救。

5. 转运 转运过程中需要注意有无骨折,骨折患者予以简单固定,制动。胸腹损伤酌情处理。

(二)医院内救护

1. 维持有效呼吸 清除气道分泌物、血块和脱落误吸的义齿等异物,保持气道畅通,有条件的可放置口咽通气管。重症患者尽早行气管插管或气管切开建立人工气道,给予呼吸机正压吸氧辅助呼吸。

2. 心电监护和纠正心律失常 接触600 V以上电压的患者应进行观察,即使没有明确的损伤,任何有不正常的体征、实验室结果或系统损伤症状的患者都应入院观察,并且行心电监护。触电引起系统损害改变细胞膜电位,引起心肌损害和发生心律失常。最严重的心律失常是心室颤动。有条件的可给予电除颤,必要时用药物除颤,常用的药物有盐酸肾上腺素和利多卡因。

3. 保护重要脏器功能 有明显组织破坏或低血容量休克的患者,应快速静脉补液,纠正体液丢失。有血红蛋白尿时,应注意碱化尿液,保持一定的尿量,减少对肾的损伤。合并颅脑外伤时,头部应予以降温,酌情使用25%甘露醇利尿剂,降低颅内压以保护脑组织。及时纠正水和电解质平衡紊乱,防治肺水肿和急性肾衰竭。

4. 创面处理 局部创面宜开放行半暴露治疗,外用0.5%碘伏液,并及时清除坏死组织,行早期清创治疗。电击伤患者其创面多数比较深,有一定的厌氧环境,应注射破伤风抗毒素。

并根据创面细菌培养结果,选用敏感的抗菌药物。如皮肤缺损较大,则需植皮治疗。

5. 筋膜松解术和截肢 肢体受高压电热灼伤后,大块软组织水肿、坏死和小血管内血栓形成,可使电热灼伤远端肢体发生缺血性坏死。应及时进行筋膜松解术以减轻灼伤部位周围组织的压力,改善肢体远端血液循环。必要时做截肢手术。

（三）护理措施

（1）保持触电者呼吸道通畅,及时清理呼吸道分泌物,给予氧气吸入。

（2）建立静脉通道,按医嘱给予药物,纠正心律失常。

（3）密切观察病情变化:

①定时监测生命体征:在抢救过程中,应注意观察呼吸频率,判断有无呼吸抑制及窒息发生。观察神志改变,神志不清者应仰卧,头偏向一侧,保持气道通畅。

②心律失常的监测:复苏后应动态观察心电图变化,判断有无心律失常。由于家用110~220 V电压所致的成人电击伤极少导致延迟发生的心律失常,如果心电图及其他检查正常,可以离院。

③肾功能的监测:准确记录患者24 h出入量,观察尿液颜色和量的变化,应用利尿剂者注意监测水、电解质及酸碱平衡情况。

（4）合并伤的护理:高处触电后由于跌落常合并脊柱损伤、肌肉拉伤和内脏损伤,应注意观察患者有无活动性出血、内出血或颅脑损伤、气胸、血胸、内脏破裂、四肢骨折、骨盆骨折等,应配合医生做好抢救。

（5）加强基础护理:病情严重者注意口腔护理、皮肤护理,预防口腔炎和压疮的发生,保持患者局部伤口敷料的清洁、干燥,防止脱落。

（6）关心患者及家属:对患者及家属给予安慰和关心,减轻其恐惧感。

（7）触电预防:预防是关键,应普及电学常识,遵守安全用电规范。家用电源插座应有保护性装置,预防幼儿手部触电伤。专业从业人员应在带电作业前做好充分的防护措施。雷雨天不要站在树下、电线杆旁。使用质量合格的电子产品,不要购买不合格的产品。

第四节 蛇 咬 伤

蛇咬伤(snakebite)是指被蛇牙咬伤之后所造成的伤口。蛇咬伤多见于我国南方的农村和山区,夏秋季节发病较多。我国蛇类有160余种,其中毒蛇有50余种,如眼镜蛇、竹叶青、烙铁头、海蛇等,每年毒蛇咬伤达50万余人次,蛇咬伤死亡率为5%~10%,致残率为25%~30%。被蛇咬伤尤其是被毒蛇咬伤后蛇毒进入神经组织、淋巴和血液循环,可引起严重的中毒,能致人于死亡,必须急救治疗。

一、病理生理

毒蛇口内有毒腺,当毒蛇咬人时,毒腺收缩,蛇毒通过排毒管,经有管道或沟的牙,注入人体组织。蛇毒含有毒性蛋白质、多肽和酶类,蛋白类物质是蛇毒主要毒性成分。眼镜蛇和海蛇的蛇毒分子小,咬后迅速进入受害者血液循环,因而发病很快;蝰蛇的蛇毒分子较大,缓慢地由淋巴系统吸收后才出现症状。眼镜蛇和烙铁头的蛇毒接触黏膜被吸收后可引起全身中毒。蛇毒按对人体的作用分为神经毒素、血液毒素、细胞毒素三类。神经毒素主要对中枢、周围神经、神经肌肉传导功能等产生损害作用。血液毒素主要对心血管和血液系统造成损害,引起心律失常、循环衰竭、溶血和出血。细胞毒素主要指能引起局部细胞坏死和强烈炎症反应的毒素,表现为局部高度肿胀,并向全身蔓延,严重者出现坏死。

二、病情评估与判断

(一)病情评估

1. 病史 重点询问患者有无蛇咬伤史,蛇的形状、种类,被蛇咬伤后的伤口情况及出现的全身症状,有无心、肝、肾、血液及神经系统慢性疾病史,有无药物过敏史等内容。

2. 临床表现 蛇咬伤患者临床症状轻重与蛇的毒性、毒蛇种类、蛇体大小、蛇毒注入体内的量、咬伤部位、应用特异的抗蛇毒血清间隔时间的长短、现场伤口处理及时和彻底与否有关。

(1)无毒蛇咬伤后在人体伤处皮肤留下的齿痕比较细小,轻度刺痛,有的可起小水疱,无全身性反应。

(2)毒蛇咬伤后伤口留下两个大而深的齿痕,如果未有效注毒或注毒量极小,可不出现中毒症状。如果毒液注入量大,可引起神经毒素、血液毒素和两者兼有的混合毒素症状。

①神经毒素类毒蛇咬伤:主要见于银环蛇、金环蛇及海蛇。局部症状较轻微,伤口不痛不红,不肿不出血,仅轻度麻木感。咬伤后1~4 h出现头晕、眼花、全身乏力、流涎、视物模糊、睁眼和吞咽困难、眼睑下垂、言语不清、声嘶失语、气管分泌物多、呼吸困难等全身症状,严重者呼吸肌麻痹、心搏骤停。

②血液毒素类毒蛇咬伤:主要见于蝰蛇、五步蛇、烙铁头及竹叶青。伤后局部症状明显,红肿,疼痛,常伴有水疱、出血,包括颅内和消化道出血,并很快向肢体近心侧扩展,邻近淋巴结也有肿痛。重者出现心律失常、烦躁不安或谵妄,还有皮肤紫斑、血尿和尿少、黄染等,最后可导致心、脑、肾等多脏器的衰竭。

③混合毒素类毒蛇咬伤:主要见于眼镜蛇、眼镜王蛇及蝮蛇,可同时出现上述神经毒素及血液毒素两类症状。

3. 辅助检查

(1)酶联免疫吸附实验:用适宜的单价特异抗蛇毒素,测定伤口渗液、血清、脑脊液和其他体液中的特异蛇毒抗原,15~30 min即可得出结论为何种蛇毒。

(2)其他检查:血、尿、凝血常规,电解质和肝肾功能,心肌酶和心电图,血气分析等。

(二)病情判断

根据病史、临床表现,尽快作出是否毒蛇咬伤及何种毒蛇咬伤、病情严重程度的临床判断,为紧急采取合理救治措施提供依据。但需与毒蝎子、毒蜘蛛、蜂类、蜈蚣及毒鱼蜇刺伤等鉴别。

三、救治与护理

救护原则为现场自救互救与医院专业性救护相结合。

(一)现场救护

(1)被蛇咬伤时应保持镇静,取坐位或卧位,尽量减少运动,避免血液循环加速。迅速判断蛇的类型,无毒蛇咬伤只消毒即可,不必做特殊处理。

(2)如果被毒蛇咬伤或者不能确定是否为毒蛇咬伤时均按毒蛇咬伤处理。首先要防止毒液扩散和吸收,立即将伤肢制动并置下垂位,在近心端用绳索、手帕、植物藤、胶皮管或布条结扎伤口,防止毒素继续在体内扩散,结扎应松紧度适宜,以能在结扎远端摸到动脉搏动为宜。

（3）现场可用肥皂水反复冲洗伤口 20～30 min。在野外也可用吸引器具将毒汁吸出,必要时用口吸出毒液,但要边吸边吐并及时漱口,有口腔黏膜完整性受损等口腔病变者不能用口吸。

（4）及时护送患者到就近医院,力争在 2 h 内处理伤口,途中应每隔 15～30 min 放松一次,每次 2 min,以防肢体缺血性坏死。

（二）医院专业性救护

急救处理后尽快把伤者送往医院,根据病情采取相应救治措施。

1. 清创排毒

（1）伤口做纵或十字切口,长 2～3 cm,深达皮下但不伤及肌膜,使淋巴液及血液外流。但需注意血液毒素类蛇咬伤后,若伤口流血不止,则不能切开排毒,以免发生出血性休克。

（2）冲洗及负压吸引:用 1：5000 高锰酸钾液、3％过氧化氢液边洗边负压吸引 10～20 min,解除结扎。

（3）湿敷:伤口不包扎,用 0.25％呋喃西林液等湿敷伤肢,肿胀部位用 33％硫酸镁湿敷。

（4）封闭疗法:用胰蛋白酶 2000～5000 U 加利多卡因 100 mg 或 0.5％盐酸普鲁卡因 20 mL 做伤口浸润封闭。对极度烦躁、呕吐、全身或患肢剧痛者,可用 5％葡萄糖氯化钠注射液 1000 mL 加入盐酸普鲁卡因 1 g 缓慢静脉滴注。

2. 早期合理选用抗蛇毒血清 抗蛇毒血清是中和蛇毒的特效药,应尽早使用,一般伤后 24 h 内应常规使用抗蛇毒血清。抗蛇毒血清有单价和多价两种,单价血清只对同类毒蛇咬伤有效,多价血清对任何一种毒蛇咬伤均有效,但效价较单价低。如果能确定毒蛇的类型,则选用特效的单价抗蛇毒血清;不能确定毒蛇类型时,则选用多价血清。使用抗毒血清的剂量应能完全中和患者体内蛇毒量,一般一次的注射剂量以能中和一条蛇的排毒量为标准。但由于每条毒蛇的排毒量受其本身的生态环境,患者咬伤部位、伤后就诊早晚及现场处理程度等诸多因素影响,所以应以患者就诊早晚及临床表现决定抗毒血清的用量较合理。常用的抗蛇毒血清有多价抗蛇毒血清,一次足量 10～40 mL 稀释于生理盐水 40 mL 中静脉注射;抗眼镜蛇毒血清,一次 10000 U 静脉注射;抗金环蛇毒血清,一次 5000 U 皮下或静脉注射;冻干抗银环蛇毒血清,一次 10000 U 静脉注射;精制抗蝮蛇蛇毒血清,每次 8000 U 用等渗盐水或葡萄糖液稀释后缓慢静脉注射;精制抗五步蛇血清,用生理盐水取本品 4000～8000 U 稀释 1 倍后缓慢静脉注射。如果临床症状恶化,则需要加大剂量注射。

3. 中医药治疗 可以选用南通蛇药、武夷山蛇药等具有清热解毒、止痛消肿作用的中医药治疗。

4. 常规用药 常规使用肝、肾毒性小的抗生素预防感染,使用破伤风抗毒素（TAT）预防破伤风的发生等。

5. 激素的应用 糖皮质激素具有抗炎、抗毒、抗过敏、抗休克等作用,早期应用能防止组织损伤、降低死亡率。每日剂量:氢化可的松 200～400 mg 或地塞米松 10～20 mg,连续 3～4 天。

6. 危重症的抢救 对毒蛇咬伤病情危重的患者,应密切观察病情,采取综合治疗措施,积极治疗心律失常、循环衰竭、溶血和出血等并发症。

（三）护理措施

1. 基础护理 蛇咬伤后患者应通过担架、推车或轮椅进行安全转运,保持坐位或卧位,尽量减少四肢的活动。

2. 药物护理 患者有明显毒蛇咬伤中毒症状者,在医院内应该使用抗蛇毒血清治疗,以中和蛇毒,减少毒性症状。部分患者注射抗蛇毒血清 10 min~3 h 后出现过敏反应。轻者有皮肤瘙痒、荨麻疹、咳嗽、恶心、呕吐、发热、心跳加快和自主神经功能紊乱;重者出现血压下降、气管痉挛、血管神经性水肿或休克,因此抗蛇毒血清用前应先做皮内试验。皮内试验方法:取 0.1 mL 抗蛇毒血清,加 1.9 mL 生理盐水稀释 20 倍,取 0.1 mL 于前臂掌侧皮内注射,20~30 min 后注射部位皮丘在 2 cm 以内,且周围无红晕和蜘蛛足者为阴性。反应阴性者方可使用。皮内试验阳性患者如必须应用抗蛇毒血清时,应按常规脱敏,并同时用异丙嗪和糖皮质激素。

3. 病情监护与观察 蛇咬伤患者应注意生命体征监测。毒蛇伤常见的毒效应危象为急性呼吸衰竭、呼吸骤停、心搏骤停、休克、肺水肿、DIC、急性肝功能衰竭及急性肾衰竭等。

(1) 防治呼吸衰竭:应重点观察呼吸频率、节律、深浅、血氧饱和度及血气分析。患者一旦出现进行性低氧血症,应迅速行气管插管,进行有效人工通气,一般维持 24 h,必要时行气管切开术。

(2) 纠正低血压休克。

(3) 防治急性左心衰竭、急性肾衰竭:及时适当补充血容量既保证心、肾灌注,预防急性左心衰竭和急性肾衰竭,又可促进蛇毒排泄。应着重观察患者血压、每小时尿量、尿常规、血电解质、肌酐及尿素氮等。全天入量 3000 mL 左右,应保证每小时尿量达 100 mL。注意出入量平衡,不能盲目输液,出现少尿及血肌酐进行性升高,应及早加用预防性血液透析。

(4) 心搏骤停时,应迅速行胸外心脏按压,就地进行心肺复苏术。

(5) 补充足量 B 族维生素,营养心肌药物,注意电解质平衡、热量供给及护肝等。

4. 注意预防 预防是关键。为避免蛇咬伤,重点应对多蛇地区的居民和被蛇咬伤机会较多的人群进行蛇生活习惯和蛇咬伤防治知识的宣传教育;应尽量不去可能有毒蛇之处,避开多草的地方,在毒蛇出没的地方活动或工作应穿长裤;同时应普及识别毒蛇和毒咬伤后的急救互救知识。

小结

本章讲述了中暑的原因包括引起机体产热增加、机体散热减少和机体热适应能力下降等因素,根据症状的轻重,中暑分为先兆中暑、轻度中暑、重度中暑。重度中暑分为热痉挛、热衰竭、热射病。中暑的急救原则为尽快使患者脱离高温环境,迅速降温,保护重要脏器功能。迅速降温是重度中暑抢救的关键,通常应在 1 h 内使直肠温度降到 38 ℃ 以下,同时注意观察病情。高热患者及时清洁口腔,饮食应加强多种营养并注意平时中暑的预防。根据发生机制不同,淹溺分为干性淹溺和湿性淹溺;根据淹溺的水域不同,淹溺分为淡水淹溺、海水淹溺及其他形式的淹溺。淹溺的救护原则为迅速将患者救离出水,立即恢复有效通气,实施心肺复苏及对症处理。触电轻者仅有瞬间感觉异常,重者可致死亡。触电现场救护的基本原则为在保证救护者自身安全的情况下,使患者迅速脱离电源,就地进行抢救,并拨打专业医疗急救机构的急救电话。蛇咬伤尤其毒蛇咬伤后可引起神经毒素、血液毒素和两者兼有的混合毒素症状。毒蛇咬伤时应保持镇静,防止毒液扩散和吸收。急救处理后尽快把伤者送往医院,根据病情采取清创排毒、应用抗蛇毒血清、预防感染等救治措施。

(战同霞)

思考题

一、简答题

1. 简述中暑的急救原则。

2. 简述蛇咬伤的现场救护要点。

二、案例分析题

1. 患者,王某某,女,19 岁,在宿舍内违规使用大功率电器导致电线短路失火,能否立即用水灭火?为什么?

2. 患者,李某,男,15 岁,暑假放假在河边玩耍时不小心掉落水中,李某不会游泳,该如何自救?假设该患者在河中溺水,急送急诊室抢救,患者神志不清,呼吸微弱,心音遥远,作为护士该如何进行医院内救护?

第七章　常见各系统急症

学习目标

　　识记：呼吸困难、窒息、心绞痛、致命性心律失常、急性腹痛、急性上消化道出血、糖尿病酮症酸中毒、低血糖症、脑梗死、癫痫的救治原则、病情评估、护理措施。

　　理解：呼吸困难、窒息、心绞痛、致命性心律失常、急性腹痛、急性上消化道出血、糖尿病酮症酸中毒、低血糖症、脑梗死、癫痫的临床表现。

　　应用：呼吸困难、窒息、心绞痛、致命性心律失常、急性腹痛、急性上消化道出血、糖尿病酮症酸中毒、低血糖症、脑梗死、癫痫的健康教育。

 导学案例

　　患者，女性，24岁，因间断喘憋10余年，加重2 h入院。患者10余年前无明显诱因逐渐出现发作性喘憋，呼吸急促，伴大汗，口唇发绀，于当地医院就诊诊断"支气管哮喘"，此次发作表现为受凉后呕吐胃内容物100 mL，继之出现喘憋、口唇发绀、伴大汗入院。查体：T 37.3 ℃，P 140次/分，R 26次/分，BP 110/70 mmHg。神志清楚，言语不能连贯，焦虑、大汗、端坐呼吸，口唇发绀明显，三凹征，心界不大，心率140次/分，律齐，双肺满布哮鸣音，腹平软，肝脾未及，双下肢不肿。请问：

　　1. 初步诊断及诊断依据是什么？

　　2. 进一步还需要完善哪些检查？

　　3. 如何进行救治？

　　急危重症患者往往同时存在多个器官、多系统的病理生理改变，病情复杂多变，早期识别与判断、及时采取有效的救治和护理措施对于提高抢救成功率，降低患者的死亡率至关重要。本章将以可能危及生命的疾病症状作为切入点，介绍急诊科常见呼吸系统、循环系统、消化系统、代谢系统和神经系统的急危重症患者的急救与护理。

第一节　呼吸系统急症

一、呼吸困难

　　呼吸困难（dyspnea）是急诊科的常见急症之一，是指患者主观上感觉"空气不够用"或"呼吸费力",客观上表现为呼吸频率、深度、节律的异常,严重时可出现端坐呼吸、发绀、辅助呼吸肌参与呼吸运动。很多疾病都会引起呼吸困难,如肺栓塞、哮喘、自发性气胸、急性呼吸窘迫综合征、慢性阻塞性肺疾病(COPD)急性发作等,其他系统疾病亦可累及呼吸功能而引起呼吸困难。严重呼吸困难如不进行紧急救治,可危及患者生命。

(一)病因与发病机制

不同原因引起呼吸困难的发病机制各异,但均可导致肺的通气和(或)换气功能障碍,引起呼吸困难。

1. 呼吸系统疾病 此类疾病所致呼吸困难是因呼吸系统疾病引起肺通气、换气功能不良,肺活量降低,血中缺氧与二氧化碳浓度增高引起。呼吸系统疾病所致呼吸困难有下列三种类型。

(1)吸气性呼吸困难:由于喉、气管、大支气管的炎症水肿、肿瘤或异物等引起狭窄或梗阻所致。其特点是吸气显著困难,高度狭窄时呼吸肌极度紧张,胸骨上窝、锁骨上窝、肋间隙在吸气时明显下陷,称为"三凹征",可伴有干咳及高调的吸气性哮鸣音。

(2)呼气性呼吸困难:由肺组织弹性减弱及小支气管痉挛狭窄所致。其特点为呼气费力、延长而缓慢,常伴有哮鸣音,可见于慢性阻塞性肺气肿、支气管哮喘、痉挛性支气管炎等。

(3)混合性呼吸困难:由于广泛性肺部病变使呼吸面积减少,影响换气功能而产生。患者在吸气与呼气时均感费力,呼吸频率增快,可见于重症肺炎、广泛性肺纤维化、大片肺不张、大量胸腔积液或自发性气胸等。

2. 心脏病 此类呼吸困难主要由左心或(及)右心功能不全引起,称为心源性呼吸困难。其特点为劳动时发生或加重,休息时缓解或减轻,仰卧位时加重,坐位时减轻。左心功能不全所致的呼吸困难较为严重。急性左心功能不全时,常表现为阵发性呼吸困难,多在夜间睡眠中发作,称夜间阵发性呼吸困难。发作时,患者常在睡眠中突然感觉气闷或气急而惊醒,被迫坐起。轻者历时数分钟至数十分钟后症状消失。重症者可有气喘、哮鸣音、发绀、双肺湿啰音、心率加快、咳粉红色泡沫样痰,这种阵发性呼吸困难称为"心源性哮喘",可见于高血压心脏病、冠状动脉粥样硬化性心脏病等。

3. 中毒 在代谢性酸中毒(尿毒症、糖尿病酮症酸中毒)时,血中酸性代谢产物强烈刺激呼吸中枢,致呼吸深而规则,可伴有鼾声,称库氏(Kussmaul)呼吸。急性感染时,机体代谢增加,血液温度升高及血中毒性代谢产物的作用,可刺激呼吸中枢,使呼吸加快。吗啡类、巴比妥类药物急性中毒时,呼吸中枢受抑制,致呼吸缓慢,也可呈潮式呼吸。

4. 血液病 重度贫血、高铁血红蛋白血症、硫化血红蛋白血症或一氧化碳中毒等,致红细胞携氧量减少,血含氧量降低,引起呼吸较慢而深,心率亦加快。在大出血或休克时,也可因缺血与血压下降,刺激呼吸中枢引起呼吸困难。

5. 神经精神因素 重症颅脑疾病(如脑出血、颅内压增高、颅脑外伤),呼吸中枢因供血减少或直接受压力的刺激,导致呼吸慢而深,并可出现呼吸节律的改变。癔症患者可有呼吸困难发作,其特点是呼吸频速(1 min可达60~100次)和表浅,常因换气过度而发生胸痛与呼吸性碱中毒,出现手足搐搦症。此外,还有一种叹息样呼吸,患者常主诉呼吸困难,但并无呼吸困难的客观表现,临床特点是偶然出现的一次深呼吸,伴有叹息样呼气,在叹息性呼吸之后患者暂时自觉轻快,这也属神经官能症范畴。

（二）病情评估与判断

1. 病史

（1）询问病史：询问既往咳、痰、喘等类似发作史与既往疾病，如咳、痰、喘症状与季节有关，可能为肺源性呼吸困难。既往有心脏病史，呼吸困难发作与活动有关，可能是心源性呼吸困难。

（2）起病特点：①突然发作的呼吸困难多见于自发性气胸、肺水肿、支气管哮喘、急性心肌梗死和肺栓塞等。②夜间发作者多见以急性左心衰竭致心源性肺水肿为最常见，COPD 患者夜间可因痰液聚积而引起咳喘，被迫端坐体位。③ARDS 患者多在原发病起病后 5 日内，而约半数者在 24 h 内出现呼吸加快，随后呼吸困难呈进行性加重或窘迫。

（3）诱发因素：①有食物性过敏原和吸入性过敏原（如花粉、乳胶、真菌、动物皮屑）、运动、冷刺激（吸入冷空气和食用冰淇淋）、吸烟、上呼吸道感染等诱因而出现的呼吸困难常与 COPD 急性发作或支气管哮喘有关。②有深静脉血栓的高危因素，如骨折、创伤、长期卧床、外科手术、恶性肿瘤等，排除其他原因的呼吸困难可考虑肺栓塞。③在严重感染、创伤、休克和误吸等直接或间接肺损伤后 12～48 h 内出现呼吸困难可考虑 ARDS。④有过度用力或屏气用力而突然出现的呼吸困难史者可考虑气胸。

2. 临床表现

1）呼吸型态的改变：

（1）呼吸频率：每分钟呼吸超过 24 次称为呼吸频率加快，见于呼吸系统疾病、心血管疾病、贫血、发热等。每分钟呼吸小于 10 次称为呼吸频率减慢，是呼吸中枢受抑制的表现。见于急性镇静催眠药中毒、CO 中毒等。

（2）呼吸深度：呼吸加深见于糖尿病及尿毒症酸中毒，呼吸中枢受刺激出现深而慢的呼吸，称为酸中毒深大呼吸或库氏呼吸。呼吸变浅见于肺气肿、呼吸肌麻痹及镇静剂过量等。呼吸浅快，常见于癔症发作。

（3）呼吸节律：常见的呼吸节律异常可表现为 Cheyne-Stokes 呼吸（潮式呼吸）或 Biots 呼吸（间停呼吸），是呼吸中枢兴奋性降低的表现，反映病情严重。Cheyne-Stokes 呼吸见于中枢神经系统疾病和脑部血液循环障碍，如脑动脉硬化、心力衰竭、颅内压增高、糖尿病昏迷和尿毒症等，Biots 呼吸偶见于脑膜炎、脑炎、中暑、颅脑外伤等。

2）主要症状与伴随症状：引起呼吸困难的原发病不同，其主要症状与伴随症状也各异。当患者有不能解释的呼吸困难、胸痛、咳嗽，同时存在深静脉血栓的高危因素，应高度怀疑急性肺栓塞的可能。既往曾诊断哮喘或有类似症状反复发作，突然出现喘息、胸闷、伴有哮鸣的呼气性呼吸困难可考虑支气管哮喘急性发作。急性起病，呼吸频速和（或）呼吸窘迫，顽固性低氧血症，常规给氧方法不能缓解，出现非心源性肺水肿可判断为 ARDS。呼吸困难伴有突发一侧胸痛（每次呼吸时都会伴随疼痛），呈针刺样或刀割样疼痛，有时向患侧肩部放射常提示气胸。在 COPD 的基础上，出现咳嗽加剧、胸闷、气短和（或）喘息加重，咳痰困难或痰量增多，痰液呈脓性或黏液脓性，常伴有发热等表现，可能为 COPD 急性发作。

3）体征：可通过观察患者的胸廓外形及呼吸肌活动情况、胸廓外形和颈静脉充盈，触摸脉率，叩诊胸廓和听诊呼吸音评估呼吸困难患者的体征。肺栓塞患者可有颈静脉充盈，肺部可闻及局部湿啰音及哮鸣音，肺动脉瓣区第二心音亢进或分裂，严重时血压下降甚至休克。支气管哮喘急性发作时胸部呈过度充气状态，吸气性三凹征，双肺可闻及广泛的呼气相哮鸣音，但非常严重的哮喘发作可无哮鸣音（静寂胸）。呼吸浅快、桶状胸、叩诊呈过清音，辅助呼吸肌参与呼吸运动,甚至出现胸腹矛盾运动常见 COPD。患侧胸廓饱满、叩诊呈鼓音、听诊呼吸音减弱或消失应考虑气胸。

3. 辅助检查

(1)血氧饱和度监测:了解患者缺氧情况。

(2)血气分析:为呼吸困难最常用的检查,可以了解氧分压、二氧化碳分压的高低及 pH 值的情况,从而判断是否存在呼吸衰竭、呼吸衰竭的类型,以及是否有酸中毒、酸中毒的类型等情况。

(3)X 线胸片或胸部 CT 检查:了解肺部病变程度和范围,明确是否存在感染、占位性病变、气胸等情况。

(4)心电图:初步了解心脏情况,以排除心肌梗死和心律失常,对诊断肺栓塞有参考意义。

(5)血常规:了解是否存在感染,贫血及严重程度。

(6)特殊检查:如病情允许可做下列检查:①肺动脉造影:确诊或排除肺血栓栓塞症。②肺功能检查:可进一步明确呼吸困难类型。第一秒用力呼气容积($FEV_1 < 1$ L),可提示严重 COPD。③支气管激发试验或运动试验阳性、支气管舒张试验阳性、峰值呼气流速(PEF)昼夜波动率≥20%,这三者有其一即可考虑为支气管哮喘急性发作。

4. 病情严重程度评估与判断 可以通过评估患者的心率、血压、血氧饱和度、意识及患者的呼吸型态、异常呼吸音、体位、讲话方式、皮肤颜色等,初步判断患者呼吸困难的严重程度。

(1)讲话方式:患者一口气不间断地说出话语的长度是反应呼吸困难严重程度的一个指标。能说完整的语句表示轻度或无呼吸困难,说短语为中度呼吸困难,仅能说单一词汇常为重度呼吸困难。

(2)体位:可以提示呼吸困难的程度。可以平卧为没有或轻度呼吸困难,可平卧但取端坐位常为中度呼吸困难,无法平卧可能为严重呼吸困难。

(3)气胸威胁生命的征象:气胸的患者如出现下列中任何一项,即为威胁生命的征象:张力性气胸、急剧的呼吸困难、低血压、心动过速、气管移位。

(4)急性肺血栓栓塞症病情危险程度:①低危险肺血栓栓塞症:血压正常,无右心室功能不全。②次大块肺血栓栓塞症:血压正常,但出现右心室功能不全。③大块肺血栓栓塞症:右心室功能不全,伴低血压或心源性休克,即体循环动脉收缩压<90 mmHg,或较基础值下降幅度≥40 mmHg,持续 15 min 以上。

(三)救治与护理

1. 救治原则 呼吸困难一般起病急,进展快。治疗原则是保持呼吸道通畅,纠正缺氧和(或)二氧化碳潴留,纠正酸碱平衡失调,为基础疾病及诱发因素的治疗争取时间,最终改善呼吸困难取决于病因治疗。

2. 护理措施

1)即刻护理措施:任何原因引起的呼吸困难均应以抢救生命为首要原则。①保持呼吸道通畅。②氧疗:给予鼻导管、面罩或鼻罩吸氧。COPD 伴有 CO_2 潴留和肺栓塞合并通气功能障碍时应先给予低流量氧气吸入。哮喘急性发作时,可先经鼻导管给氧,如果缺氧严重,应经面罩或鼻罩给氧,只有 CO_2 潴留时才需限制吸氧浓度。ARDS 患者给予高浓度(>50%)吸氧。③建立静脉通路,保证及时给药。④心电监护:监测心率、心律、血压、呼吸和血氧饱和度。⑤采取血标本:采血查动脉血气分析、D-二聚体、血常规、离子等。⑥取舒适体位,嘱患者安静,取半坐卧位或端坐位,昏迷或休克患者取平卧位,头偏向一侧。⑦备好急救物品:如患者呼困难严重,随时做好建立人工气道(气管插管或气管切开)、机械通气的准备与配合工作,备好吸引器等抢救物品和抢救药品。⑧做好隔离措施:对高度怀疑传染性的呼吸系统疾病,应注意做好自我防护,防止交叉感染,如戴口罩、手套,穿隔离衣等。

2)观察病情的变化:

(1)观察呼吸频率、节律等伴随症状的变化:患者若出现突发性呼吸急促、无法平卧及咳粉红色泡沫痰时,则表明可能为急性左心衰竭;患者若出现顽固性低氧血症,且氧疗后呼吸困难症状仍不能改善时,则可能为肺栓塞。

(2)观察患者心律、心率及血压的变化:患者若发生快速房颤、频发室性早搏时则需立即采用抗心律失常药物治疗;患者若发生室速、室颤则需立即除颤;患者若血压过高或过低则需找出原因进行相应处理。

(3)监测 PaO_2、$PaCO_2$ 与 SaO_2:给予正确合理的氧疗。单纯低氧血症的 $PaO_2 < 60$ mmHg,采用高浓度鼻导管或面罩给氧;低氧血症伴高碳酸血症的 $PaCO_2 > 50$ mmHg,$PaO_2 < 60$ mmHg,采用持续低流量鼻导管给氧。

(4)观察患者体征、意识、呼吸困难发作的频率、临床症状、持续时间等的变化,并做好详细记录。护理时需加强对患者的护理观察,尤其是夜间更需仔细、认真护理。

3)心理护理:突发呼吸困难患者因呼吸费力、舒适度降低等因素,患者极易产生焦虑、不安、恐惧、急躁等不良情绪,故在对患者进行护理时应态度亲切、和蔼,以建立良好的护患关系。另外,医护人员需掌握熟练的技能及专业知识,对患者的疑问可以用简单、精准的语言进行回答。对情绪极度不稳定者可转移话题,进行适当的文体活动或列举一些成功的案例来消除不良心理对患者的影响。最后,医护人员还需与患者家属多进行沟通,让患者得到来自家庭的鼓励,从而树立与病魔抗争的信心。

3. 健康教育 医护人员需根据患者及家属的需要讲解与该病相关的健康知识,让患者学会自我观察病情。对突发呼吸困难缓解期的患者,需给予与之相适应的健康锻炼来增强患者的体质,鼓励患者进行膈肌活动、呼吸功能锻炼提高其有效通气量。指导患者保持良好的情绪,注意保暖,平衡饮食,按时、按量用药。

二、窒息

窒息(asphyxia)是指气流进入肺脏受阻或吸入气缺氧导致的呼吸停止或衰竭状态。一旦发生窒息,可迅速危及生命,应立即采取相应措施,判明原因,积极进行抢救。本部分主要讨论气道阻塞引起的窒息。

（一）病因与发病机制

引起窒息的原因各异,但其发病机制都是由于机体的通气受限或吸入气体缺氧导致肺部气体变换障碍,引起全身组织、器官缺氧进而导致体内酸碱失衡、各脏器功能不全或衰竭而死亡。其原因有:①气道阻塞:呼吸道分泌物部分或完全堵塞呼吸道或人工气道管腔、气道异物、喉阻塞、淹溺、颈部被缠或被捏、食物(如流食)或出血等阻塞气道。②低氧呼吸:如 CO 中毒等。③接触氰化物,闭气过久,被沙、山泥或雪活埋等。

（二）病情评估与判断

1. 气道阻塞的原因判断 通过病史、血气分析、胸部平片、纤维支气管镜检查,可分别判断不同原因引起的窒息。

2. 临床表现 气道阻塞的患者常呈吸气性呼吸困难,出现"四凹征"(胸骨上窝、锁骨上窝、肋间隙及剑突下软组织)。根据气道是否被完全阻塞可分为以下两类。

(1)气道不完全阻塞:患者张口瞪目,有咳嗽、喘气或咳嗽微弱无力,呼吸困难,烦躁不安。皮肤、甲床和口腔黏膜发绀,面色青紫。

(2)气道完全阻塞:患者面色灰暗青紫,不能说话及呼吸,很快失去知觉,陷入呼吸停止状态。如不紧急解除窒息,将很快导致死亡。

气道阻塞引起窒息的严重程度分级,可分为以下4度。

Ⅰ度:安静时无呼吸困难,当活动或哭闹时出现轻度的呼吸困难,可有轻度的吸气性喉喘鸣及胸廓周围软组织凹陷。

Ⅱ度:安静时有轻度呼吸困难,吸气性喉喘鸣及胸廓周围软组织凹陷,活动或哭闹时加重,但不影响睡眠和进食,无烦躁不安等缺氧症状,脉搏尚正常。

Ⅲ度:呼吸困难明显,喉喘鸣声较响亮,吸气性胸廓周围软组织凹陷显著,并出现缺氧症状,如烦躁不安、不易入睡、不愿进食、脉搏加快等。

Ⅳ度:呼吸极度困难,患者坐立不安、手足乱动、出冷汗、面色苍白或发绀、心律不齐、脉搏细速、昏迷、大小便失禁等。若不及时抢救,则可因窒息以致呼吸、心跳停止而死亡。

(三)救治与护理

1. 救治原则 当窒息发生时,保持呼吸道通畅是关键,其次是采取病因治疗。对于气道不完全阻塞的患者,应查明原因,采取病因治疗和对症治疗,尽早解除气道阻塞。对于气道完全阻塞的患者,应立即解除窒息,或做好气管插管、气管切开或紧急情况下环甲膜穿刺的准备。

2. 护理措施

1)即刻护理措施:①迅速解除窒息因素,保持呼吸道通畅。②给予高流量氧气吸入,使血氧饱和度恢复90%以上,必要时建立或重新建立人工气道,给予人工呼吸支持或行机械通气。③保证静脉通路畅通,遵医嘱给予药物治疗。④监测生命体征:给予心电、血压、呼吸、血氧饱和度监护,遵医嘱采动脉血做血气分析。⑤备好急救物品:如吸引器、呼吸机、气管插管、喉镜等开放气道用物。

2)根据窒息的严重程度,配合给予相应的救治与护理。

(1)Ⅰ度:查明病因并进行针对性治疗,如由炎症引起,按医嘱应用抗生素及糖皮质激素控制炎症。若由分泌物或异物所致,尽快清除分泌物或取出异物。

(2)Ⅱ度:针对病因治疗,多可解除喉阻塞。

(3)Ⅲ度:严密观察呼吸变化,按医嘱同时进行对症治疗及病因治疗。经保守治疗未见好转、窒息时间较长、全身情况较差者,应及早做好气管插管或气管切开的准备。

(4)Ⅳ度:需立即行气管插管、气管切开或环甲膜穿刺术,应及时做好吸痰、吸氧及其相关准备与配合工作。

应注意的是:气管阻塞或气道异物引起的窒息,如条件允许,即使Ⅲ度、Ⅳ度呼吸困难,也可把握好时机,有效清理呼吸道或将异物取出后即可缓解呼吸困难,而不必首先行气管插管或气管切开术。

3)气道异物的护理:气道异物有危及生命的可能,应尽早配合取出异物,以保持呼吸道通畅,防止窒息及其他并发症的发生。可使用Heimlich手法排除异物,或经内镜(直接喉镜、支气管镜、纤维支气管镜)取出异物。如确实难以取出的异物,应做好开胸手术、气管切开的准备。对有明显气道阻塞的患者,紧急情况下可用粗针或剪刀行环甲膜穿刺或切开术,以开放气道。

4) 喉阻塞的护理:喉阻塞患者的护理重点是保持呼吸道通畅。对舌后坠及喉阻塞者,可使用口咽通气管开放气道。如气管狭窄、下呼吸道梗阻所致的窒息,应立即做好施行气管插管或气管切开术的准备,必要时行人工机械通气。

5) 大咯血窒息时的紧急处理:如为肺部疾病所致大咯血,有窒息前兆症状时,应该:①立即将患者取头低足高45°的俯卧位,轻拍背部以利引流。②保证呼吸道通畅,及时吸出口腔内的血块。③在解除呼吸道阻塞后按医嘱给予氧气吸入、呼吸兴奋剂,以改善缺氧。

6) 严密观察病情变化:随时注意患者呼吸、咳嗽及全身情况,如患者窒息后呼吸急促、口唇发绀、烦躁不安等症状仍不能改善或逐渐加重,应准备继续进行抢救。

7) 需要时,做好经纤维支气管镜或喉镜取异物的术前准备工作。

8) 心理护理:嘱患者安静休息,避免剧烈活动,对精神紧张的患者,做好患者的解释和安慰工作。

第二节 循环系统急症

一、心绞痛急性发作

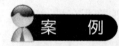

王××,男,64岁。因活动后心前区疼痛1年,加重2月入院。患者1年前开始上3层楼时出现心前区闷痛,伴左上肢酸痛,每次持续几十秒至1 min,休息约1 min可缓解,每个月发作1~2次。2个月前开始在用力、情绪激动时出现心前区闷痛,持续达10 min,伴冷汗、头昏、乏力,同时有整个左上肢酸痛或不适,经休息或含服"速效救心丸"或"消心痛片"3~5 min方可缓解,每个月发作5~6次。有原发性高血压病史10年,嗜烟(20支/天,30年),少量饮酒。

体检:T 36.6 ℃,P 70次/分,R 18次/分,BP 168/96 mmHg。神志清楚,眼睑无苍白,口唇无发绀。颈软,颈静脉不怒张。胸廓无叩、压痛,双肺叩诊清音,呼吸音清晰,无干湿啰音。神经系统查体未见异常。请问:

1. 患者的初步诊断是什么?

2. 应如何进行救治?

心绞痛是指由于冠状动脉供血不足导致心肌暂时性缺血、缺氧,以发作性胸痛或胸部不适为主要表现的临床综合征。其特点为劳累时出现胸骨后或心前区的短暂性、压榨性疼痛,可放射至左肩部、左上肢或颈部,经休息、使用扩张冠状动脉药物后疼痛缓解。心绞痛急性发作是急诊中较常见到的心血管急症之一,绝大多数患者是以冠状动脉粥样硬化或冠状动脉痉挛为基本病因,是缺血性心脏病(冠状动脉性心脏病)的常见类型。

(一) 病因与发病机制

心绞痛最基本的原因是冠状动脉粥样硬化引起血管管腔狭窄和(或)痉挛。其他病因以重度主动脉瓣狭窄或关闭不全较为常见,肥厚型心肌病、先天性冠状动脉畸形、冠状动脉扩张症、冠状动脉栓塞等亦可是本病病因。本病多见于男性,40岁以上,劳累、情绪激动、饱餐、受寒和急性循环衰竭等为常见诱因。

冠状动脉某主支由于动脉粥样硬化使管腔狭窄程度达横断面积的75％以上,心肌耗氧量增加而氧供不足;或某些原因引起交感神经过度兴奋,致使机体儿茶酚胺类物质分泌过多引发冠状动脉痉挛,冠状动脉内相对血流减少使心肌发生急性缺血。正常情况下,机械性刺激并不能使心脏引起疼痛反应,当冠状动脉的氧供与心肌的氧耗之间失衡导致心肌急性缺血、缺氧时,心肌组织内积聚过多的乳酸、丙酮酸等酸性代谢产物及缓激肽、组胺等物质刺激心脏内自主神经传入感受器,经胸交感神经节将冲动传至相应的脊髓节段,后经脊髓丘脑束传至大脑皮质产生疼痛感觉。由于内脏感觉迟缓,而躯体感觉敏感、定位准确,因此,心绞痛主要以胸1～5脊神经所分布皮肤区域的痛感表现出来。

(二)病情评估与判断

1. 临床表现

1)症状:以发作性胸痛为主要临床表现,疼痛的特点如下。心绞痛与急性心肌梗死的鉴别见表7-1。

(1)疼痛部位:疼痛部位多发生在位于胸骨体上中段的胸骨后,部分患者可波及心前区,范围约手掌大小,界限不很清楚,常向左肩、左臂内侧及左手处放射。非典型疼痛发作者有时对疼痛部位叙述不清,可出现疼痛位于胸骨下段及上腹部,亦可出现向颈部、下颌部或咽部放射性的疼痛。

(2)疼痛性质:典型的心绞痛多呈现为压榨性、窒息性或紧缩性疼痛,无锐痛或刺痛,偶伴濒死感。疼痛发作时症状轻微,随后迅速加剧,常常迫使患者不自觉地停止原来正在进行的活动。非典型患者可表现为伴有气短的持续性胸部闷痛。

(3)疼痛发作时间:大多数患者发作时间短暂,症状持续3～5 min后可自行消失,除自发性心绞痛发作外,一般很少有疼痛超过15 min者。

(4)疼痛发生频率:依病情严重程度及受各种因素影响不同而异,病情较轻者可数天或数周发作一次,甚至数月内不发病;病变较重者亦可一日发作几次或十几次。

(5)缓解方法:大多数患者在稍事休息后疼痛即可减轻或消失,病情略重者一般在舌下含服硝酸甘油类药物1～5 min后疼痛也可缓解。

(6)诱发因素:仔细询问病史,大多数心绞痛急性发作均有诱发因素,如体力劳动或活动、情绪激动或紧张、饱餐、过度吸烟、气温骤变或寒冷、各种原因所致的心动过速或心律失常。此外,血压过高或过低、创伤及其他部位的疼痛、糖尿病发生低血糖等特殊因素也可诱发心绞痛。

2)体征:心绞痛常无特异性体征,很难依据客观体征作出诊断。但在心绞痛急性发作时,部分患者可能表现为面色苍白、焦虑、皮肤出汗、血压升高、心率增快、节律不整,心脏听诊可闻及早搏、第三心音或第四心音、奔马律,甚至有第二心音逆分裂,心尖部可有一过性收缩期杂音。

表 7-1　心绞痛与急性心肌梗死的鉴别

临床表现	心绞痛	急性心肌梗死
胸痛特点		
疼痛性质	沉重紧缩感	压榨性、剧烈
疼痛时限	几分钟	几小时以上
硝酸甘油作用	疼痛迅速消失	无效

续表

临床表现	心绞痛	急性心肌梗死
诱发因素	用力、兴奋、饱餐等	用力、兴奋、饱餐等,有时不明显
休克	无	常有
血压	可升高	常降低
气急或肺水肿	一般无	常有
坏死组织反应		
发热	无	常有
白细胞计数	正常	增高
血沉	正常	快
血清谷草转氨酶等	正常	增高
心包摩擦音	无	可有
心电图改变		
ST 段	降低,恢复快	抬高几小时以上
T 波	暂时低平或倒置	持久性改变
QRS 波群	不改变	常有异常 Q 波

2. 临床分型 心绞痛的临床分型有利于判断病情轻重,选择治疗措施,估计预后。参照世界卫生组织的"缺血性心脏病的命名及诊断标准",可将心绞痛分为如下几型。

(1)劳累性心绞痛:心绞痛发作常由于体力劳动或其他增加心肌需氧量的因素而诱发,休息或含服硝酸甘油后可迅速缓解。其原因主要是冠状动脉狭窄使血流不能按需求相应的增加,出现心肌氧的供求不平衡。①稳定型心绞痛:劳累性心绞痛在 1~3 个月内发作的诱因、次数、程度、持续时间、部位、缓解方式等大致相同。②初发型心绞痛:过去未发作过心绞痛或心肌梗死,初次发生劳累性心绞痛的时间不足一个月者;既往有稳定型心绞痛已长期未发作,而现再次发生,时间不足一个月者。③恶化型心绞痛:原为稳定型心绞痛,近 3 个月内发作的频率、程度、时限、诱因经常变动,进行性恶化,硝酸甘油不易缓解。

(2)自发性心绞痛:心绞痛发作与心肌需氧量增加无明显关系,常与冠状动脉血流储血量减少有关。疼痛程度较重,时限较长,不易为硝酸甘油所缓解。①卧位型心绞痛:休息、睡眠时发作,硝酸甘油不易缓解。②变异型心绞痛:常在夜间或清晨发作,发作时伴有心电图 ST 段抬高,发作时间较长,主要为冠状动脉痉挛所致。③急性冠状动脉功能不全:亦称中间综合征。常在休息或睡眠时发生,时间可达 30 min 至 1 h 或以上,但无心肌梗死表现,常为心肌梗死的前奏。④梗死后心绞痛:急性心肌梗死发生后一个月内再发的心绞痛。

(3)混合性心绞痛:具有劳累性和自发性两类心绞痛的特点,由冠状动脉狭窄使冠状动脉血流储备量减少,而这一血流储备量的减少又不固定,经常波动性地发生进一步减少所致。临床上常将除稳定型心绞痛之外的以上所有类型的心绞痛及冠脉成形术后心绞痛、冠脉旁路术后心绞痛等归入不稳定型心绞痛。

3. 辅助检查

(1)心电图检查:一般很难根据心电图判断是否存在心绞痛,部分患者即使在急性发作期也常缺乏特异性心电改变。心电图显示有典型心肌缺血改变时对诊断有重要提示意义:①以

R 波为主的导联中 ST 段下移＞0.1 mV 或出现 T 波倒置；②变异性心绞痛发作时 ST 段抬高；③心绞痛发作缓解后，有变化的 ST 段及 T 波又恢复正常。运动负荷心电图及 24 h 动态心电图检查可明显提高缺血性心电图的检出率，目前已作为常用的心电图检查。

（2）放射性检查：对心绞痛发作无直接的诊断意义，但对鉴别其他原因所致的胸痛有一定的参考价值。

（3）心肌酶学检测：绝大多数心绞痛发作患者并无心肌酶学改变，少数不稳定型心绞痛发作患者的心肌酶可有轻度升高；为进一步对部分临床症状较重患者与急性心肌梗死（acute myocardial infarction，AMI）患者相鉴别，心肌酶学监测具有重要意义。

（4）冠状动脉造影：可使左、右冠状动脉及其主要分支得到清楚的显影。一般认为，管腔面积缩小 70% 以上会严重影响血液供应，50%～70% 也有一定意义。本检查具有确诊价值，并对选择治疗方案及预后判断极为重要。

（三）救治与护理

1. 救治措施　治疗原则为快速改善冠状动脉血流，减少心肌氧耗，控制及纠正诱发因素。

1）休息：对劳力性心绞痛，应指导患者于发作时立即停止原来活动或劳动，就地休息，症状轻微者大多短时间可自行缓解。

2）吸氧：根据患者发作时症状轻重不同，经鼻导管或面罩给予 1～5 L/min 流量的氧疗。

3）镇静：由于心绞痛急性发作期大多数患者伴有精神紧张，在扩张冠状动脉治疗的同时给予镇静剂常可起到辅助治疗效果。常用药物及用法如下：①地西泮 5 mg 即刻口服，10 mg 肌内注射或静脉注射；②艾司唑仑 1 mg 即刻口服。

4）抗心绞痛相关药物及治疗：

（1）硝酸盐类制剂：此类药物为平滑肌松弛剂，可以迅速使容量血管及阻力血管发生扩张，降低心脏的前后负荷而减少心肌耗氧量；同时对冠状动脉也有扩张作用，增加其血流量，能在短时间内缓解心绞痛；但对冠状动脉痉挛引起的缺血效果差。常用药物与用法如下：①硝酸甘油，是心绞痛治疗的最经典药物，临床剂型较多，急性发作期治疗较常用的给药方式有：普通片剂 0.3～0.6 mg 舌下含服，紧急时可将药片轻轻嚼碎含化，1～2 min 内即可产生疗效，大多数患者在 5 min 左右即可缓解，药物作用维持 20～30 min。②二硝酸异山梨醇酯（消心痛），是目前应用最广泛的口服硝酸酯类药物，心绞痛急性发作时以 5～10 mg 舌下含服，5 min 左右发挥疗效，继之可以同等剂量口服以维持疗效。③单硝酸异山梨醇（欣康），药物进入机体后释放一氧化氮（NO），可激活鸟苷酸环化酶，从而使血管平滑肌松弛，减轻心脏前后负荷降低心肌耗氧量。此药最大特点是不经肝脏分解代谢，血药浓度较高。一般多以 20 mg 口服或以 10 mg 稀释后静脉滴注。

（2）钙通道阻滞剂：此类药物主要是阻滞跨膜 Ca^{2+} 内流而松弛血管平滑肌，抑制心肌收缩力，由此降低心脏负荷及心肌耗氧量；同时可以解除冠状动脉痉挛而增加血供。常用药物与用法如下：①硝苯地平，对急性期患者可以 5～10 mg 舌下含服，缓解后以同等剂量每日 3 次口服。②维拉帕米，很少单独应用于心绞痛发作时的救治，但对同时伴有室上性心动过速、多发房性早搏及快速房颤心电改变的患者有较好疗效。

（3）β 受体阻滞剂：主要通过阻断儿茶酚胺对 P 受体的兴奋作用来减慢心率、降低心肌收缩力及外周阻力，从而降低心肌耗氧量以缓解心绞痛发作；特别适用于心绞痛发作伴有窦性心动过速、期前收缩、室上性心动过速、房颤，以及血压偏高者。常用药物有美托洛尔等，缓解期是否继续应用要视患者具体病情而定。此类药物对伴有心力衰竭、心动过缓、房室传导阻滞、支气管哮喘者不宜使用,并且不宜同维拉帕米合用。

(4)其他药物或方法:目前抗心绞痛药物临床应用种类较多,部分药物主要适用于缓解期的治疗,急性发作也可使用,但有些品种不能发挥即刻效应,选用药物时应注意。①中成药:可使用速效救心丸、益心丸、麝香保心丹、冠心舒和丸等药物。②罂粟碱:30～60 mg 肌内注射,可依病情需要反复使用,该药长期应用具有成瘾性,不宜久用。③极化液:于 10％葡萄糖 500 mL 中加胰岛素 8～10 U、氯化钾 1.5 g 静脉滴注,1～2 次/天,7～14 天为一个疗程,慢性心律失常者禁用。④低分子肝素:可缓解心绞痛发作,特别是对不稳定型心绞痛有明显疗效。⑤经皮腔内冠状动脉成形术:适用于经正规的内科积极治疗仍有频繁心绞痛发作,持续时间明显延长,或伴有血流动力学不稳定的患者。⑥冠状动脉旁路移植术(coronary artery bypass grafting,CABG):对严重的左主干或三支血管病变及经皮腔内冠状动脉成形术(PTCA)效果不佳或失败的患者可行冠状动脉旁路移植术。

2. 护理措施

(1)心绞痛发作时立即停止活动,卧床休息,协助患者采取舒适的体位,解开衣领;安慰患者,解除紧张不安情绪,以减少心肌耗氧量。

(2)给予硝酸甘油或二硝酸异山梨醇酯置于舌下含服,若服药 3～5 min 后仍不缓解,可再服一片。

(3)描记心电图,通知医师,必要时吸氧。

(4)对于心绞痛发作频繁或含服硝酸甘油效果差的患者,遵医嘱静脉滴注硝酸甘油,监测血压变化,注意滴速的调节,并嘱患者及家属切不可擅自调节滴速,以免造成低血压。部分患者用药后可出现颜面潮红、头胀痛、头部跳动感、心悸等不适,应告诉患者是由于药物导致头面部血管扩张造成的,以解除其顾虑。

(5)评估和记录患者疼痛的部位、性质、程度、持续时间、用药效果,严密观察血压、心率、心律变化和有无面色改变、大汗、恶心、呕吐等。嘱患者疼痛发作或加重时要告诉护士,警惕心肌梗死。

(6)患者疼痛缓解后,与其一起寻找引起心绞痛发作的诱因,总结预防发作的方法。

(7)纠正冠心病的危险因素,避免心绞痛的诱因:

①调整生活习惯,避免过度紧张或情绪激动,保持心境平和。

②避免过度劳累或较长时间的工作,对稳定型心绞痛患者可以从事轻体力工作,而不稳定型心绞痛患者则应休息,积极治疗。

③少盐低脂饮食,进食不宜过饱。并注意增加饮食中纤维素含量,以保持大便通畅。

④避免寒冷刺激。突然的寒冷刺激可以诱发冠状动脉痉挛引起心绞痛。

⑤经常参加一定量的体力劳动及适当的体育锻炼,有助于侧支循环的建立,能加强对心血管系统的锻炼。最大活动量以不引起不适为原则。若在活动后出现呼吸困难、胸痛、脉搏过快,应立即停止活动,并予积极的处理,如含服硝酸甘油、吸氧。

⑥避免重体力劳动、竞赛性运动和屏气用力动作,如推、拉、抬、举、用力排便等。

⑦按心绞痛发作的规律,在必要的体力活动前舌下含服硝酸甘油预防发作。

⑧戒烟。

⑨适时指导患者识别心绞痛的先兆、症状表现及急救措施。

3. 健康教育

(1)执行心血管系统疾病健康教育。

（2）指导患者学会控制情绪，保证睡眠充足。

（3）指导患者掌握治疗原则：活动量需逐渐增加，以不引起不适症状为宜；避免重体力劳动或剧烈活动，可以选择散步、骑车、太极拳等轻柔的活动项目；在任何情况下，心绞痛发作时，应立即停止活动并就地休息。

（4）合理饮食，避免暴饮暴食及进食高脂肪高热量食物，控制食盐摄入量，每日不超过6 g，增加饮食中的纤维素含量，保持大便通畅。大便时避免用力，必要时可使用缓泻剂或开塞露。戒烟限酒，不饮浓茶或咖啡。

（5）随身携带"保健盒"，学会正确使用药物。

（6）洗澡时间不宜过长，水温不宜过高或过低，不宜在饱餐或饥饿时洗澡，洗澡时不宜锁门。

（7）告知患者识别心肌梗死的先兆症状，如心绞痛发作频繁或程度加重，含服硝酸酯类药物无效时，应立即呼叫120。

二、致命性心律失常

心律失常（cardiac arrhythmia）是指心脏冲动的频率、节律、起源部位、传导速度或激动次序的异常。危险性心律失常是指可以迅速导致晕厥、心绞痛、心力衰竭、休克，甚至心搏骤停的心律失常。危险性心律失常是临床常遇到的一种急危重症，如果不能及时识别和处理，患者可在短期内死亡。

心律失常按其发生原理，可分为冲动形成异常和冲动传导异常，按照心律失常发生时心率的快慢，可将其分为快速性心律失常与缓慢性心律失常两大类。快速性心律失常是指心率＞100 次/分，缓慢性心律失常是指心率＜60 次/分，可导致临床症状的缓慢性心律失常通常心率＜50 次/分。心室率过快或过慢，均可使心脏有效射血功能不全，血流动力学不稳定而导致生命危险。如快速性心律失常中的心室颤动、室性心动过速、尖端扭转型室性心动过速、快速心房颤动、阵发性室上性心动过速等；缓慢性心律失常中的高度房室传导阻滞，如第二度Ⅱ型房室传导阻滞和第三度房室传导阻滞。

（一）病因与发病机制

危险性心律失常主要的病因包括：①各种原因的器质性心脏病变：急性冠状动脉综合征、心肌病、先天性心脏病、病态窦房结综合征等。②药物的毒性作用：洋地黄、奎尼丁、胺碘酮等。③电解质紊乱：低血钾、高血钾、低血镁等。④长 QT 综合征等。

心律失常的发生机制包括冲动形成的异常和（或）冲动传导的异常。窦房结、结间束、冠状窦口附近、房室结的远端和希氏束-浦肯野系统等处的心肌细胞均具有自律性。自主神经系统兴奋性改变或内在的病变，均可导致不适当的冲动发放。此外，原来无自律性的心肌细胞，如心房、心室肌细胞，亦可在病理状态下出现异常自律性。冲动传导异常可以产生折返，折返是快速心律失常的最常见发病机制。

（二）病情评估与判断

1. 初步评估　评估任何危险性心律失常患者的关键是确定是否存在脉搏。如果没有脉搏，立即心肺复苏。了解患者发病时的感觉，如血压、心律（率）及有无黑蒙、晕厥、抽搐等现象。一旦有此类情况发生，不必等待心电图检查结果，应一律按危险性心律失常处理。

2. 进一步评估　快速性心律失常患者血流动力学稳定时，评估心电图，确定 QRS 波是宽还是窄，是规则还是不规则，规则的窄 QRS 波（＜0.12 s）心动过速常为阵发性室上性心动过速。规则的宽 QRS 波(＞0.12 s)心动过速可能为室性心动过速。快速心房颤动可表现为不规则的窄 QRS 波心动过速。伴随差异性传导的心房颤动、预激综合征伴心房颤动、尖端扭转型室性心动过速等亦可表现为不规则的宽 QRS 波心动过速。

3. 临床表现 主要包括心悸、头晕、乏力、胸闷等,一般患者不会立即有生命危险。快速心律失常可使心脏病的患者发生心绞痛、心力衰竭、肺水肿、休克。心率过于缓慢的心律失常可发生阿-斯综合征,引起晕厥或抽搐。

心律失常症状的轻重取决于心律失常类型、心率快慢、持续时间、有无血流动力学变化及潜在心脏疾病的严重程度。①阵发性室上性心动过速:突然发作,可能持续数秒、数小时或数日。根据患者发作时的心率、持续时间、伴发的心脏病及其严重程度的不同,可出现心悸、眩晕、心绞痛、晕厥、心力衰竭等表现。听诊心室率可达 150～250 次/分,大多心律绝对规则,心尖部第一心音强度恒定。②心房颤动:轻重取决于心室率的快慢,如心室率超过 120 次/分,患者出现心悸、胸闷、头晕、乏力等现象,则需要处理。心室率超过 150 次/分,患者可发生心绞痛与充血性心力衰竭。心室率超过 180 次/分,可能引起心室颤动。③室性心动过速:非持续性室性心动过速(发作时间小于 30 s,可自行终止)的症状较轻微。持续性室性心动过速(发作时间超过 30 s,需药物或电复律终止)常伴有明显血流动力学障碍与心肌缺血的症状,使心、脑、肾等脏器血液供应骤然减少,临床可出现心绞痛、呼吸困难、少尿、低血压、晕厥、休克甚至猝死。④尖端扭转型室性心动过速:多形性室性心动过速的一个特殊类型,可进展为心室颤动和猝死。心室颤动是心室静止前的心电图征象,临床表现为意识丧失、抽搐、呼吸停止甚至死亡,体检既无心音也无脉搏。⑤第三度房室传导阻滞:症状取决于心率的快慢与伴随基础病变。如心室率过慢导致脑缺血,出现暂时性意识丧失,甚至抽搐,即阿-斯综合征,严重者可猝死。另外亦可因组织器官灌注不足而出现疲乏、晕厥、心绞痛、心力衰竭等症状。听诊第一心音强度不等,可闻及心房音,血压偏低。

4. 心电图表现

(1) 阵发性室上性心动过速:①心率 150～250 次/分,节律规则。②QRS 波群形态和时限正常,若发生室内差异性传导或原有束支传导阻滞时,QRS 波群可宽大畸形。③P 波呈逆行性(Ⅱ、Ⅲ、aVF 导联倒置,aVR 导联直立)或房性 P 波,常埋藏于 QRS 波群内或位于其终末部分,P 波与 QRS 波群有恒定关系。

(2) 心房颤动:心电图表现为 P 波消失,代之以间隔不均匀、振幅不等、形状不同的 f 波,频率 350～600 次/分;RR 间期绝对不等,心室率通常在 100～160 次/分;QRS 波群形态一般正常,当心室率过快时,QRS 波群增宽变形。

(3) 室性心动过速:心电图特征表现为 3 个或 3 个以上的室性期前收缩连续出现;宽大畸形 QRS 波群,时限超过 0.12 s;ST-T 波方向与 QRS 波群主波方向相反;心率通常为 100～250 次/分;节律可略不规则;偶发心房激动夺获心室或发生室性融合波。根据发作时 QRS 波群形态,又可分为单形性室速和多形性室速。

(4) 尖端扭转型室速:心电图表现为 QRS 波群的振幅与波峰围绕等电位线上下扭转,呈周期性改变,频率 200～250 次/分,QT 间期通常超过 0.5 s,U 波显著。

(5) 心室颤动:心电图表现为 QRS-T 波群消失,呈形态、振幅各异的不规则心电波形,频率 250～500 次/分。

(6) 第二度Ⅱ型房室传导阻滞:心电图表现为 PR 间期恒定,间断或周期性出现 P 波后QRS 波脱落,下传搏动的 PR 间期大多正常;阻滞位于希氏束-浦肯野系统,QRS 波群增宽,形态异常。

(7)第三度房室传导阻滞:①PP间期和RR间期有各自的规律性,P波与QRS波群无传导关系。②P波频率较QRS波群频率为快。③心室起搏点位于希氏束及其近邻,QRS波群正常,心室率40~60次/分;若位于室内传导系统的远端,则QRS波群增宽,心室率可低至40次/分以下,心室律常不稳定。

(三)救治与护理

1. 救治原则 积极治疗基础疾病,纠正和预防诱发或触发因素,尽快终止心律失常,改善血流动力学状态。建立稳定的窦性心律和稳定的血流动力学状态;积极药物和非药物干预防止心律失常再发生。

2. 护理措施

1)病情监测:

(1)心电监护:血压、呼吸、脉搏和心电活动的检查和监测,尤其注重有无心率的突然改变和血流动力学障碍的征兆,并将这些情况准确记录,出现以下变化,应及时与医生联系,随时做好急救处理的准备。

①心律:频发室性期前收缩(每分钟5次以上),或室性期前收缩呈二联律;连续出现2个以上多源性室性期前收缩,或反复发作的短阵室速;室性期前收缩落在前一搏动的T波之上(R on T现象);室颤;不同程度的房室传导阻滞。

②心率:低于50次/分或大于150次/分。

③血压:收缩压低于80 mmHg,脉压小于20 mmHg。

④阿-斯综合征:患者突然意识丧失、昏迷或抽搐、心音消失、血压测不到、呼吸停止或发绀、瞳孔散大。

(2)病情监测与处理:监测电解质及酸碱平衡状况,密切观察患者的意识状态、脉率及心率、呼吸、血压、皮肤黏膜状况等。一旦发生猝死的表现如意识突然丧失、抽搐、大动脉搏动消失、呼吸停止,立即进行抢救,如心脏按压、人工呼吸、电复律或配合临时起搏等。

(3)做好急救的准备工作:核对和检查除颤器、吸痰器、气管插管装置、呼吸机、输液泵等急救设备,以及急救药品、导电糊的放置位置,使之处于随时可以应用的良好状态。

(4)安放监护电极前注意事项:清洁皮肤,电极放置部位应避开胸骨右缘及心前区,以免影响做心电图和紧急电复律;定期更换电极,观察有无局部皮肤发红、痒等过敏反应,必要时给予抗过敏药物。

(5)医疗文件的记录和保留:急性心律失常起病急骤,病情变化迅速,而各种医疗及护理文件是重要的学术和法律证据,因此应该及时准确书写、记录并妥善保管。

2)体位与休息:

(1)嘱严重心律失常的患者卧床休息,以减少心肌耗氧量和对交感神经的刺激。卧床期间加强生活护理。

(2)嘱患者当心律失常发作导致胸闷、心悸、头晕等不适时采取高枕卧位、半卧位或其他舒适体位,尽量避免左侧卧位,因左侧卧位时患者常能感觉到心脏的搏动而使不适感加重。做好心理护理,使患者保持情绪稳定。

3)给氧:伴有呼吸困难、发绀等缺氧表现时,给予氧气吸入。

4)用药护理:严格按医嘱给予抗心律失常药物,纠正因心律失常引起的心排血量减少,改善机体缺氧状况,提高活动耐力。口服药应按时按量服用,静脉注射药物(如普罗帕酮、维拉帕米)时速度应缓慢,静脉滴注速度严格按医嘱执行。必要时监测心电图,注意用药过程中及用药后的心率、心律、血压、脉搏、呼吸、意识,判断疗效和有无不良反应。常见抗心律失常药物的不良反应举例如下。

(1)奎尼丁:对心脏的毒性反应较严重,可致心力衰竭、窦性停搏、房室传导阻滞、QT间期延长、诱发尖端扭转型室速、发生奎尼丁晕厥。其他如厌食、恶心、呕吐、腹泻、头昏、视觉障碍等多不严重。

(2)利多卡因:在心力衰竭、肝肾功能不全、酸中毒和老年患者,本品半衰期明显延长,应减少剂量,否则可致中枢神经系统毒性反应和心血管系统不良反应。前者如嗜睡、眩晕、感觉异常、视物不清,严重者可有谵妄、昏迷;后者有窦房结抑制、传导阻滞、低血压等。

(3)普罗帕酮:副作用较小。可有胃肠道和神经系统反应如恶心、呕吐及眩晕、口内金属味、眼闪光等。个别患者出现手指震颤、窦房结抑制、房室传导阻滞和低血压,亦可加重心力衰竭、支气管痉挛。

(4)普萘洛尔(心得安):可有低血压、心动过缓、心力衰竭等;可加重哮喘与慢性阻塞性肺疾病;糖尿病患者可能引起低血糖、乏力。

(5)胺碘酮:肺纤维化是其最严重的不良反应,还可发生转氨酶升高、光过敏、角膜色素沉着、甲状腺功能亢进或减退,胃肠道反应如恶心、呕吐、排便习惯改变,心脏方面反应如心动过缓、房室传导阻滞或因QT间期过度延长而致尖端扭转型室速。

(6)维拉帕米(异搏定):偶有肝毒性,增加地高辛血浓度,有负性肌力作用与延缓房室传导作用,可致低血压。

(7)腺苷:可有胸部压迫感、呼吸困难、面部潮红、窦性心动过缓、房室传导阻滞等不良反应,但持续时间通常短于1 min。

5)电复律治疗护理:对异位性快速心律失常或心室颤动,配合医生紧急应用直流电复律或除颤。电复律后应严密监测心率、心律的变化,如有异常及时配合医生处理。

6)介入治疗准备:及时按医嘱做好给予心脏起搏治疗、导管射频消融治疗的准备工作。

3. 健康宣教

(1)向患者及家属讲解心律失常的常见病因、诱因及防治知识。

(2)嘱患者注意劳逸结合、生活规律,保证充足的休息与睡眠;保持乐观、稳定的情绪;戒烟酒,避免摄入刺激性食物如咖啡、浓茶等,避免饱餐。避免劳累、情绪激动、感染,以防止诱发心力衰竭。

(3)有晕厥史的患者避免从事驾驶、高空作业等有危险的工作,有头昏、黑蒙时立即平卧,以免晕厥发作时摔伤。

(4)嘱患者多食纤维素丰富的食物,保持大便通畅,心动过缓患者避免排便时屏气,以免兴奋迷走神经而加重心动过缓。

(5)说明继续按医嘱服抗心律失常药物的重要性,不可自行减量、停药或擅自改用其他药物。教会患者观察药物疗效和不良反应,嘱有异常时及时就诊。

(6)教给患者自测脉搏的方法以利于自我监测病情;对反复发生严重心律失常,危及生命者,教会家属心肺复苏术以备急用。

第三节　消化系统急症

一、急性腹痛

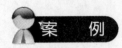

患者,男性,45岁,腹部撞伤2h入院。患者因车祸,当即感到腹部疼痛,送当地医院急诊。经治疗及观察2h后,患者腹痛加剧,烦躁不安,测血压为90/60 mmHg,脉速,怀疑有腹内脏器损伤,转来我院急诊。

体检:患者神志清,急性面容、呻吟,唇发绀,肢端皮肤湿冷,腹稍胀,腹肌中度紧张,有压痛及反跳痛,以左上腹为显,左下腹穿刺抽得不凝固血液,血压60/40 mmHg,脉搏128次/分,呼吸24次/分,X线腹透未见膈下游离气体。拟诊断脾破裂,准备剖腹探查。请问:

1. 该患者目前处于何种状态?

2. 该患者如需手术治疗,术前准备工作有哪些?

急性腹痛(acute abdominal pain)是指发生在1周内,由各种原因引起的腹部不适的症状,是急诊科常见的临床症状之一,也是促使患者就诊的重要原因之一。其共同特点是发病急、变化快、疼痛剧烈和病情复杂,常涉及内、外、妇、儿,甚至神经、精神等多个学科。临床上其病因复杂、表现多样,若延误诊治极易发生严重后果,甚至死亡。

(一)病因与发病机制

1. 腹部病变

(1)腹腔脏器的急性炎症:如急性胃炎、急性胃肠炎、急性肠系膜淋巴结炎、急性肾盂肾炎、急性回肠或结肠憩室、自发性腹膜炎等;急性胰腺炎、阑尾炎、胆囊炎、急性化脓性胆管炎、腹腔内各种脓肿及急性盆腔炎等。

(2)腹腔脏器阻塞或扭转:常见的有急性肠梗阻(包括肠套叠、肠扭转)、腹内/外疝、胆囊或胆道结石、胆道蛔虫症、尿路结石梗阻,肠系膜或大网膜扭转、急性胃或脾扭转、胃黏膜脱垂症,还有卵巢囊肿蒂扭转等。

(3)胃肠道急性穿孔:消化性溃疡急性穿孔、胃肠道癌或肠炎症性疾病急性穿孔、外伤性胃肠穿孔等。

(4)腹腔脏器破裂出血:如腹部外伤所致肝、脾、肾等实质脏器破裂;异位妊娠、卵巢或黄体破裂等。

(5)腹腔脏器血管病变:见于腹主动脉瘤、肾梗死、肠系膜动脉急性栓塞或血栓形成、肠系膜静脉血栓形成、急性门静脉或肝静脉血栓形成、脾梗死、夹层动脉瘤等。

(6)腹壁疾病:如腹壁皮肤带状疱疹。

(7)腹腔其他疾病:如急性胃扩张和痛经等。

2. 腹外邻近器官的病变

(1)胸腔病变:如肺炎常有上腹部的牵涉痛;冠状动脉供血不足常有剑突下疼痛并放射至左臂。

（2）盆腔病变：包括输尿管、生殖系统，如输尿管结石的疼痛常向后腰及腹股沟放射。

（3）胸腰椎病变：疼痛可在上腹部，并可因增加脊柱的屈曲度而加重。

3. 全身性疾病和各种毒素的影响

（1）全身性疾病：如尿毒症、酮症酸中毒、血卟啉病等可引起腹痛。

（2）化学毒物：如砷、铅中毒均可引起腹痛。

4. 神经源性疾病

（1）器质性：如脊髓痨、带状疱疹等均可表现腹痛症状。

（2）功能性：包括空腔脏器痉挛、肠运动功能失调及精神性腹痛等，均需与急性腹痛加以鉴别。

（二）病情评估与判断

评估急性腹痛，应先询问病史、体格检查和选择必要的辅助检查，然后进行综合分析，以确定病变的部位、性质和病因。

1. 一般情况

（1）年龄：幼年时以先天性畸形、肠道寄生虫、肠套叠及嵌顿疝为多见。青壮年以急性胃穿孔、阑尾炎等多见。中老年以胆囊炎、肿瘤、胆石症等发病率高。

（2）性别：如急性胃穿孔、尿路结石男性多见，而胆囊炎、胰腺炎则女性多见。

（3）既往史：了解既往有无溃疡病、阑尾炎等病史，有无腹部外伤及手术史，有无心肺等胸部疾病和糖尿病、高血压史等。女性应了解月经史。

2. 腹痛病史

1）诱因：①与饮食相关：如急性胰腺炎常与油腻饮食或过量饮酒有关；胆石症常发生于进食油腻食物后；胃十二指肠溃疡穿孔常发生于饱食后。②与运动有关：剧烈运动可诱发肠扭转。

2）发病情况：腹痛发生时轻，以后逐渐加重并范围扩大，多为炎症性疾病。突然剧烈腹痛，迅速加重，多见于空腔脏器穿孔或急性梗阻、扭转及实质脏器破裂等。

3）性质：腹痛性质反映了腹腔内脏器官病变的性质，大致可分为三种：①持续性钝痛或隐痛，多表示炎症性或出血性病变，如阑尾炎、肝破裂出血等；②阵发性腹痛，多表示空腔脏器发生痉挛或阻塞病变，腹痛持续时间长短不一，有间歇期，如肠梗阻、泌尿系统结石等；③持续性腹痛伴阵发性加重，常表示炎症与梗阻并存，如肠梗阻伴绞窄、胆道结石伴感染。值得注意的是不同的腹痛可以出现在同一疾病的不同阶段，并可互相转化。

4）部位：对判断病变部位有重要意义，一般来说，最早出现腹痛的部位或腹痛最显著的部位往往就是病变所在位置。①最早出现的部位可能为病变部位，如胃、十二指肠溃疡穿孔患者腹痛初始部位在上腹部，然后波及全腹。②腹痛最显著的部位可能为病变部位，如胆囊炎患者出现右上腹痛，急性胰腺炎患者亦可出现中上腹部剧烈疼痛。

5）程度：腹痛程度可反映腹内病变的轻重，但疼痛的个体敏感性和耐受程度差异较大，影响其评价。刀割样剧痛可能为化学刺激引起，如空腔脏器急性穿孔；梗阻性疾病为剧烈疼痛，如肠扭转、卵巢囊肿蒂扭转、肾绞痛等；脏器破裂出血性疾病引起的腹痛略次之，如宫外孕、脾破裂、肝破裂等；炎症性疾病引起的腹痛较轻，如阑尾炎、肠系膜淋巴结炎等。

6）放射痛：腹痛伴有特殊部位的放射痛对疾病很有诊断价值，如右肩部放射痛者常为胆囊炎；腰背部或左肩放射痛者可能为胰腺炎；而放射到腹股沟的阵发绞痛常为输尿管结石。需注意腹腔外脏器病变有时也可产生放射性腹痛，如胸主动脉夹层、心肌梗死时产生的上腹部疼痛等。

7）伴随症状：对诊断有参考价值。

（1）恶心、呕吐：①呕吐与腹痛的关系：呕吐多发生于腹痛后，如急性胆囊炎、急性阑尾炎和消化性溃疡穿孔合并呕吐。②呕吐物性质与梗阻部位的关系：呕吐物为宿食，不含胆汁，多见于幽门梗阻；呕吐物混有胆汁者，提示梗阻部位在胆总管汇入十二指肠处；呕吐物为褐色、混浊，提示梗阻部位在小肠；呕吐物为粪水样，常为低位肠梗阻。

（2）排便：若腹痛后停止排便、排气，常为机械性肠梗阻；脐周疼痛、腹泻和腥臭味血便提示急性坏死性肠炎。

（3）其他伴随症状：腹腔炎症性病变多伴有不同程度的发热，如急性化脓性胆囊炎、急性阑尾炎等；腹腔内出血或消化道出血者多伴有贫血，严重者可出现休克。

3. 体格检查

1）全身情况：全身情况的观察对急性腹痛患者十分重要，包括患者神志、表情、体位、疼痛或不适的程度等，有助于初步判断病情的轻、重、缓、急。如患者表情痛苦、面色苍白、大汗、仰卧不动或蜷曲侧卧、明显脱水、眼窝凹陷、呼吸浅快等，提示病情较重；心率快伴低血压，则提示存在低血容量。

2）腹部检查：

（1）视诊：①呼吸运动变化：急性腹膜炎时，腹式呼吸运动减弱或完全消失。②腹部外形：全腹膨胀是肠梗阻、肠麻痹或晚期腹膜炎的表现。③蠕动波与胃肠型：急性胃扩张，可见胃型及蠕动波；小肠梗阻时，可见阶梯样肠型。

（2）触诊：①检查方法：从非疼痛区域开始，最后检查病变部位。②腹部压痛最显著的部位往往是病变之所在，是腹膜炎的客观体征，如阑尾炎早期，主诉疼痛在上腹或脐周，但主要压痛点却在右下腹。③肌紧张是由壁层腹膜受刺激所引起的反射性的腹肌痉挛所致，且不受患者的意志支配，为腹膜炎的重要客观体征。高度肌紧张时腹壁呈"板状腹"，主要见于胃、十二指肠穿孔或胆道穿孔。但随着时间延长，腹腔内渗液增加而使腹膜刺激征反而减轻。注意年老体弱、肥胖、小儿或休克患者，腹膜刺激征常较实际为轻。

（3）叩诊：①叩痛最明显的部位往往是病变存在部位；②移动性浊音阳性是腹腔积液的体征，说明腹腔内有渗液或出血。

（4）听诊：判断胃肠蠕动功能，一般选择脐周听诊。肠鸣音活跃、音调高、有气过水声提示机械性肠梗阻。肠鸣音消失或减弱多见于急性腹膜炎、血运性肠梗阻和肠麻痹。上腹部振水音可能提示幽门梗阻或胃扩张。

（5）直肠指诊：盆位阑尾炎可有右侧直肠壁触痛，盆腔脓肿或积血可使直肠膀胱凹窝呈饱满感、有触痛。

4. 辅助检查

1）实验室检查：

（1）梗阻性黄疸、糖尿病酮症酸中毒可见尿糖、尿酮体阳性。

（2）血生化检查：血、尿或腹腔穿刺液淀粉酶明显增高，提示急性胰腺炎。血肌酐、尿素氮升高提示肾功能不全；人绒毛膜促性腺激素有助于异位妊娠诊断。

2）影像学检查：

（1）X线检查：急性腹痛辅助诊断的重要项目之一。腹立位片或透视可观察有无肺炎、胸膜炎，膈肌位置及运动，膈下有无游离气体，胃泡大小，小肠有无积气、液体平面，结肠内有无气体,有无阳性结石影等。膈下游离气体是消化道穿孔或破裂的有力证据,但亦有少部分消化道穿孔患者不出现膈下游离气体。若气体进入腹膜后,则提示十二指肠或升、降结肠后壁穿孔。

（2）B超检查:评价肝、胆、胰、脾、肾、输尿管、阑尾及盆腔内病变的首选方法。B超检查对实质性脏器的损伤、破裂、占位性病变等具有重要的诊断价值。内镜超声诊断在部分急性腹痛诊断中有特殊价值。

（3）CT检查:对于病变定位定性有很大价值,且不受肠管内气体干扰。较普遍应用于某些急性腹痛的诊断和鉴别诊断,特别是对判断肝、胆、胰等实质性脏器病变、十二指肠和主动脉病变方面较超声检查更具优势。

3）诊断性腹腔穿刺:对诊断不明确的急性腹痛均可选择采用此法协助诊断,如抽出为不凝血,说明有内出血。如抽出腹腔积液,可根据其颜色、混浊度、气味、涂片革兰染色镜检等帮助鉴别。多于两侧下腹脐和髂前上棘连线的中外1/3交界处作为穿刺点。当疑有盆腔积脓、积血时,女性患者可做阴道后穹隆穿刺。

（三）救治与护理

1. 救治原则 保护生命、减轻痛苦、积极的对因治疗和预防并发症。治疗分为手术治疗和非手术治疗。

（1）手术治疗:手术是急性腹痛的重要治疗手段,当急性腹痛患者有下列情况应积极进行剖腹探查的准备:①腹腔内病变严重者,如腹腔内脏器破裂、穿孔,绞窄性肠梗阻,炎症引起胃肠道坏死;②有进行性内出血征象,经过输血、补液、止血剂等治疗,病情未见好转;③腹腔内空腔脏器穿孔,腹膜刺激征严重者;④肠梗阻疑有血运供应障碍者;⑤突发性剧烈腹痛,病因不明,但有明显腹膜刺激征,经短期治疗后不见缓解或反而加重者。

（2）非手术治疗:对于病因未明而腹膜炎症状不严重,发病早期尚未并发急性弥漫性腹膜炎,炎症已局限、临床症状有好转者,或年老体弱、合并其他严重疾病不能耐受手术或病情较轻而无手术指征的急性腹痛患者,可先采用非手术治疗进行观察治疗,再根据病情进展情况决定是否实施手术。

2. 护理措施

1）取合适体位:无休克的急性腹痛患者可选择半卧位,以利于局限腹腔渗出、控制感染、松弛腹肌来减轻疼痛。已发生休克者,应采用休克体位。

2）控制饮食与胃肠减压:对病情较轻的患者,可给流质或半流质饮食,但应控制进食量;对病情严重者,须禁食、禁水,以免存在胃肠道穿孔而加重腹腔污染;空腔脏器穿孔、破裂,或腹胀明显者应行胃肠减压;对于病情严重、长期不能进食的患者,应考虑行胃肠外营养。

3）纠正水、电解质紊乱和酸碱失衡:根据急性腹痛患者的全身情况进行补液治疗。对病情严重者,应适当输胶体溶液,以纠正腹腔大量渗液所致的低蛋白血症。

4）应用抗生素:急性腹痛多为腹腔内炎症和脏器的穿孔所引起,属于抗生素治疗的确定指征。一般先给予经验性用药,然后迅速采集感染标本进行细菌培养,明确病原菌及其对抗生素的敏感情况,尽早实行针对性用药。

5）镇静、止痛:对诊断明确、治疗方案已确定、剧烈疼痛的急性腹痛患者,用哌替啶类止痛剂可以减轻疼痛、安定情绪,有助于患者得到充分休息和恢复体力。但对诊断未明、仍处于观察期的急性腹痛患者,禁用麻醉镇痛类药物如吗啡等,以免掩盖病情,影响病情的观察。

6）对症治疗:对不同病因和病情的急性腹痛患者,应采取相应的处理措施。如呼吸困难者及早行机械辅助呼吸。高热者可给予物理降温或药物降温。

7) 稳定患者情绪,做好心理护理:急性腹痛往往给患者造成较大的恐惧。因此,应注意对患者及家属做好解释安慰工作,对患者的主诉采取同情性倾听,减轻焦虑,降低患者的不适感。

8) 术前准备:对危重患者应在不影响诊疗前提下尽早做好必要的术前准备,一旦治疗过程中出现手术指征,立刻完善术前准备,送入手术室。

9) 术后护理:急性腹痛手术多为急诊手术,容易出现各种并发症。因此,加强术后护理不仅有助于保证手术的效果,而且能减少术后并发症的发生。

(1) 病情观察:①观察生命体征:由于麻醉和手术会对机体造成影响,因此,术后应加强生命体征的监测,对病情危重、手术复杂者,术后持续高热不退,多提示感染未控制或术后继发感染,需采取有效抗感染和降温措施。②观察术后出血情况:观察切口和引流管有无出血现象,敷料有无被浸透。若有持续、大量出血,应考虑存在手术相关出血并发症,应及时处理。③观察肠蠕动情况:腹胀是急性腹痛患者术后的常见问题,患者主诉有排气是肠蠕动恢复的重要标志,护士可采用听诊肠鸣音和肛管排气等方法观察患者的肠蠕动恢复情况。

(2) 水、电解质平衡的维持:术后由于禁食和胃肠减压,加之创伤、失血等原因,易造成水及电解质紊乱。要根据生化检查和血气分析结果,合理安排好用药的时间和顺序,及时补充丢失的成分,以维持水和电解质的平衡。

(3) 术后止痛、镇静:根据患者的病情及睡眠状况,适当应用止痛药或镇静药,以改善患者睡眠,促进术后恢复。

(4) 引流管护理:急性腹痛手术后患者身上常带有多种引流管。应注意无菌操作,加强引流管的固定,保证连接牢固,保持引流通畅,同时应记录引流物的量和性质。若发现引流管脱出,应及时通知医生并妥善处理。

(5) 饮食护理:①术后 24 h 内或肠蠕动未恢复的患者,均应禁食;②术后患者肛门排气后,可给予少量流食或半流食;③密切观察患者进食后的情况,根据情况调整饮食。

(6) 术后感染的预防:腹腔炎症扩散、术后腹胀、长时间禁食、伤口疼痛和愈合不良均是导致术后全身感染及出现并发症的重要原因,故应选择应用合理有效的抗生素,并注意及时更换敷料以预防伤口感染。

二、急性上消化道出血

上消化道出血是指屈氏韧带以上的消化道疾病引起的急性出血,临床表现为呕血、黑便、周围循环衰竭,是内、外科常见的急诊。在成年人,短时间内一次失血量达 800 mL 或占总循环血量的 20% 以上,出现低血压等周围循环衰竭表现者,称为急性消化道大出血。大出血可危及生命,死亡率为 6% ~12%。

(一) 病因

临床上引起上消化道出血的病因很多,其中最常见的为消化道疾病,有消化性溃疡、食管胃底静脉曲张破裂、急性出血性胃炎、胃癌、食管-贲门黏膜撕裂综合征、胆道出血,占 80% ~90%。

1. 消化道疾病

(1) 消化性溃疡:多为十二指肠溃疡,但在溃疡病初期胃溃疡出血的发生率高于十二指肠溃疡。出血常由活动期溃疡周围小血管充血、破裂或溃疡基底肉芽组织血管破裂所致。与饮食不当、情绪紧张、服用刺激胃黏膜药及胆汁反流有关。

(2) 食管、胃黏膜病变:由化学物质引起的急性出血性糜烂性胃炎和剧烈干呕引起的食管-贲门黏膜撕裂(Mallory-Weiss)综合征及癌组织缺血坏死糜烂引起的出血。

（3）食管胃底静脉曲张：由于肝硬化门静脉高压而致曲张的静脉暴露于黏膜下，缺乏周围组织的保护和支持导致破裂出血，其特征为突发的大量的出血。门脉高压性胃病也可导致大出血。

2. 全身性疾病 血管性疾病（过敏性紫癜、动脉粥样硬化等）、血液病（血友病、白血病、弥散性血管内凝血）、尿毒症、急性感染（如流行性出血热）及应激相关性胃黏膜损伤（各种严重疾病引起的应激状态下产生的急性糜烂出血性胃炎乃至溃疡形成统称为应激相关性胃黏膜损伤）等，可发生出血。

（二）病情评估与判断

上消化道出血的临床表现取决于出血的部位、出血的量和速度、病变性质、出血后患者全身情况的变化及耐受性等因素。

1. 临床表现

（1）呕血与黑便：消化道出血的特有表现。所有上消化道出血后均可出现黑便。出血量较少时，可无黑便表现。当所出血与胃酸充分混合后，呕血多为棕褐色咖啡样；若未与胃酸混合，可呈现鲜血或血块。当出血量大和（或）肠蠕动活跃时，可排出暗红色血便。故通过呕血和黑便判断出血部位时，应仔细评估患者一般情况、胃内容物和粪便的性质等客观因素，避免主观臆断。

（2）周围循环衰竭：急性大量失血所致循环血量不足的表现，主要可出现心慌、头晕、乏力、体位性晕厥等症状和肢体冷感、血压下降、心率增快等体征，治疗不及时和严重出血时可发展至休克。

（3）体格检查：失血相关体征有面色、眼睑及甲床苍白，肠鸣音活跃，心率增快，可有血压下降等症状。其他相关体征：消化性溃疡者上腹部规律性疼痛消失，食管胃底静脉曲张破裂者可有巩膜黄染、肝掌、蜘蛛痣、腹腔积液和双下肢水肿等表现，过敏性紫癜者皮肤出血点多呈对称性分布于肢体的屈侧。

2. 实验室检查

（1）血常规：出血后早期 3～4 h 内血常规往往没有变化，不能作为估计出血量的依据。此后出现血液稀释而表现为贫血，如血红蛋白<100 g/L 则表示红细胞已丢失 50%。

（2）肾功能：消化道出血患者常出现肠源性氮质血症。一般来说，尿素氮升高发生于出血后数小时至 3～4 天，此后仍继续升高者，应怀疑肾衰竭的可能。若尿素氮超过 40 mmol/dL，而肌酐正常，表明有大出血。

3. 病情判断

1）上消化道出血诊断：根据呕血、黑便和周围循环衰竭的临床表现，呕吐物、黑便或大便隐血试验呈阳性，血红蛋白浓度、红细胞计数及血细胞比容下降的实验室证据，可做出上消化道出血的诊断。但必须注意以下情况。

（1）排除消化道以外的出血因素：①首先要排除咯血，口、鼻、咽喉部出血等消化道以外的出血；②排除因摄入特殊食物或药物而引起的黑便，如动物血、炭粉、铁剂或铋剂等药物，通过询问病史可以鉴别。

（2）判断上消化道还是下消化道出血：呕血或胃管抽出血性液体即为上消化道出血，黑便大多来自上消化道出血，而血便大多来自下消化道出血。但是，上消化道短时间内大量出血亦可表现为暗红色甚至鲜红色血便，出血 1000 mL 即有便血，应在病情稳定后行急诊胃镜检查。

呕血颜色取决于出血量,出血时胃内容物的量及血液在胃内与胃酸接触的时间。急性大出血时,呕鲜红色血是因短时间内大量出血而未能或极少与胃酸进行接触所致,且便血也相当鲜红。如出血量少或血液在胃肠道内停滞时间较长,胃酸将鲜红色的血红蛋白转化成棕色的正铁血红素,故呕出物为咖啡样或棕褐色,而便血多呈柏油样或黑色便。

2)出血严重程度和周围循环状态评估:一般成人每日消化道出血超过 5~10 mL,大便隐血试验即可呈阳性;每日出血量 50~100 mL 即可出现黑便。胃内积血量达 250~300 mL,可引起呕血。一次出血量不超过 400 mL 时,一般不引起全身状态;当出血量达 400~500 mL 时,可出现全身症状,如头昏、心慌、乏力等;短时间内出血量超过 1000 mL 时,可出现周围循环衰竭表现,视物模糊、头晕、手足湿冷、冷汗、直立位昏厥、脉搏加快、血压下降等。出血量是急性大出血严重程度的估计最有价值的指标,因此应将对周围循环状态的相关检查放在首位。另外,血压和脉搏也是关键指标,其次是尿量和血常规,需密切进行动态观察。如果患者收缩压<90 mmHg、心率>120 次/分,伴有面色苍白、四肢湿冷、烦躁不安或神志不清则说明已进入休克期,需积极抢救。

3)出血是否停止的判断:上消化道大出血经适当治疗,可在短时间内停止出血。临床上出现下列情况应考虑出血或再出血:①反复呕血,或黑便次数增多、伴有肠鸣音亢进;②周围循环衰竭的表现经充分补液输血后未见明显好转,或仅暂时好转后又恶化;③血红蛋白浓度、红细胞计数和红细胞比容继续下降,网织红细胞计数持续增高;④补液与尿量充分的情况下,血尿素氮持续或再次升高。

4)出血病因与部位的确定:

(1)根据临床表现及实验室检查,初步估计出血病因与部位:①消化性溃疡:有溃疡病史者出血前疼痛加剧,出血后减轻。②急性胃黏膜病变:多因外伤或手术等应激状态或服用非甾体类抗炎药等引起。③食管胃底静脉曲张破裂:多有慢性肝病病史,黄疸、蜘蛛痣、脾大、腹壁静脉曲张和腹腔积液等表现。④胃癌:中老年人有不规律上腹痛,伴有厌食、消瘦时需考虑此病。

(2)根据胃镜检查结果:可在胃镜直视下判断出血的部位、病因及出血情况。

(3)辅助检查:①内镜检查:胃镜仍是目前上消化道出血病因诊断首选的检查方法,可判断出血病变的部位、病因及出血情况。在出血后 24~48 h 内进行检查,即急诊胃镜检查,有助于提高病因诊断的准确性。②超声、CT 等影像学检查:了解有无肝硬化、肿瘤、腹腔积液、结石等病变,有助于判断出血原因。③选择性腹腔动脉或肠系膜动脉造影:当出血速度>0.5 mL/min 时,即可显示造影剂漏出,可作为急诊手术术前出血定位检查,同时可行介入止血治疗。④X 线钡餐或钡灌肠造影:主要适用于有内镜检查禁忌证或拒绝内镜检查者,但诊断阳性率和正确性不如内镜。

(三)救治与护理

1. 救治原则 正确评估失血程度,充分补液输血以保证重要脏器的血流灌注,防止休克及脏器功能衰竭,控制活动性出血,明确出血原因与部位,防治并发症。

2. 护理措施

1)一般护理:卧床休息,保持呼吸道通畅,头偏向一侧,避免误吸,给予吸氧,禁食禁水。

2)密切观察病情:①严重程度的观察:观察并记录出血的次数、出血量及性质,并及时留取标本,以判断出血的严重程度;重点观察血压、脉搏、尿量的变化,以判断周围循环血量情况,如出现周围循环衰竭或休克,应及时通知医生。②治疗效果的观察:通过监测呕血、黑便的次数、量和性质,动态观察血红蛋白、血细胞比容和网织红细胞计数的变化,判断出血是否停止。

3)心理护理和生活护理:可酌情适当使用镇静剂,以减少患者的恐惧感,使患者安静休息,但需注意肝病所致的出血禁用吗啡和巴比妥类药物。在休克状态或胃胀满、恶心、呕吐时应绝对禁食。若为食管胃底曲张静脉破裂出血,一般在出血停止后2~3日,给予低蛋白流质饮食。

4)补充血容量:迅速建立静脉通路,立即查血型和配血。在配血过程中,可先输注平衡盐液或葡萄糖氯化钠注射液,以改善急性失血性周围循环衰竭。补液与输血量应视患者周围循环动力学、尿量及贫血改善情况而定。对于严重失血性休克患者,补充血容量应适当加快速度,如有需要可行加压输血,必要时行中心静脉穿刺置管。但对有心、肺、肾等疾病或老年患者,输液速度不宜过快,密切注意患者心肺功能。对危重患者应做好急救抢救的各项准备,止血效果不良时考虑手术治疗者,应进行术前准备。

紧急输血的指征如下:①改变体位时出现晕厥、血压降低和心率加快;②失血性休克;③血红蛋白低于70 g/L或血细胞比容低于25%。

5)非手术止血措施与护理:

(1)药物止血:常用药物有血管加压素、生长抑素,对食管胃底静脉曲张破裂出血疗效较好,也可用于其他胃肠道出血。雷尼替丁、法莫替丁等 H_2 受体阻滞剂或奥美拉唑等质子泵抑制剂对消化性溃疡和出血性胃炎所致出血有效,按医嘱给予保护胃黏膜和可预防应激性出血的药物。严重消化道出血患者常伴有各种凝血因子缺乏,按医嘱补充维生素K,并根据血液检查情况及时补充各种凝血因子、纤维蛋白原、血浆、血小板等。

(2)胃内局部止血:仅适用于胃出血。急性出血期插胃管,既可作鉴别是否为上消化道出血,又可作为治疗的途径。如抽取为血性液体,可行洗胃止血处理。常用去甲肾上腺素6~8 mg或凝血酶冻干粉1000~2000 U加入100 mL 4 ℃的生理盐水经胃管灌注或直接口服,可分别收缩局部黏膜血管或使纤维蛋白原转变成纤维蛋白加速血液凝固而起止血作用。护理时应注意防止发生异物吸入,加强腹胀情况的监测,并置患者于头高脚低位。

(3)三腔二囊管压迫止血:用于食管胃底静脉曲张破裂出血药物治疗无效时,可直接压迫食管中下段曲张静脉以控制出血。缺点是患者痛苦大、并发症多,停用后早期再出血率高。目前已不推荐将其作为首选止血措施,仅限于药物不能控制出血时作为暂时止血用。

(4)其他:如对已充分补液但仍然血压低的患者,遵医嘱应用血管活性药物如多巴胺,预防性应用抗生素等。亦应做好内镜治疗的准备。

6)手术与介入治疗:经内科积极治疗后仍大量出血不止者,需不失时机地行手术治疗。少数情况下,对于严重消化道出血患者,可考虑行介入治疗。

第四节 代谢系统急症

一、糖尿病酮症酸中毒

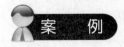

患者,男,48岁,因"腹痛、呕吐、腹泻1天"入院。查体:T 37.8 ℃,BP 150/80 mmHg,神

志清楚,上腹部压痛明显,白细胞 $11.1\times10^9/L$,血钾 2.5 mmol/L,血氯 83 mmol/L,诊为急性胃肠炎,行抗感染治疗。第 2 天,经补液、抗炎后,病情无好转,腹胀加重,询问病史、家族史,患者提示:其母有糖尿病史,随即给其查血糖为 33.5 mmol/L,血 pH<7.0,血二氧化碳结合力<12.5 mmol/L,血钾<2.2 mmol/L,尿糖(＋＋＋),尿酮体(＋＋＋)。请问:

1. 该患者的诊断是什么?

2. 应如何进行救治?

糖尿病酮症酸中毒(diabetic ketoacidosis,DKA)是指在不同诱因作用下,由于胰岛素需求急剧增加或分泌明显不足引起的机体严重代谢紊乱所致的临床综合征。DKA 是糖尿病严重的急性并发症,也是急诊急救中常见的急危症之一。临床表现的三大主要特点为高血糖、酮血症及代谢性酸中毒;病情严重者可发生昏迷,危及生命,临床死亡率较高。

（一）病因与发病机制

DKA 多发生于胰岛素依赖型糖尿病(1 型糖尿病),1 型糖尿病患者有自发 DKA 倾向,2 型糖尿病患者在一定诱因作用下也可发生 DKA。常见的诱因:①感染是 DKA 最常见的诱因,占所有诱因的首位,尤其以尿路感染及上呼吸道感染最为常见;②外源性胰岛素治疗中断或剂量不足;③严重呕吐或急性腹泻;④暴饮暴食,进食大量含糖及脂肪食物,酗酒等,使血糖升高;⑤各种应激状态,如创伤、手术、妊娠和分娩过度紧张,情绪激动;急性心脑血管疾病等内分泌疾病,如皮质醇增多症、垂体瘤等。

DKA 发病的基本环节是某些诱因导致胰岛素缺乏和胰岛素拮抗激素增加,引起糖代谢障碍,血糖不能正常利用,血糖增高。脂肪动员和分解加速,生成大量酮体,当生成超过组织利用和排泄的速度时,即出现酮血症。多余酮体经尿排出时,尿酮阳性,称为尿酮症。酮体由 β 羟丁酸、乙酰乙酸和丙酮组成,均为酸性物质,酸性物质在体内堆积超过了机体的代偿能力时,出现代谢性酸中毒。

（二）病情评估与判断

1. 临床表现 该病以 30~40 岁多见,一般发病急骤。患者常因大量尿糖和酮尿使尿量明显增加,出现严重的脱水、休克和昏迷。乏力、肌肉酸痛是酮症酸中毒的前驱表现,随后出现食欲减退、恶心、呕吐、烦躁、迟钝、腱反射消失,直至昏迷。呼吸深而快,呼气中可有酮味(烂苹果味)。感染等诱因引起的临床表现可被 DKA 所掩盖。

（1）脱水:几乎所有的患者都存在不同程度的脱水,表现为皮肤、黏膜干燥,眼球下陷,严重者血压下降,并可出现休克。

（2）消化系统表现:食欲不振、厌食、恶心、呕吐是此症早期表现,常不易引起重视。少数患者伴有明显腹痛或以急性腹痛发作症状为主,酷似急性腹膜炎或外科急腹症。

（3）代谢性酸中毒:面色潮红,呼吸深大,呼气有烂苹果味是 DKA 临床特征性表现之一;酸中毒可导致心肌收缩力下降诱发心力衰竭。

（4）电解质失衡:低血钾可随病情进展加重,可出现胃肠胀气、腱反射消失和四肢麻木,甚至有麻痹性肠梗阻的表现。合并肾功能损害或酸中毒时,血钾也可升高,同时多伴有钠、氯、镁等离子紊乱。

（5）神志改变:在严重失水、渗透压升高、脑细胞缺氧等多种因素综合作用下,可引起中枢神经功能障碍,出现头痛、烦躁、神志恍惚、嗜睡,甚至昏迷,部分患者以昏迷为首发症状。

2. 辅助检查

（1）尿液检查：尿糖、尿酮体强阳性，尿中可出现蛋白及管型。

（2）血液检查：白细胞在无感染的情况下也可明显升高，尤其以中性粒细胞增高为主；血糖明显增高，可达 16.7～33.3 mmol/L，甚至可高达 55.5 mmol/L 以上；血酮体常增高至 4.8 mmol/L 以上，严重者可达 8.6 mmol/L 以上；血气分析示 pH 值下降，二氧化碳结合力降低；尿素氮、血肌酐半数以上可见增高，尤以伴肾功能障碍者常见；血钾早期可正常或偏低，少尿时可升高；多数有轻中度低钠血症。

3. 病情判断 临床上有原因不明的恶心、呕吐、酸中毒、失水、休克、昏迷的患者，尤其是呼吸有烂苹果味、血压低而尿量多者，无论有无糖尿病病史，均应考虑 DKA 的可能性。如尿糖和尿酮体阳性，同时血糖增高，血 pH 值降低者，无论有无糖尿病病史均可确诊为 DKA。

（三）救治与护理

1. 救治原则 DKA 一旦明确诊断，应及时给予相应急救处理。尽快补液以恢复血容量。纠正失水状态，降低血糖，纠正电解质及酸碱平衡失调，同时积极寻找和消除诱因，防治并发症，降低病死率。

1）补液：对重症 DKA 尤为重要，不但有利于脱水的纠正，而且有助于血糖的下降和酮体的消除。

（1）补液总量：一般按患者体重（kg）的 10% 估算，成人 DKA 一般失水 4～6 L。

（2）补液种类：最初以生理盐水为主，若开始输液时血糖不是严重升高或治疗后血糖下降至 13.9 mmol/L，应输入 5% 葡萄糖或葡萄糖氯化钠注射液，以利消除酮症。

（3）补液速度：坚持先快后慢的原则。前 4 h 输入总失水量的 1/3～1/2，在前 12 h 内输入量为 4 L 左右，达输液总量的 2/3。其余部分于 24～48 h 内补足。

2）胰岛素治疗：小剂量胰岛素疗法，输注胰岛素 0.1 U/(kg·h)，血中浓度可达 120 μU/mL，该浓度可对酮体生成产生最大的抑制效应，并能有效降低血糖。用药过程中要严密监测血糖，血糖下降速度一般以每小时降低 3.9～6.1 mmol/L 为宜。

3）纠正电解质及酸碱平衡失调：一般经补液和胰岛素治疗后，酮体水平下降，酸中毒可自行纠正，一般不必补碱。补碱指征为血 pH<7.1，[HCO_3^-]<5 mmol/L。应采用等渗碳酸氢钠溶液，补碱不宜过多、过快。

补钾应根据血钾和尿量：治疗前血钾低于正常时，应立即开始补钾，前 2～4 h 通过静脉输液每小时补钾 13～20 mmol/L；血钾正常、尿量>40 mL/h，也应立即开始补钾；血钾正常，尿量小于 30 mL/h 时，暂缓补钾，待尿量增加后再开始补钾；血钾高于正常，暂缓补钾。治疗过程中要定时监测血钾浓度和尿量，以调整补钾量和速度。病情恢复后仍应继续口服钾盐数日。

4）对症治疗：根据患者的不同临床表现采取相应的治疗措施，如对感染、心力衰竭、心律失常等的治疗。

2. 护理措施

1）即刻护理措施：保持呼吸道通畅，防止误吸，必要时建立人工气道。如有低氧血症，给予吸氧 4～6 L/min。建立静脉通路，立即开放 2 条以上静脉通道补液。采取动脉血标本行血气分析，及时送检血、尿等相关检查标本。

2）严密观察病情：

（1）生命体征的观察：严重酸中毒时外周血管可扩张，引起低体温和低血压，并降低机体对胰岛素的敏感性，故应严密监测患者体温和血压的变化，及时采取措施。

（2）心律失常、心力衰竭的观察：血钾过低、过高均可引起严重心律失常，应密切观察患者心电监护情况。补液过多可导致心力衰竭和肺水肿，如发现患者咳嗽、呼吸困难、烦躁不安、脉搏加快，提示输液过量的可能，应立即减慢输液速度并及时报告医生，需要时进行中心静脉压监测。

（3）脑水肿的观察：严密观察患者意识状态、瞳孔大小及对光反射的动态变化。补充大量低渗溶液、补碱不当、脑缺氧和血糖下降过快时，均有发生脑水肿的可能。如患者血糖下降、酸中毒改善，但昏迷反而加重，或患者虽然一度清醒，但出现烦躁、心率快、血压偏高、肌张力增高，要警惕脑水肿的可能。

（4）尿量的观察：密切观察患者尿量的变化，准确记录 24 h 出入量。肾衰竭是本症主要死亡原因之一，要注意预防。尿量是衡量患者失水状态和肾功能的简明指标，如尿量＜30 mL/h 时，应及时通知医生，给予积极处理。

3）补液治疗与护理：补液不仅能迅速纠正失水，改善循环血容量与肾功能，还有助于降低血糖和清除酮体。补液通常以补生理盐水为主，但当血糖降至 13.9 mmol/L 时，应注意按医嘱将生理盐水改为 5％葡萄糖溶液，防止低血糖反应。根据患者体重和失水程度确定补液量及补液速度。如治疗前已有休克的表现，应注意按医嘱输入胶体溶液并进行抗休克治疗。补液途径以静脉为主，辅以胃肠道补液，清醒患者鼓励多饮水，昏迷患者可通过胃管灌注补液，但不宜用于有呕吐、胃肠胀气或上消化道出血者。

4）胰岛素治疗与护理：一般采用小剂量胰岛素治疗方案，以有效地抑制酮体生成，避免血糖、血钾和血浆渗透压过快降低带来的各种危险。应注意：①正确使用胰岛素，注意胰岛素的剂型、用量，抽吸胰岛素时剂量要准确。②经静脉持续滴注胰岛素时，注意应单独建立静脉通道输入胰岛素，以便准确计算胰岛素用量。③降血糖速度不宜过快，血糖下降速度一般以每小时降低 3.9～6.1 mmol/L 为宜，应密切监测血糖变化，每 1～2 h 复查血糖一次，根据血糖检测结果按医嘱调节胰岛素用量。

5）纠正电解质紊乱：DKA 患者可有不同程度的失钾，经胰岛素及补液治疗后有可能加重低钾。在静脉输入胰岛素及补液的同时，应注意结合尿量和血钾水平，按医嘱补钾，注意控制补钾速度，监测血钾浓度。补钾途径可以口服和静脉滴注相结合。

6）纠正酸碱平衡失调：经输液和胰岛素治疗后，DKA 患者酸中毒一般可自行纠正，不必补碱。严重酸中毒（pH＜7.1，$[HCO_3^-]$＜5 mmol/L）应按医嘱给予碳酸氢钠。注意补碱不宜过多、过快，防止组织缺氧加重、血钾下降和反跳性碱中毒等。

7）预防感染，遵医嘱应用抗生素。

8）其他：及时采血、留取尿标本，监测尿糖、尿酮、血酮、电解质及血气分析等结果。加强基础护理，昏迷患者应勤翻身，做好口腔和会阴护理，防止压疮和继发性感染的发生。

3. 健康教育

（1）加强基础护理以减少继发感染的发生，每日检查全身皮肤并用温水擦浴、泡脚，1～2次/日；局部按摩，每 2 h 翻身 1 次，必要时用气垫床或气圈；对于咳嗽无力、痰多的患者应给予拍背及超声雾化的护理；口腔护理 2 次/日，指导患者穿软、宽的衣裤、鞋、袜。

（2）饮食护理：以高热量、易消化吸收、能及时补充患者每日必需热量为原则合理选择食物，如粥类、烂面条、果汁、米汤等，待病情稳定后过渡到正常糖尿病饮食。

二、低血糖症

低血糖症(hypoglycemia)是一组多种病因引起的以血浆葡萄糖(简称血糖)浓度低于正常的病理生理状态,临床上以交感神经兴奋和脑细胞缺糖为主要特点的综合征。一般以血浆葡萄糖浓度低于 2.8 mmol/L 作为低血糖症的标准。

(一)病因与发病机制

1. 病因 低血糖症的病因复杂,一般将其分为空腹(吸收后)低血糖症和餐后(反应性)低血糖症(表 7-2)。空腹低血糖症主要病因是不正常的空腹高胰岛素血症,多提示为器质性疾病;餐后低血糖症则多为进餐后胰岛素呈反应性释放过多所致,多为功能性疾患。临床上以饮酒和药物性低血糖症常见,以胰岛素和磺脲类药物所致的低血糖症最多见。

2. 发病机制 人体内维持血糖正常有赖于消化道、肝肾及内分泌腺体等多器官功能的协调一致。人体通过神经体液调节机制来维持血糖的稳定,当血糖下降时,重要的反应是体内胰岛素分泌减少,而胰岛素的反调节激素如肾上腺素、胰高血糖素、皮质醇分泌增加,肝糖原产生增加,糖利用减少,以保持血糖稳定。其主要生理意义在于保证对脑细胞的供能,脑细胞所需的能量几乎完全依赖葡萄糖,当肝糖原耗竭时就会出现脑功能障碍症状,主要有神志改变、虚弱、乏力、认知障碍,甚至昏迷等;低血糖时,下丘脑的"糖感觉器"将信息迅速传递到相关神经元,引起下丘脑促肾上腺皮质激素释放激素(corticotrophin-releasing hormone,CRH)、促甲状腺素释放激素(thyrotro-pin-releasing hormone,TRH)细胞兴奋,促进 CRH、TRH 等的释放,从而兴奋垂体-肾上腺轴,儿茶酚胺和糖皮质激素的分泌增加,出现如肌肉颤抖、心悸、出汗和饥饿感等交感神经兴奋症状;另一方面由于能量供应不足使大脑皮质功能抑制,皮质下功能异常,即表现为中枢神经低血糖症状和交感神经兴奋两组症状。

表 7-2 低血糖症的临床分类与病因

空腹低血糖	餐后低血糖症
1.药物:胰岛素、磺脲类药物及饮酒、水杨酸盐等	1.碳水化合物代谢酶的先天缺乏:遗传性果糖不耐受症、半乳糖血症
2.重症疾病:肝衰竭、心力衰竭、肾衰竭、脓毒血症、营养不良症	2.特发性反应性低血糖症
3.升高血糖激素缺乏:皮质醇、生长激素、胰高血糖素等缺乏	3.滋养性低血糖(包括倾倒综合征)
4.非胰岛β细胞肿瘤	4.肠外营养治疗
5.内源性高胰岛素血症	5.功能性低血糖症
(1)胰岛β细胞疾病:胰岛素瘤及其他	
(2)胰岛素分泌过多:如磺脲类药物所致	
(3)自身免疫性低血糖症	

(二)病情评估与判断

1. 病情评估

1) 临床表现:低血糖症常呈发作性,多发生于清晨进餐前,或午、晚餐前,发作时间及频度随病因而不同。主要包括两类表现。

(1) 交感神经兴奋症状:为交感神经和肾上腺髓质对低血糖的代偿性反应。表现为出汗、颤抖、心悸、饥饿、焦虑、紧张、软弱无力、面色苍白、流涎、肢凉震颤、血压轻度升高及心率增快等。

(2) 中枢神经系统症状:随着低血糖时间的延长和加重,逐渐出现中枢神经功能障碍引起

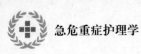

的症状,早期出现精神不集中、思维迟钝、头晕、嗜睡、步态不稳,亦可有精神症状;病情进展后患者动作幼稚、神志不清、运动障碍,甚至伴癫痫样抽搐、瘫痪,出现病理反射;后期出现昏迷、低体温、肌力低下、对光反射消失,甚至死亡。

2)辅助检查:常规血糖测定,其他检查则根据鉴别诊断的需要进行。血糖<2.8 mmol/L 为轻度低血糖,血糖<2.2 mmol/L 为中度低血糖,血糖<1.1 mmol/L 为重度低血糖。血胰岛素与 C 肽测定可帮助鉴别低血糖的原因。

2. 病情判断　可根据低血糖症典型的 Whipple 三联征确定低血糖:①低血糖症状;②发作时血糖低于 2.8 mmol/L;③供糖后低血糖症状迅速缓解。当患者以自主(交感)神经兴奋症状为主时,易于识别该症。当以中枢神经症状为主时易误被认为神经症、精神病、脑血管意外、癫痫等,应通过病史、体格检查、血糖测定等全面分析。低血糖昏迷者应注意与糖尿病酮症酸中毒、非酮症高渗性昏迷相鉴别(表 7-3)。

表 7-3　低血糖昏迷者与糖尿病酮症酸中毒、非酮症高渗性昏迷的鉴别

		低血糖昏迷	糖尿病酮症酸中毒	非酮症高渗性昏迷
病史与诱因		多有注射胰岛素、口服降糖药、进食过少、体力活动过度等病史	多见于青少年,较多有糖尿病病史,常有感染、胰岛素中断治疗等病史	多发生于老年,常无糖尿病病史,多有感染、呕吐、腹泻等病史
起病及症状		急(以小时计),有饥饿感、多汗、心悸等交感神经兴奋表现	慢(2~4 日),有厌食、恶心、呕吐、口渴、多尿、昏睡等表现	慢(数日),有嗜睡、幻觉、震颤、抽搐等表现
体征	脉搏	速而饱满	细速	细速
	呼吸	正常或浅快	深、快	加快
	血压	正常或稍高	下降	下降
	皮肤	潮湿多汗	失水、干燥	失水
	血糖	显著降低,多在 < 2.5 mmol/L	显著增高,多在 16.7~33.3 mmol/L	显著升高,一般 > 33.3 mmol/L
化验	血酮体	正常	显著增高	正常或稍高
	血钠	正常	降低或正常	正常或显著增高
	尿糖	阴性或+	阳性++++	阳性++++
	尿酮体	阴性	+~++++	阴性或+
	pH 值	正常	降低	正常或降低
	$CO_2 CP$	正常	降低	正常或降低
	乳酸	正常	稍高	正常
	血浆渗透压	正常	正常或稍高	显著升高,常>350 mmol/L

(三)救治与护理

1. 救治原则　低血糖症发作属于急症范畴,可在短时间内危及患者生命,故救治原则为迅速升高血糖、去除病因和预防再发生低血糖症。

1)严密观察病情:

(1)观察患者神志状况及生命体征的变化。

(2) 观察患者尿、便的情况,严格记录出入量。

(3) 观察患者治疗前后的病情变化,以评估治疗的效果。

2) 升高血糖:凡怀疑低血糖症者均应立即行血糖的测定,并于治疗过程中监测血糖变化。

(1) 葡萄糖:50％的葡萄糖 50 mL 可平均升高血糖浓度 150 mg/dL。当确诊为低血糖后,立即静脉注射 50％葡萄糖溶液 50～100 mL,直到神志清楚或症状缓解。继而可开始经口进食糖果、糖水等。即使病情恢复,仍需要继续留院观察,特别是口服降糖药引起的低血糖症,血液中仍可能有较高的药物浓度在继续起作用,有再次出现低血糖症状的可能,故应继以 5％～10％葡萄糖溶液 500～1000 mL 静脉滴入,到病情完全稳定为止。

(2) 升糖激素:如果静脉给予葡萄糖后,血糖仍不能达到正常水平,或患者仍神志不清,必要时可静脉滴注氢化可的松和(或)肌内注射胰高血糖素。

3) 去除病因:积极治疗原发病。

2. 护理措施

(1) 即刻护理措施:对低血糖昏迷患者,应按昏迷常规护理。当患者意识恢复后,仍要密切观察是否有出汗、嗜睡、意识模糊等低血糖症状再次出现,以便及时处理。

(2) 补充葡萄糖:轻度低血糖症患者给予含糖饮料、进食高碳水化合物即可缓解。意识不清患者按医嘱给予静脉注射 50％葡萄糖 40～60 mL,然后继续用 10％葡萄糖静脉滴注,直至患者清醒,血糖恢复正常水平。应注意注射高张葡萄糖溶液时渗漏皮下可引起局部组织肿痛。

(3) 严密观察病情:严密观察生命体征、神志变化、心电图、尿量等。定时监测血糖。意识恢复后要注意观察是否有出汗、嗜睡、意识模糊等再度低血糖状态,以便及时处理。

(4) 加强护理:抽搐者除补糖外,按医嘱可酌情使用适量镇静剂,并要密切注意对患者的保护,以防止出现外伤。

3. 健康教育 加强对糖尿病患者预防低血糖症的教育,指导糖尿病患者合理饮食、进餐和自我检测血糖方法,让患者了解在皮下注射胰岛素和口服降糖药治疗过程中可能会发生低血糖症,教会患者及亲属识别低血糖症早期表现和自救方法。

第五节 神经系统急症

一、脑梗死

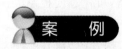

患者董某,因"左侧肢体活动困难1月"入院。患者于两月余前清晨起床上厕所时突感左侧肢体无知觉,并逐渐出现左侧肢体无力,无头晕、头痛、恶性、呕吐,无意识障碍,无大小便失禁。头颅 MRI 显示右侧急性脑梗死,给予相关治疗。病情平稳后,遗留左侧肢体功能障碍,饮水偶有呛咳。病程中无发热、咳嗽、气喘。饮食、睡眠可,大小便正常。请问:

1. 患者目前存在什么问题?

2. 如何给患者进行康复治疗?

脑梗死(cerebral infarction)是指脑部血液供应障碍导致脑组织缺血缺氧,出现相应神经功能缺损。脑梗死的发生率为110/10万人,占全部脑卒中的60%~70%。脑梗死在临床上常见的有脑血栓形成、脑栓塞、腔隙性脑梗死等类型。脑血栓形成(cerebral thrombosis)是缺血性脑血管病中最常见的类型,其中以动脉粥样硬化性血栓性脑梗死最多见。由于供应脑的动脉因动脉粥样硬化等自身病变使管腔狭窄、闭塞,或在狭窄的基础上形成血栓,造成脑局部急性血流中断,缺血、缺氧、软化、坏死,出现相应的神经系统症状,常出现偏瘫、失语等。

(一)病因与发病机制

1. 病因 脑血栓形成的常见病因是动脉粥样硬化和动脉炎。脑栓塞按栓子来源不同可分为心源性、非心源性和来源不明三类,其中60%~75%的栓子来源是心源性,如心房纤颤时附壁血栓脱落形成的栓子、心肌梗死形成的附壁血栓、心脏外科手术体外循环产生的栓子等。

2. 发病机制 引起脑梗死的发病机制是供应脑部血液的颅内或颅外动脉发生闭塞性病变,而侧支循环未能及时建立,局部脑组织的代谢需要超过可能得到的血液供应。

(二)病情评估与判断

1. 一般特点 本病多见于50~60岁以上患有动脉粥样硬化者,常伴有高血压、冠心病或糖尿病。多于静态发病,约25%患者病前有一过性脑缺血发作(transient ischemic attack,TIA)病史;多数病例的症状于发病数小时,甚至1~2日达高峰,通常无意识障碍,生命体征平稳,仅当大面积梗死或基底动脉闭塞、病情严重时,表现深昏迷,甚至出现脑疝而引起死亡。

2. 临床表现 患者可有如下症状和体征:①原因不明的突发剧烈头痛;②眩晕、失去平衡或协调性;③恶心、呕吐;④一侧脸部、手臂或腿突然乏力或麻木;⑤不同程度的意识障碍,如嗜睡、昏睡、浅昏迷、深昏迷;⑥双侧瞳孔不等大;⑦说话或理解有困难;⑧偏瘫;⑨吞咽困难或流涎。

(1)颈内动脉血栓:临床表现复杂多样,如侧支循环代偿良好可全无症状;如出现症状,表现形式可为反复发作的TIA型、慢性进展性卒中型或急性卒中型。临床表现可有同侧霍纳(Horner)综合征、对侧偏瘫、偏身感觉障碍、双眼对侧同向性偏盲,优势半球受累时可有失语,少数严重者可伴有颅内压增高及昏迷。检查时,可发现患侧颈动脉搏动减弱或消失,局部听诊有收缩期杂音。

(2)大脑中动脉血栓:大脑中动脉主干闭塞时出现对侧偏瘫、偏身感觉障碍和同向性偏盲,优势半球受累还可出现失语。由于梗死面积大,症状严重者可引起颅内压增高、昏迷、脑疝,甚至死亡;若仅为皮质支闭塞时,表现为对侧偏瘫及偏身感觉障碍;而深穿支闭塞更为常见,表现为对侧偏瘫重,一般无感觉障碍及偏盲,优势半球受损时可有失语。

(3)大脑前动脉血栓:主干闭塞时可产生对侧下肢运动障碍及感觉障碍,可伴小便控制失调;深穿支闭塞时常出现对侧中枢性面、舌及上肢瘫痪。

(4)椎-基底动脉系统血栓:闭塞时常出现眩晕、眼球震颤、耳鸣、复视、构音障碍、吞咽困难、共济失调等症状;基底动脉主干闭塞时可引起四肢瘫、延髓麻痹及高热、昏迷等,常迅速死亡。

(5)小脑下后动脉血栓:表现为突然眩晕、恶心、呕吐、眼球震颤、病变侧的舌咽及迷走神经麻痹、霍纳综合征、小脑性共济失调、同侧面部及对侧半身痛觉障碍,称为延髓背外侧综合征。

(6)大脑后动脉血栓:主干闭塞时临床症状有对侧偏盲、偏瘫及偏身感觉障碍、丘脑综合征,优势半球受累可有失读。

3. 辅助检查

（1）血液检查：血小板、凝血功能、血糖等可有轻度异常。

（2）头颅 CT：通常发病 24 h 后可显示脑实质内低密度影，可以直观地显示脑梗死的范围、部位、血管分布、有无出血、陈旧和新鲜梗死灶。但是对超早期缺血性病变和皮质或皮质下小的梗死灶不敏感，对后颅窝的脑干和小脑梗死亦难检出。

（3）头颅 MRI：标准 MRI 敏感性大大优于 CT，但对发病几个小时内的脑梗死不敏感；弥散加权成像可以更早显示缺血组织的大小、部位、数目，早期梗死诊断敏感性达 88%～100%，特异性达 95%～100%。

（三）救治与护理

1. 救治原则　急诊的救治原则是保持呼吸道通畅，维持生命体征、减轻和控制脑水肿，预防和治疗各种并发症。主要目的是挽救患者生命，降低病残率，防止复发。

1）脑血栓形成的急诊处理包括：

（1）早期溶栓：急性期早期溶栓治疗再通可以降低死亡率、致残率，保护神经功能。

动脉溶栓治疗：对大脑中动脉等大动脉闭塞引起的严重卒中患者，可在数字减影血管造影（DSA）直视下进行动脉溶栓治疗。

静脉溶栓的适应证：①年龄 18～80 岁；②临床明确诊断为缺血性卒中，并造成明确的神经功能障碍；③症状开始出现至静脉干预时间＜3 h；④卒中症状持续至少 30 min，且治疗前无明显改善；⑤患者或家属对静脉溶栓的风险/收益知情同意。

禁忌证：①CT 证实颅内出血；②近 3 个月内有颅内手术、脑卒中或脑外伤史，3 周内有胃肠道或泌尿系统出血史，2 周内有外科手术史，1 周内有腰穿或动脉穿刺史；③有出血或出血倾向者；④血糖＜2.7 mmol/L，血压≥180/110 mmHg；⑤CT 显示低密度范围超过 1/3 大脑中动脉供血区。

并发症：梗死灶继发性出血或身体其他部位出血。

（2）抗血小板治疗：未行溶栓的急性脑梗死患者可在 48 h 之内应用抗血小板聚集药，如阿司匹林和氯吡格雷，降低死亡率与复发率。但在溶栓后 24 h 内不应使用。

（3）抗凝治疗：主要包括肝素、低分子肝素和华法林。一般不推荐急性缺血性卒中后应用。

（4）神经保护治疗：脑保护剂包括自由基清除剂、阿片受体阻滞剂、钙通道阻滞剂等，可降低脑代谢、减轻缺血性脑损伤。此外，早期应用头部或全身亚低温治疗也可降低脑代谢和脑耗氧量，减轻神经元损伤。

（5）对症治疗：处理并发症，如高血压、高血糖、脑水肿及心、肾功能不全等。

2）脑栓塞的急诊处理：主要是针对脑部病变和引起栓塞的原发病的两方面进行救护。脑部病变的救护与脑血栓形成相似，原发病的治疗主要在于消除栓子的来源，防止脑栓塞复发。

2. 护理措施

1）一般护理：

（1）为防止脑血流量减少，患者取平卧位，避免情绪激动；床头可抬高 15°～30°，减轻脑水肿。

（2）保持呼吸道通畅，给予吸氧，支持患者的呼吸、循环功能，及时清除口腔内分泌物和呕吐物，舌后坠者给予口咽通气管协助通气，必要时做好气管插管或进行气管切开术的准备。

（3）连接心电、血压监护，密切观察患者的生命体征、意识、瞳孔及肢体的变化，评估是否并发心肌梗死或心律失常。

(4) 建立静脉通路,畅通给药途径。

(5) 遵医嘱采集血标本进行血常规、血生化、凝血时间、血糖等检查。

(6) 对于烦躁不安的患者,安置床挡,必要时给予适当的肢体约束,注意保障患者的安全。

2) 专科护理:

(1) 床上训练指导:急性脑血管病患者大多意识障碍,瘫痪在床,在抢救生命的同时,应重视肢体的功能康复,应教给患者及家属:①保持良好的功能位,良肢位是防止或对抗痉挛姿势出现,保护肩关节及早期诱发分离运动而设计的一种治疗性体位;②按摩;③被动运动,即在生命体征平稳后,无进行性卒中发生,除了注意良肢位的摆放,无论神志清楚还是昏迷的患者都应早期进行被动运动;④主动运动,即当患者神志清楚、生命体征平稳后,可开展床上的主动训练,以利于肢体功能恢复。

(2) 语言训练:教给患者噘嘴、鼓眼、龇牙、弹舌等,每个动作 5～10 次,教患者学习 pa、ta、ka 的发音,先单个连音重复,当患者能准确发音后,三个音连在一起重复发音,每日重复训练数次,直到练好为止。语言训练是个复杂的过程,需患者、家属与医护人员共同努力,循序渐进,由音到词,由词到句,不能急于求成。

(3) 吞咽训练:指导患者以清淡、少渣、软食为主;饮水呛咳时,应尽量减少饮水,以汤汁代替。进食时抬高床头 30°～45°,将食物尽量放在健侧部。

3) 心理护理:因病程长、发病迅速、致残率高,患者会出现忧郁、紧张、焦虑、烦躁的情绪,甚至会轻生,这些不良的情绪刺激不但使患者在思想上产生消极对抗,使患者失去锻炼的信心,而且也会对人体各系统产生影响,如使呼吸频率加快、神经功能失调、内分泌功能紊乱等。此时,医护人员应积极主动地给予患者心理疏导,安慰患者,消除其不良情绪。兴奋状态和良好情绪可以使神经抑制解除,这时神经肌肉调节达到最佳状态,有利于肢体功能恢复。

二、癫痫

癫痫(epilepsy)是一反复发作性的综合征,是多种原因导致的脑皮层神经元异常的超同步化放电引起的发作性的、一过性的脑功能障碍,常伴有意识障碍。由于异常放电的神经元的部位及放电扩散的范围不同,可表现为感觉、运动、意识、行为、情感及自主神经功能障碍。根据临床表现及脑电图显示,癫痫发作可分为部分发作、全身发作、癫痫持续状态、反射性癫痫四大类。癫痫持续状态(status epilepticus,SE)又称癫痫状态,是指一次癫痫发作持续 30 min 以上,或连续多次发作、发作间期意识或神经功能未能恢复者。任何类型癫痫均可出现癫痫持续状态,但通常是指全面强直-阵挛性发作持续状态。癫痫持续状态是常见神经系统急症之一,致残率和死亡率均很高。

(一)病因与发病机制

1. 病因

1) 原发性(特发性):病因不明,首次发作常在 20 岁之前,可能与遗传因素有关。

2) 继发性(症状性):由各种原因引起的脑部损害或代谢异常所致。

(1) 脑的先天畸形或发育异常。

(2) 中枢神经系统感染:各种病因所致的脑炎、脑膜炎,如流行性脑膜炎、乙型脑炎等。另外,寄生虫感染如脑囊虫、血吸虫等。

(3) 中毒:由内源性及外源性毒素所致,如妊娠中毒症、尿毒症、一氧化碳中毒、铅中毒、汞中毒、食物中毒等。抗惊厥药物、安眠药戒断亦可引起癫痫发作。

（4）外伤产伤是婴儿期癫痫常见的原因，此外成人闭合性及开放性脑外伤、脑部手术均可能导致癫痫。

（5）颅内肿瘤：如少突胶质细胞瘤、脑膜瘤、星形细胞瘤等。

（6）脑血管疾病：动脉硬化性脑血管病是 50 岁以上患者最常见的癫痫发作的病因。

（7）代谢异常：蛋白质代谢异常如苯丙酮尿症、氨基酸尿症，糖代谢异常如低血糖发作、糖尿病非酮症高渗性昏迷，脂质代谢紊乱，水及电解质失衡等。

2. 发病机制 癫痫的发病机制复杂，迄今为止尚未完全阐明。但不论是何种原因引起的癫痫，其电生理改变是一致的，即发作时大脑神经元出现异常的、过度的同步性放电。

（二）病情评估与判断

1. 临床表现

1）单纯部分性发作：部分运动性发作表现为一侧眼睑、口角、手或足趾发生不自主抽动，可波及一侧面部或肢体。部分感觉性发作常表现为口角、舌、手指或足趾的麻木感和针刺感。自主神经性发作出现面部及全身潮红、多汗、呕吐、腹痛、烦渴和欲排尿感。精神性发作表现为记忆障碍、恐惧、忧郁、各种错觉和复杂幻觉等。

2）复杂部分性发作：发作起始出现精神症状或特殊感觉症状，随后出现意识障碍、自动症和遗忘症，有时发作开始即出现意识障碍和各种运动症状。

3）强直-阵挛性发作：以意识丧失、抽搐为特征。一般分为先兆、抽搐、抽搐后状态。

（1）先兆是发作的一种感觉体验，为发作的一部分，先兆可指示癫痫发作的起源点，并预示发作的来临，约 1/2 的强直-阵挛性发作的患者有先兆，最常见的是肢体麻刺感和上腹部不适。有时先兆过后发作即终止，这种情况常见于服用抗癫痫药的患者。

（2）抽搐先兆后立即或瞬时后抽搐，一般包括强直、阵挛两期。强直期，骨骼肌强直收缩、四肢伸直、角弓反张、牙关紧闭，咬舌，两眼上翻，喉痉挛而致尖叫，呼吸停止，发绀。强直期持续 10～30 s 后转入阵挛期，四肢屈肌痉挛、松弛交替，头颈部抽动，呼吸深，口腔分泌物增多，呈白色泡沫状，全身大汗淋漓，最后阵挛逐渐停止，尿便失禁，阵挛可持续数分钟。

4）癫痫持续状态：癫痫连续发作之间意识尚未完全恢复又频繁再发，或癫痫发作持续 30 min 以上不自行停止的状态。可有强直-阵挛性发作、非惊厥、部分发作持续状态。其中强直-阵挛性发作持续状态最常见，频繁的发作，两次发作之间意识障碍无恢复。突然停用抗癫痫药物、饮酒、合并感染等容易诱发。癫痫持续状态下脑缺氧、代谢中间产物蓄积，造成脑水肿、神经元死亡。患者可有高热、脱水、酸中毒、白细胞增多，由于自主神经功能紊乱可产生休克。最终导致心血管、肾及呼吸功能衰竭，死亡率高达 10%～20%。

2. 严重程度评估 癫痫持续发作 30 min 后，可引起继发性高热、高钾血症。若持续 60 min，可引起继发性代谢障碍、酸中毒、颅内压增高，出现自主神经功能障碍，如高热、脱水，最终导致休克。肌肉持续过度收缩致肌溶解，严重者可致急性肾衰竭。

3. 辅助检查

（1）脑电图：诊断癫痫最常用的一种辅助检查方法。常规发作间歇期脑电图能记录到40%～50%患者出现棘波、尖波、慢波、棘-慢波等癫痫波形，脑电图也可为治疗效果的评价提供客观指标。

（2）神经影像学检查：CT、MRI、DSA 可发现脑部的结构性损害。

（3）实验室检查：血糖，肝肾功能，电解质等。

（三）救治与护理

1. 救治原则　以药物治疗为主,控制发作或最大限度地减少发作次数;迅速终止呈持续状态的癫痫发作;维持生命体征稳定和进行心肺功能支持;处理并发症。

2. 护理措施

1) 全身发作时的护理:要注意安全,防止外伤,发作时迅速使患者平卧,防止跌伤或重伤。立即解开领口和腰带,头偏向一侧,以利于呼吸通畅。上下齿之间从白齿处垫牙垫,可将毛巾或手帕、在医院则用外裹纱布的压舌板,塞入齿间,防止舌咬伤。抽搐时不可强行喂水或喂药及用力强压肢体,以免造成窒息、骨折或脱臼。危险物品要远离患者,防止烫伤和其他意外伤,床头放一枕头防止抽搐碰伤头部,在背后垫以软枕,防止椎骨骨折。惊厥停止后,将头部偏向一侧,使分泌物流出,避免误吸和窒息。如果惊厥时间偏长,或当日已有过发作,可给苯巴比妥钠 0.2 g,肌内注射,否则不需特殊处理。对不典型的失神发作的自动症,要注意防护,避免自伤或伤人。

2) 癫痫持续状态的护理:

（1）立即给氧,持续低流量吸氧。置患者于侧卧位,及时吸出呼吸道分泌物,舌下坠的患者应用舌钳将舌拉出,也可将患者头部放低,下颌托起,开放呼吸道,必要时插入口咽通气管或行气管切开术,以确保呼吸道通畅。昏迷患者给予口咽通气管,随时吸痰,防止窒息,特别是发作时伴有呕吐的患者,防止误吸。

（2）药物治疗,控制癫痫发作。癫痫持续状态发作超过 1 h,容易造成大脑不可逆性损伤,因此要迅速制止发作。

①首选地西泮静脉注射,成人地西泮 10～20 mg,用注射用水稀释到 10 mL,缓慢静脉注射,每分钟不超过 5 mg。发作控制后,用苯巴比妥钠 0.2～0.4 mg 肌内注射。频繁发作可用地西泮 40 mg 加入 5％葡萄糖 500 mL 静脉滴注,成人 24 h 总量不超过 100 mg,儿童每日 0.25～1.0 mg/kg,一次用量不超过 10 mg。地西泮有时可抑制呼吸,静脉注射过程中应严密观察呼吸情况及瞳孔的大小。要求患者呼吸平和并有足够的深度和频率,瞳孔缩小,患者呈深睡状态。

②异戊巴比妥钠 0.5 g,溶于注射用水 10～20 mL 静脉缓慢注射,其速度不超过每分钟 0.1 g。注意呼吸抑制和血压下降。

③10％水合氯醛,20～30 mL（儿童 0.5 mL/kg）保留灌肠。适用于肝功能不全或不宜使用巴比妥类药物者。

④如经上述处理仍不能控制者,可请麻醉科医师协助进行全身麻醉。

3) 病情观察:严密观察患者的生命体征、意识及瞳孔的变化。观察发作类型、持续时间及用药后的效果。

4) 并发症的处理:遵医嘱及时处理并发症,如防治脑水肿,给予 20％甘露醇静滴、吸氧、物理降温等。预防性应用抗生素,控制感染。纠正代谢性紊乱,如低血糖、低血钠、低血钙、高渗状态及肝性脑病等,纠正酸中毒。

小结

急诊科接诊的患者病情常复杂多样,疾病涉及各个器官系统,如呼吸系统、循环系统、消化系统、代谢系统及神经系统等。本章对急诊科常见的疾病以系统为单位进行介绍,重点强调对常见临床急症的快速、准确评估及救护措施的及时应用。通过本章的学习,应初步了解并掌握常见临床急症的病情评估和判断,掌握不同急诊的常见救护方法。

(周 燕)

思考题

一、简答题

简述脑梗死患者的专项护理内容。

二、案例分析题

患者,女,60 岁,有 1 型糖尿病史,多尿、烦躁、多饮和乏力 1 周,头痛伴意识模糊 1 h,到急诊科就诊。查体:T 38.5 ℃,P 118 次/分,BP 95/60 mmHg,皮肤潮红,呼吸深快,呼气烂苹果味。

该患者可能的医疗诊断是什么?如何进行救护?

第八章　常用急救技术

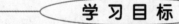

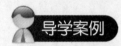

假如你是值班护士，在巡视病房时，发现一患者正在用外周静脉输注肠外营养液，患者诉输液部位疼痛，肢体疼痛，你该如何做？执行该项操作后护士如何做好穿刺部位的护理？

第一节　高级生命支持概述

心肺脑复苏分三阶段，第一阶段是基本生命支持（basic life support，BLS），第二阶段是高级生命支持（advanced cardiac life support，ACLS），第三个阶段是后续生命支持（prolonged life support，PLS），也就是脑复苏和脏器功能支持的后续阶段。

基本生命支持，又称初期复苏处理或现场心肺复苏，指施救者在没有仪器设备的情况下为患者进行抢救，通常使用心肺复苏术（cardiopulmonary resuscitation，CPR）。

高级生命支持是在基础生命支持的基础上，应用药物、辅助设备和特殊技术（如心电监护、除颤仪、简易呼吸器等）建立与维持更有效的通气和血液循环，尽最大努力恢复患者的自主心跳与呼吸。主要内容是供氧、建立人工气道、建立给药通道、应用复苏药物、人工电除颤等。高级生命支持 ABCD 各代表，A（airway）：控制气道；B（breathing）：氧疗和人工通气；C（circulation）：循环支持；D（differential diagnosis）：明确诊断。

高级生命支持仍强调高质量心肺复苏的重要性，美国心脏协会 2015 年心肺复苏指南明确指出：①胸外按压速率：对于心搏骤停的成年患者，以每分钟 100 至 120 次的速率进行胸外按压较为合理。②胸部按压深度：在徒手心肺复苏过程中，施救者应以至少 2 英寸（5 厘米）的深度对普通成人实施胸部按压，同时避免胸部按压深度过大，大于 2.4 英寸（6 厘米）。③胸廓回弹：施救者应避免在按压间隙依靠在患者胸上，以便每次按压后使胸廓充分回弹。④限定按压比例，减少中断次数：每次中断必须控制在 10 s 之内，按压操作在整个 CPR 过程中不得低于60%。

一、控制气道

1. 口咽通气道（cuffed oropharyngeal airway,COPA） 一种非气管导管性管道，主要用于有自主呼吸而舌后坠引起的气道梗阻、缺乏咳嗽或者咽反射的昏迷患者。口咽通气道不可用于清醒或者半清醒的患者，因其可能因刺激易引起患者恶心、呕吐，甚至引起喉痉挛，或者使口咽通气道移位而致气道梗阻。

2. 鼻咽通气道（nasopharyngeal airway） 从患者鼻腔插入到咽腔的一个类似于气管插管的软管道。作为一种常规的通气工具，主要用于牙关紧闭、各种原因引起的不完全呼吸道梗阻、不能使用或耐受口咽通气道或使用口咽通气道效果不佳者。由于其对咽喉部的刺激性较口咽通气道小，清醒、半清醒或浅麻醉患者更易耐受。

3. 气管内插管术（tracheal intubation） 将一特制的气管导管，经口或鼻通过声门直接插入患者气管内的技术，是一种抢救患者的技术，也是保持上呼吸道通畅的最可靠手段。主要用于呼吸、心跳停止，呼吸功能衰竭需要进行机械通气者。其目的是通过建立人工气道，解除上呼吸道阻塞，清除呼吸道分泌物或者异物，使呼吸道通畅，改善呼吸功能，为机械通气治疗、呼吸道吸引和防止误吸等提供最佳条件。

气管插管时急救者应充分考虑CPR过程建立高级气道的利弊，一般宜在患者对初步的CPR和除颤无反应或自主循环恢复后再实施。注意：气管内插管时应尽可能缩短胸部按压的中断时间。实施胸部按压的急救者一旦停止按压，实施插管的急救者应立即进行气管插管。插管时间不超过10 s，一旦气管导管通过声门，马上开始胸部按压。

插管完成后应立即检查确认气管导管位置，方法包括：临床评价、呼气末二氧化碳监测或食道检测。监测呼气末二氧化碳浓度是目前确认气管内导管位置的常用手段之一，应用呼气末二氧化碳检测仪，操作简单，接到气管插管之后，检测仪上就可看到二氧化碳波形，没有二氧化碳波形，说明插入食管里。其次，应用食道检测器，接到气管插管里后，再接注射器或者气球，气球在接到气管插管之前捏扁，如果气球张开说明插管正确，因为肺里有气体。如果气球仍是扁的说明在食管，因食管里没有气体，是负压。食道检测器仅能作为确认气管内导管位置的一种辅助手段，直视下看到气管导管在声带之间置入和纤维支气管镜检查可见气管环及隆突是判断导管位于气管内的可靠指标，在呼气末二氧化碳检测仪上可见4个以上不衰减的正常波形是判断气管导管在气管内的最可靠指标。

4. 其他 可选择的声门高级气道包括喉罩、食管-气管联合导管（ETC）等。

二、氧气疗法和人工通气

氧气疗法（简称氧疗）是纠正缺氧的一种治疗方法。主要通过提高吸入气体中的氧浓度，促进氧在肺内弥散，提高血氧含量，达到纠正或缓解缺氧状态的方法。氧疗主要用于存在低氧血症、严重创伤、急性心肌梗死的患者。氧疗具有局限性：对于血液性缺氧和循环性缺氧，氧疗的效果有限；当存在机械通气支持的指征时，氧疗不能替代机械通气。

心肺复苏过程中，人工通气的目的是维持足够的氧合和充分清除二氧化碳。心肺复苏初期双人按压时按压与通气比为30：2，在已经建立高级气道（如气管插管）的时候，美国心脏协会2015年心肺复苏指南指出：给予患者足够的通气（30次按压后2次人工呼吸，每次呼吸超过1 s，每次须使胸部隆起），不应给予过量通气（即呼吸次数太多，或呼吸用力过度）。对于正在进行持续性心肺复苏且有高级气道(如气管插管、食管气管导管、喉罩气道)的患者,建议通气速率为每 6 s 一次呼吸(每分钟 10 次呼吸)。

心肺复苏时,可以选择如下人工通气方法。

1. 球囊-面罩通气法 又称简易呼吸器通气法,是进行人工通气的简易工具,尤其是病情危急,来不及气管插管时,可利用简易呼吸器直接给氧,使患者得到充分氧气供应,改善组织缺氧状态。简易人工呼吸器具有结构简单,操作迅速方便,易于携带,通气效果好等优点。通常挤压呼吸囊的 1/3~1/2,可提供给患者 400~600 mL 的潮气量,但要注意保持面罩的适度密封,挤压球体送气时间 1 s 以上。球囊-面罩通气法可产生胃胀气,要注意观察胃区是否胀气,避免过多气体挤压到胃部而影响呼吸的改善。

2. 机械通气 可以增加或代替患者自主通气,保证足够供氧,改善气体交换,呼吸参数易于控制,是目前临床上唯一确切的最有效的人工通气方法(详见人工通气章节)。

三、循环支持

(一)心电、血压监测

心肺复苏时,应及时连接心电监护仪或除颤仪或心电图机进行持续心电监护,及时发现心律失常,准确辨认心律失常,以采取相应的急救措施,如室颤时,应立即给予除颤。能量选择:一般单相波除颤用 200~360 J,直线双向波用 120~200 J。将两电极板分别放置患者心底和心尖部,心底(STERNUM):患者右侧锁骨中线第 2 肋间。心尖(APEX):患者左乳头外下方或左腋前线内第 5 肋间。两个电极板之间距离不要小于 10 cm(图 8-1)。不管除颤成功与否立即心肺复苏,5 个高质量的胸外心脏按压后,查看监护仪心电活动,如除颤未成功,可增加能量再次除颤。

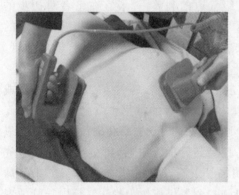

图 8-1 电极板放置位置

(二)建立用药途径

静脉给药作为首选。但要注意,静脉通道的建立在早期不是非常必要的,首先着眼于 CPR 和电除颤是非常关键的,只有在良好的 CPR 和电除颤的基础上再考虑建立静脉通道,然后给予复苏药物。静脉通道常选用肘前静脉,如肘正中静脉和贵要静脉、颈外静脉,尽量不用手部或下肢静脉,对已经建立中心静脉通路者,优先中心静脉给药。给药一般先给予肾上腺素 1 mg,然后再给予 20 mL 的生理盐水静脉注射。在静脉作为首选给药途径时,骨髓腔给药也是适当的。当静脉通路、骨髓腔给药通路无法建立时,可选择气管内给药。可以给予利多卡因、肾上腺素、阿托品、纳洛酮和血管加压素等药物,但是目前多数药物气管内给药的剂量还不清楚,一般建议是静脉给药的 2.5 倍。因为现代研究表明气管内给药效果不如静脉和骨髓腔内给药效果好,如果是肾上腺素通过气管内给药其 β 作用可能会增强,可能引起低血压从而对复苏不利,这就是目前不推荐气管内给药的原因之一。

(三)常用的复苏药物

1. 肾上腺素 CPR 的首选药物。具有 α 肾上腺素能受体激动剂的特性,可收缩外周血管,提高血压,增加 CPR 时冠状动脉和脑的灌注压;其 β 肾上腺素能样作用是否有利于复苏仍有争议,因其可能增加心肌氧耗和减少心内膜下心肌灌注。用法是肾上腺素 1 mg 静脉或骨髓腔内注射,每 3～5 min 一次,给药后再给 20 mL 的生理盐水静脉注射。当静脉通路、骨髓腔给药通路无法建立时,可选择气管内给药,剂量 2～2.5 mg。

2. 血管加压素 血管加压素是一种非肾上腺素能血管收缩药,直接兴奋平滑肌 V_1 受体,使内脏、冠状动脉、肌肉及皮肤的血管收缩,可替代第一或第二剂肾上腺素。用药方法:40 U 通过静脉或骨髓腔途径给药。

3. 阿托品 副交感神经拮抗剂,可以解除迷走神经对心脏的抑制,从而提高窦房结的自律性,促进心房和房室结的传导,加快心率。阿托品可用于心脏停搏、无脉性电活动和缓慢的心律失常。用药方法 1 mg 静脉注射,若心脏停搏或无脉性电活动持续存在,可每 3～5 min 重复 1 mg,至总量 3 mg。

4. 胺碘酮 应用治疗对 CPR、除颤和血管加压素无反应的室颤或无脉性室速,是一种可影响钠、钾和钙通道的合成药物,具有阻滞 α、β 肾上腺素能受体特性。胺碘酮首剂 300 mg 静脉注射,如无效,可追加 150 mg。

5. 利多卡因 利多卡因在心搏骤停时可作为胺碘酮的替代药物。起始剂量为 1～1.5 mg/kg 静脉注射,若室颤和无脉性室速持续存在,5～10 min 后,再以 0.5～0.75 mg/kg 静脉注射,最大量不超过 3 mg/kg。

6. 硫酸镁 能有效终止尖端扭转型室速。若室颤或无脉性室速、心搏骤停与尖端扭转型室速有关,可给予硫酸镁 1～2 g 稀释到 5％葡萄糖溶液 10 mL 中缓慢静脉注射。对尖端扭转型室速应立即进行高能量电击治疗,硫酸镁仅是辅助药物,用于治疗或防止尖端扭转型室速复发时应用,不建议心搏骤停时常规使用。

7. 碳酸氢钠 复苏初期(10～20 min 内)不应过分积极补充碳酸氢钠。心搏骤停或复苏时间过长者,或早已存在代谢性酸中毒、高钾血症、三环类抗抑郁药物过量患者可适当补充碳酸氢钠,初始剂量 1 mmol/kg 体重静脉滴注,以后根据血气分析结果调整补给量,防止发生碱中毒。

(四)心搏骤停时心律失常的处理

详见常见各系统急症的急救章节。

四、明确诊断

明确诊断就是高级生命支持里的 D,这个 D 就是希望我们发现引起心搏骤停的原因,以便及时针对病因采取相应的救治措施。引起心搏骤停的原因主要包括低血容量、低氧血症、高碳酸血症及代谢性酸中毒、高钾血症/低钾血症、低体温、张力性气胸、心包填塞、肺动脉血栓形成、冠状动脉血栓形成等。

第二节　人工气道管理

人工气道(artificial airway)是指运用各种辅助设备及特殊技术在生理气道与空气或者其他气源之间建立的有效连接,可纠正患者的缺氧状态,改善通气功能,有效地清除气道内分泌物,维持有效呼吸。临床常用人工气道有口、鼻咽通气道,喉罩、气管插管、气管切开等。

一、口、鼻咽通气道,喉罩置入术

(一)口咽通气道置入术

口咽通气道为一种非气管导管性通气管道,呈弯曲状,其弯曲度与舌及软腭相似,由弹性橡胶或者塑料制成的硬质扁管型人工气道,主体包括翼缘、牙垫、咽弯曲度三部分,在临床急救时及全麻术后复苏当中应用广泛,是最简单、有效且经济的气道辅助用物(图8-2)。

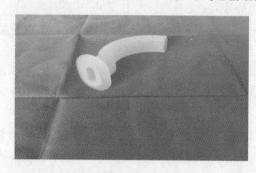

图8-2 口咽通气道

1. 适应证

(1)有自主呼吸而舌后坠引起的气道梗阻患者。

(2)咽喉部分泌物多,无力咳痰者也可经通气道吸净痰液。

(3)癫痫发作或者抽搐时保护患者舌、齿免受损伤。

(4)缺乏咳嗽或者咽反射的昏迷患者。

2. 禁忌证

(1)口咽通气道不可用于清醒或者半清醒的患者,因其可能因刺激易引起患者恶心、呕吐,甚至引起喉痉挛,或者使口咽通气道移位而至气道梗阻。

(2)当患者有下列情况时应慎重考虑操作:①口咽部有损伤;②咽部气道占位性病变;③喉头水肿、气管内异物、哮喘、咽反射亢进患者;④呕吐频繁患者;⑤门齿有折断或脱落危险的患者。

3. 操作方法

1)评估和观察要点:

(1)评估患者的病情、生命体征、意识及合作程度。

(2)评估患者口腔、咽部及气道分泌物情况,有无活动的义齿。

2)物品准备:选择合适的口咽通气道。口咽通气道有多种型号,大小不等,使用时应根据患者具体情况选择合适的型号。长度为口角至耳垂或下颌角的距离。合适的口咽通气道应该是口咽通气道末端位于上咽部,将舌根与口咽后壁分开,使下咽部到声门的气道通畅。选择的原则是宁长勿短,宁大勿小,因为口咽通气道太短不能经过舌根,起不到开放气道的作用。

3)患者准备:昏迷患者放平床头,协助患者取平卧位,头后仰,使上呼吸道口、咽、喉三轴线尽量重叠。清除口腔及咽部分泌物,保持呼吸道通畅。

4)操作步骤:

(1)操作要点:①选择合适的体位;②吸净口腔及咽部分泌物;③选择恰当的放置方法;④测试人工气道是否通畅,防止舌或者唇夹置于牙和口咽通气道之间。

（2）置管：置管方法分为两种。一种为顺插法：借助于压舌板将患者的舌体下压，或者借助于舌钳将患者的舌体轻轻夹住后拉出，记住一定要夹住患者舌体不能夹住舌尖，再将口咽通气道的咽弯曲部分沿舌面顺势送至上咽部，将舌根与口咽后壁分开。另一种为反转法：不需要借助其他物品，直接将口咽通气道的咽弯曲部分向上沿着硬腭部放入口腔，当其内口接近口咽后壁时（已通过悬雍垂），即将其旋转180°，借患者吸气时顺势向下推送，弯曲部分下面压住舌根，弯曲部分上面抵住口咽后壁，放置于口腔中央位置。临床上顺插法应用比较广泛，尤其是脑卒中引起的咽瘫、各种原因引起的舌后坠患者。此类患者一旦解除气道梗阻，操作者此时可感到患者呼吸气流通畅。

5）测试人工气道是否通畅：以少许棉絮放于口咽通气道外口，观察有无随患者呼吸的摆动。还应观察胸壁运动幅度和听诊双肺呼吸音。检查口腔，防止舌或者唇夹置于牙和口咽通气道之间。

4. 注意事项 插入时要注意应先清洁口腔内分泌物、呕吐物。插入后可以借助于口咽通气道进行人工吸痰，吸痰前后吸入高浓度氧，听诊肺呼吸音，观察血氧饱和度。吸痰时，调节吸痰压力为 0.02～0.04 MPa，最大不超过 0.08 MPa，插入 12～16 号吸痰管阻断负压至咽后壁，边旋转边上提吸引，每次吸痰时间控制在 15 s 左右，以达到清理呼吸道的目的。

5. 置管后的护理

（1）保持管道通畅：及时翻身拍背、吸痰，清理呼吸道分泌物，防止误吸，甚至窒息。注意观察导管有无脱出而阻塞气道的现象。

（2）加强呼吸道湿化：口咽通气道外口盖一层湿生理盐水纱布，既湿化气道又防止吸入异物和灰尘，湿生理盐水纱布应定时湿化，保持湿润。

（3）定时检查口腔，防止舌或者唇夹置于牙和口咽通气道之间。持续放置口咽通气道患者，要及时吸痰，防止痰痂堵塞通气道。并且每天更换口咽通气道一次，换下的口咽通气道按医院感染管理规定放入医疗垃圾中。

（4）监测生命体征，严密观病情变化，尤其注意患者呼吸情况，并准备好各种抢救物品和器械，必要时配合医生行气管插管。

（二）鼻咽通气道置入术

鼻咽通气道是从患者鼻腔插入到咽腔的一个类似于气管插管的软管道（图 8-3）。作为一种常规的通气工具，鼻咽通气道适用于舌后坠所致呼吸道梗阻的患者。由于其对咽喉部的刺激性较口咽通气道小，清醒、半清醒或浅麻醉患者更易耐受。鼻咽通气道置入术操作简单，不需要特殊器械并能在数秒钟内迅速获得有效通气，刺激性小，又有附壁痰栓形成少等特点，便于护理；同时因其留置过程中不刺激咽喉三角，无恶心反射，具有患者耐受性好的优点，为临床工作带来了极大的方便所以使用较广泛。

1. 目的 经前鼻孔插入到舌根部，解除鼻咽部呼吸道阻塞，增加咽腔通畅，改善患者缺氧状态，利于上呼吸道吸引。

2. 适应证

（1）各种原因引起的不完全呼吸道梗阻，不能使用或耐受口咽通气道或使用口咽通气

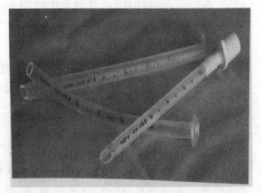

图 8-3 鼻咽通气道

道效果不佳者。

(2) 牙关紧闭,不能经口吸痰,防止反复经鼻腔吸引引起鼻腔黏膜损伤者。

3. 禁忌证

(1) 颅底骨折、脑脊液耳鼻漏者。

(2) 鼻腔各种疾患,如鼻息肉、鼻外伤、鼻腔畸形、鼻腔炎症等。

(3) 鼻腔出血或有出血倾向。

4. 操作方法

1) 评估和观察要点:

(1) 评估患者的病情、生命体征、意识及合作程度。

(2) 评估患者口腔、鼻咽部及气道分泌物情况。

2) 物品准备:选择合适的鼻咽通气道,长度为鼻尖到耳垂的距离。选择的原则是使用尽可能大又易于通过鼻腔的导管。

3) 患者准备:协助患者取仰卧位,选择通畅的一侧鼻腔,清洁并用棉签蘸液体石蜡润滑鼻孔。

4) 操作步骤:

(1) 操作要点:①选用大小合适的鼻咽通气道;②吸净口腔及咽部分泌物;③妥善固定,防止管路滑脱;④再次评估检查气道是否通畅。

(2) 置管:用液体石蜡充分润滑鼻咽通气道外壁,将鼻咽通气道弯度向下、弧度朝上、内缘口向下沿垂直鼻面部方向缓缓插入鼻腔,直至通气管的尾部抵住鼻腔外口,插入长度13～15 cm。

(3) 固定:用胶布或系带妥善固定于鼻侧部,防止管路滑脱。

(4) 再次评估检查气道是否通畅:以患者解除舌后坠、呼吸通畅、血氧饱和度上升为准。

5. 注意事项　插入时要注意应先清洁口腔内分泌物、清洁并用棉签蘸液体石蜡润滑通畅的一侧鼻孔。插入后调节氧气,接吸氧管,将吸氧管插入鼻咽通气道吸氧。插入后可借助于鼻咽通气道进行人工吸痰。吸痰前后吸入高浓度氧,听诊肺呼吸音,观察血氧饱和度。

6. 置管后的护理

(1) 保持鼻咽通气道通畅,及时翻身拍背、吸痰,清理呼吸道分泌物。每日做好鼻腔护理。鼻孔与鼻咽通气道间涂液体石蜡,及时清除鼻腔分泌物,并做好痰液吸引效果的评价,防止痰痂阻塞。

(2) 做好气道湿化,防止鼻黏膜干燥出血。

(3) 密切观察患者鼻腔黏膜有无压伤,每1～2天更换鼻咽通气道一次并于另一侧通畅鼻孔插入。

(4) 注意观察患者意识、生命体征、血氧饱和度、呼吸情况的变化,定时听诊双肺呼吸音。并保持吸氧管的通畅,及时评价患者氧疗效果。

(5) 患者一旦病情变化或不能有效维持气道通畅时,应及时报告医生,必要时配合医生行气管插管进一步治疗。

7. 鼻咽通气道与口咽通气道使用优缺点　使用鼻咽通气道患者耐受性好,不影响口腔功能,仍可经口进食,便于保持口腔清洁;减少感染;通气效果较放置口咽通气道明显改善。口咽通气道存在患者耐受差,吐管、堵管现象,影响正常口腔功能,易引起口腔感染发生。鼻咽通气道的缺点是导管内径小,必须定时使用细吸痰管吸痰,以防阻塞。

（三）喉罩置入术

喉罩（laryngeal mask airway，LMA）是一种特殊型的通气管，在其通气管的前端衔接一个用硅橡胶制成的扁长形套，其大小恰好能盖住喉头，用来维持呼吸道通畅，可以行短时间的机械通气，故有喉罩通气管之称。喉罩设有不同型号，分别适用于新生儿、婴儿、儿童和成年人。LMA 是在盲探下插入，不需要使用喉镜显露声门，故使用较为方便，优点较多。但喉罩价格昂贵，也存在某些问题，如可能突然发生胃内容物反流误吸的危险，需要警惕，并谋求解决。

1. 适应证

（1）无呕吐反流危险的手术，尤其是气管内插管困难的病例。

（2）对颈椎不稳定患者施行气管内插管需移动头部有较大顾虑时，最适宜使用喉罩通气，因无需对头颈部施行任何移动操作。

（3）急救复苏时喉罩置入较简单，使用方便，效果可靠，可在紧急情况下进行人工气道的建立和维持。

2. 禁忌证

（1）咽喉部存在感染或其他病理改变的患者，如咽部脓肿、血肿、水肿、组织损伤等患者。

（2）喉部或喉以下气道梗阻者。

（3）肺顺应性下降或者气道阻力增高者。

（4）存在呼吸道误吸高危因素者，如饱食、腹内压过高、有习惯性呕吐反流史、急性胸腹部外伤、多处或大的外伤等。

（5）需要特殊手术体位，如俯卧位的患者，也不宜使用喉罩。

3. 操作方法

1）评估和观察要点：

（1）评估患者的病情、生命体征、意识及合作程度。

（2）评估患者口腔、鼻咽部及气道分泌物情况。

2）物品准备：根据年龄和体型选择合适的喉罩（表 8-1），行漏气检查。

表 8-1　喉罩型号

患者年龄/体型	喉罩型号	套囊容积/mL
新生儿/婴儿<5 kg	1.0	4
婴儿 5～10 kg	1.5	7
婴儿/儿童 10～20 kg	2.0	10
儿童 20～30 kg	2.5	14
儿童 30 kg 及体形较小的成人	3.0	20
一般成人	4.0	30
体形较大成人	5.0	40

3）患者准备：协助患者取平卧或侧卧位，吸净口腔及咽部分泌物，保持气道通畅。

4）操作步骤：

（1）操作要点：①选用大小合适的喉罩；②吸净口腔及咽部分泌物；③插入时手法轻柔，试探性插入，并妥善固定，防止管路滑脱；④再次评估检查气道是否通畅，听诊双肺呼吸音，观察患者呼吸改善情况。

（2）置管：患者头部轻度后仰，颈部屈曲，操作者左手牵引下颌以展宽口腔间隙，右手持喉罩，罩口朝向下颌，沿舌正中线贴咽后壁向下置入，直至不能再推进为止，用另一手固定导管外端，充气使喉罩自行密闭。喉罩置入的最佳位置：喉罩进入咽喉腔，罩的下端进入食管上口，罩的上端紧贴会厌腹面的底部，罩内的通气口对准声门。将罩周围的套囊充气后，即可在喉头部形成闭圈，从而保证了通气效果。

4. 注意事项

（1）使用喉罩前禁食。

（2）喉罩在使用前，应常规检查套囊是否漏气。

（3）喉罩与硬腭接触前，必须使喉罩完全展开，然后再逐步送入咽腔。若喉罩在舌后遇到阻力时，不可强插，其罩端导管处不能打折，以防造成损伤。完成插入后要将喉罩妥善固定。

（4）喉罩不适用于长期机械通气者。

（5）拔出喉罩前尽量避免咽喉部刺激。

5. 置管后的护理

（1）保持呼吸道通畅，及时清除气道内分泌物。

（2）注意观察患者意识、生命体征变化、血氧饱和度、呼吸情况的变化，定时听诊双肺呼吸音。并保持吸氧管的通畅，及时评价患者氧疗效果。

（3）妥善固定喉罩，防止喉罩移位。

二、食管-气管联合导管(ETC)的使用

ETC 为双腔双囊导管，是食管和气管两管合二为一的双腔管，无论插入食管或气管都可以进行有效通气。ETC 一个管腔尖端开放，类似气管插管，称气管腔，另一个管腔盲端封闭，其远端有一系列侧孔，称食管腔。ETC 远端的球囊，类似于气管插管的球囊，作用是保持食管或气道与导管壁的密闭性，充气 10～15 mL；ETC 近端的球囊，作用是充气后可压迫舌根、软腭，并密闭口、鼻腔，充气后使导管自动固定，充气 80～100 mL。

1986 年 Frass 设计了食管-气管联合导管(ETC)，并将其应用于临床急救中，目前 ETC 在紧急情况下人工气道的建立和维持发挥了重要的作用。因该管具有双腔，无论插入食管或者气管均能进行有效通气，可以快速保持患者呼吸道通畅，置入时不需喉镜，操作简单，凸显了其显著的优势。

1. 适应证 患者呼吸、心跳停止；无意识、没有咽反射；气管插管不成功的。

2. 禁忌证 有喉头水肿、喉头梗阻、食管狭窄病史、食道疾患，摄入腐蚀性毒物、怀疑颈椎损伤或者颈椎需要制动的患者。

3. 操作步骤

（1）物品准备：根据年龄和体型选择合适的 ETC，进行漏气检查，无漏气后将气囊内的气体抽净。

（2）患者准备：患者平卧，头颈放置舒适体位，操作者将患者仰头、抬起患者下颌。

（3）置管：操作者一手推下颌，另一手将 ETC 沿咽腔自然弯曲度置入，直至 ETC 上一环状标记线位于门齿之间。将两球囊按预定容量充气。

（4）置管充气后听双肺呼吸音：如果呼吸音不存在而胃扩张阳性，则换呼吸囊接气管腔，再次听诊并确定双肺呼吸音正常；若双肺无呼吸音且无胃扩张，则提示 ETC 可能插入过深，可外拔 2～3 cm 后再次听诊；若双肺呼吸音正常且无胃扩张，则其位置正合适。

4. 注意事项 咽部气囊充气约 85 mL,压力较大,容易导致咽喉部充血水肿;留管时间不宜过长,一般只保留 1~2 天,时间过长会造成咽部、食道黏膜坏死。

5. 置管后的护理

(1) 保持呼吸道通畅,及时清除气道内分泌物,但当 ETC 位于食管位置时,不能进行气管内吸引,不利于气道内分泌物的清除。

(2) 注意观察患者意识、生命体征变化,血氧饱和度、呼吸情况的变化,定时听诊双肺呼吸音。并保持吸氧管的通畅,及时评价患者氧疗效果。

(3) 妥善 ETC,防止 ETC 移位。

(4) 患者一旦病情变化或不能有效维持气道通畅时,应及时报告医生,必要时配合医生行气管插管进行进一步治疗。

三、环甲膜穿刺术及护理

环甲膜穿刺术是临床上对于有呼吸道梗阻、严重呼吸困难的患者采用的急救方法之一,是在没有条件立即做气管切开时,迅速提供临时路径进行有效气体交换的一项急救技术。施救者用刀、穿刺针或者其他任何锐器,从环甲膜处刺入,建立新的呼吸通道,以达维持呼吸道通畅、抢救患者生命的目的。具有简便、快捷、有效的优点。它可为气管切开术赢得时间,是现场急救的重要组成部分。

1. 目的 通过穿刺建立一个新的呼吸通道,解除患者呼吸道梗阻,缓解患者呼吸困难。

2. 适应证

(1) 急性上呼吸道完全或不完全阻塞,尤其是声门区阻塞,严重呼吸困难,来不及行普通气管切开建立人工气道。

(2) 气管内给药。

(3) 牙关紧闭经鼻插管失败、气管插管有禁忌或病情紧急而需快速开放气道时。

3. 禁忌证

(1) 有明显出血倾向者及不能合作的患者。

(2) 已明确呼吸道梗阻发生在环甲膜水平以下时。

4. 操作方法

1) 评估和观察要点:

(1) 评估患者的病情、生命体征、血氧饱和度、意识及合作程度。

(2) 评估患者颈部情况。

2) 物品准备:备常规消毒用治疗盘、环甲膜穿刺包、吸氧装置。

3) 患者准备:患者取平卧位或斜坡卧位,头保持正中向后仰,肩背部垫高。不需要局麻。

4) 操作方法:

(1) 操作要点:①确定环甲膜位置(甲状软骨下缘与环状软骨上缘之间);②穿刺成功时有落空感;③妥善固定,防止管路滑脱;④再次评估检查气道是否通畅,听诊双肺呼吸音,观察患者呼吸改善情况。

(2) 操作步骤:常规消毒环甲膜区的皮肤。确定穿刺位置。术者以一手的拇指及中指固定环甲膜区的皮肤,食指紧压穿刺点,另一手持穿刺针在环甲膜上垂直下刺,通过皮肤、筋膜及环甲膜,当达到喉腔有落空感即形成人工气道,术者会觉得阻力突然消失。拔出针芯,留置导管于气管内,接着回抽,如有空气抽出,则穿刺成功。患者可有咳嗽等刺激症状,随即呼吸道梗阻的症状缓解。以胶布固定,接吸氧装置。外露部分以消毒纱布覆盖。同时可根据穿刺目的进行其他操作,如注入药物等。

(3) 术后处理:整理用物,医疗垃圾分类处置,记录穿刺过程。

5. 注意事项

(1) 穿刺时进针不要过深,以免损伤气管后壁黏膜。

(2) 必须回抽有空气,确定针尖在喉腔内才可注射药物。

(3) 穿刺部位如果有较明显的出血时应注意止血,以免血液反流入气管内。

(4) 导管与吸氧装置衔接好,无漏气。

6. 置管后的护理

(1) 注意观察患者意识、生命体征、血氧饱和度、呼吸情况的变化,定时听诊双肺呼吸音。并保持吸氧管的通畅,及时评价患者氧疗效果。

(2) 环甲膜穿刺仅仅是一种应急抢救措施,因此,在初期复苏成功、呼吸困难缓解、危急情况好转后,应及时行气管切开或者立即做消除病因的处理(如清除异物等)。

(3) 保持呼吸道通畅,预防血凝块或者分泌物堵塞导管。

(4) 作为一种应急抢救措施,导管留置时间不超过 24 h。

四、气管内插管术

气管内插管术(tracheal intubation)是指将一特制的气管导管,经口或鼻通过声门直接插入患者气管内的技术。是一种抢救患者的技术,也是保持上呼吸道通畅的最可靠手段。其目的是通过建立人工气道,解除上呼吸道阻塞,清除呼吸道分泌物或者异物,使呼吸道通畅,改善呼吸功能,为机械通气治疗、呼吸道吸引和防止误吸等提供最佳条件。

根据插管时是否用喉镜显露声门,分为明视气管内插管和盲探气管内插管。临床急救中最常用的是经口明视气管内插管。

1. 适应证

(1) 呼吸、心跳停止需行心肺复苏者。

(2) 呼吸功能衰竭需要进行机械通气者。

(3) 不能有效消除呼吸道分泌物,需行气管内吸引者。

(4) 各种全麻或静脉复合麻醉手术者。

(5) 婴幼儿气管切开前需行气管插管定位者。

(6) 各种原因引起的上呼吸道损伤、狭窄、阻塞、气管食管瘘等影响正常通气者。

2. 禁忌证 气管插管无绝对禁忌证。但患者有下列情况时应慎重考虑操作。

(1) 下呼吸道分泌物潴留所致呼吸困难,难以从插管内清除者。

(2) 颈椎骨折或脱位者。

(3) 肿瘤压迫或侵犯气管壁,插管可导致肿瘤破裂者。

(4) 喉头水肿、急性喉炎、喉头黏膜下血肿、插管创伤引起的严重出血等。

(5) 咽喉部脓肿、会厌炎等。

3. 操作方法

1) 评估和观察要点:

(1) 评估患者的病情、生命体征、血氧饱和度、意识及合作程度。

(2) 评估患者的口腔、鼻腔、牙齿、张口度、颈部活动度、咽喉部情况。

2）物品准备：备气管插管盘，内放喉镜（有成人、儿童、幼儿3种规格）、镜柄（内装2号电池）、气管导管（导管应根据患者年龄、性别、身高、插管途径来选择）、导管管芯（可用导丝，软硬适当，可任意弯曲，导丝不能伸出导管外）、开口器、一次性气管导管固定器、10 mL注射器、听诊器、吸痰管、负压吸引装置、氧气、简易呼吸器并连接储氧袋、呼吸机等。气管导管多采用带气囊的导管，导管内径（ID）标号：通常情况下男性选用7.5～8 mm，女性7～7.5 mm，紧急情况下无论男女都可选7.5 mm。经鼻气管内插管导管内径小一号。14岁以下儿童气管内插管导管内径选择：年龄/4+4.0 mm或年龄/4+4.5 mm。

3）患者准备：患者取仰卧位，头保持正中向后仰，用右手拇、食、中三指提起下颌，使口角、耳垂垂直于地面，分开口唇。如果喉头暴露不好，可在患者肩背部或颈部垫一小枕，使头尽量后仰。行气管插管前要充分给氧，以防插管时突然呼吸停止，加重缺氧。

4）操作方法：

（1）操作要点：①悬雍垂为显露声门的第一标志；②会厌的边缘为显露声门的第二标志；③妥善固定，防止管路滑脱；④再次评估检查气道是否通畅，听诊双肺呼吸音，观察患者呼吸改善情况。

（2）插管：①检查用物：插管前检查所需物品齐全、性能良好，如喉镜光源等。②检查导管、置入管芯：检查所选择的气管导管气囊有无漏气，导管芯插入气管导管内距前段2 cm，将导管前三分之一部分弯成U形。③置入喉镜：左手持喉镜柄，右手拇指推开患者下唇，左手持喉镜沿口角右侧置入口腔，用喉镜片将舌体推向左侧，沿舌背面向咽喉部缓慢进入，先暴露悬雍垂（为显露声门的第一标志），慢慢推进镜片，使其顶端抵达舌根，稍上提喉镜，可看到会厌的边缘（为显露声门的第二标志），继续推进镜片，使其顶端抵达舌与会厌交界处，然后上提喉镜，挑起会厌

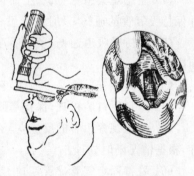

图8-4 喉镜挑起会厌腹面显露声门

腹面以显露声门（图8-4）。④暴露视野：充分吸引视野处的分泌物。⑤置入导管：右手持气管导管，斜口端对准声门裂，如果患者自主呼吸未消失，在患者吸气末，顺势将导管轻柔地插过声门而进入气管，当导管尖端入声门1 cm后，快速拔出管芯后再将导管继续轻柔插入气管，导管插入气管内的长度，成人4～6 cm，小儿2～3 cm（声门距离）。⑥快速确定气管导管在气管内：有自主呼吸者，操作者面部贴近导管外端，感觉有气体呼出或用棉絮在导管口查看是否随呼吸摆动，观察透明导管时，可以看到吸气时管壁清亮，呼气时可见明显的"白雾"样变化；若患者呼吸停止，则使用简易呼吸器辅助呼吸，观察患者胸部有无起伏运动，或用听诊器听双肺呼吸音，并注意是否对称，如两侧呼吸音不对称，可能为导管插入过深，应及时将导管稍稍后退，直至两侧呼吸音对称。直视下看到气管导管在声带之间置入和纤维支气管镜检查可见气管环及隆突是判断导管位于气管内的可靠指标，在呼气末二氧化碳检测仪上可见4个以上不衰减的正常波形是判断气管导管在气管内的最可靠指标。⑦放置一次性气管导管固定器，退出喉镜。⑧固定导管：一手持气管导管，另一手将一次性气管导管固定器至调整合适位置，固定带绕过颈部，固定好气管导管。然后用最小封闭压向气囊注气。最小封闭压方法：将听诊器置于颈部喉水平，给气囊充气至完全不漏气（成人一般为6～8 mL），再逐渐从气囊抽气，每次0.25～0.5 mL，当听到少许漏气时，再向气囊注气0.25～0.5 mL，此时即为最小封闭压。如用气囊

压力监测仪,正常值为 25～30 cmH₂O。⑨连接人工通气装置:根据患者病情使用呼吸机或其他辅助通气装置。

5)术后处理:整理用物,医疗垃圾分类处置,记录插管过程。

4. 注意事项

(1)插管时,尽量使喉部充分暴露,视野清楚,操作要轻柔、准确、迅速,以防损伤局部软组织或缺氧。

(2)如有呼吸困难者,插管前应先进行人工呼吸、吸氧等,再进行插管,防止患者缺氧。

(3)导管插入深度适当,且固定牢靠。插入太浅容易脱出,太深易插入右总支气管,造成仅仅单侧肺通气,影响通气效果。置管的深度,自门齿算起,成人 22～24 cm,小儿为年龄/2+12 cm。

(4)应将喉镜的着力点,始终放在喉镜片的顶端,并采用上提的手法,严禁将上门齿作支点,和用"撬"的手法,否则极易碰落门齿。

5. 置管后的护理

(1)注意观察患者意识、生命体征、血氧饱和度、呼吸情况的变化,定时听诊双肺呼吸音。并保持吸氧管的通畅,及时评价患者氧疗效果。

(2)保持呼吸道通畅,及时吸净气道分泌物,注意气道湿化,防止气管内分泌物稠厚结痂而影响通气。

(3)随时检查导管是否通畅,有无扭曲,妥善固定导管,每班记录导管置入长度。

(4)每日行口腔护理,保持鼻腔和口腔的清洁。

(5)注意观察患者的反应,是否出现窒息、肺不张、气道黏膜损伤、继发肺部感染等并发症,根据情况随时处理。

(6)妥善固定气管导管,防止导管移位。

6. 拔管指征及注意事项

(1)患者神志清楚,生命体征平稳,自主呼吸恢复良好,咳嗽和吞咽反射存在,动脉血气分析保持正常即可拔管。

(2)拔管前向患者做好解释工作,备好吸氧面罩或鼻导管。

(3)拔管时两人配合,拔管前充分吸氧,一人先吸净口腔及鼻咽腔内分泌物;更换吸痰管后,再吸净气管导管内及气管内分泌物,在气管内操作每次不超过 15 s,另一人将气管导管固定器打开,气囊内气体放净,边吸痰边拔管。

(4)接吸氧装置,并调节氧流量,密切观察患者呼吸、血氧饱和度情况。

(5)患者一旦病情变化或不能有效维持气道通畅时,应及时报告医生,必要时配合医生行进一步治疗。

7. 气管内插管并发症

(1)因喉镜和插管操作直接引起的并发症:插管后呛咳、组织损伤、心血管系统交感反应、脊髓和脊柱损伤、气管导管误入食管、胃内容物误吸、喉痉挛及支气管痉挛。

(2)导管留存气管期间的并发症:气管导管固定不牢、导管误插过深、气管导管受压或折弯。

(3)拔管后即刻或延迟出现的并发症:咽喉痛、声带麻痹、喉水肿和声门下水肿、杓状软骨脱位。

五、气管切开术及护理

气管切开术(tracheostomy)是一种抢救垂危患者的急救手术,系将颈段气管前壁切开,通过切口将适当大小的气管套管插入气管,建立新的呼吸通道,用以解除喉梗阻引起的呼吸困难、下呼吸道分泌物阻塞引起的呼吸衰竭等,可增加有效通气量,确保呼吸道通畅,改善呼吸,便于给氧、吸痰、气管内滴药或行机械通气。气管切开术分常规气管切开术和经皮气管切开术。

1. 适应证

(1) 喉梗阻:由咽喉部炎症、异物、肿瘤、外伤或瘢痕性狭窄等原因引起的急、慢性喉梗阻,当病因不能及时解除时。

(2) 下呼吸道分泌物阻塞:各种原因引起的昏迷、下呼吸道炎症、胸部外伤或手术后不能有效咳嗽排痰以致下呼吸道分泌物阻塞者。

(3) 需要较长时间应用呼吸机辅助呼吸者。

(4) 预防性气管切开:某些头颈、颌面部、口腔等部位的手术,为了便于气管内麻醉及防止血液、分泌物流入下呼吸道,可做预防性气管切开。破伤风可预防性气管切开以防发生窒息。

(5) 其他:某些须行气管内麻醉手术而又不能经口鼻气管内插管者,呼吸道异物不能经喉取出者等。

2. 禁忌证 无绝对禁忌证,但严重出血性疾病或气管切开部位以下占位性病变而致的呼吸困难,颈部恶性肿瘤患者等要慎重考虑。

3. 常规气管切开术操作方法

1) 评估和观察要点:

(1) 评估患者的病情、生命体征、意识及合作程度。

(2) 评估患者口咽部及气道分泌物情况,评估患者颈部情况。

2) 物品准备:气管切开包、碘伏消毒剂、不同型号气管套管,其他如注射器、吸引器、吸痰管、吸氧装置及必备的抢救药品等。

3) 患者准备:患者仰卧,肩背部垫一小枕,头向后仰并固定于正中位。如患者呼吸极度困难,不能平卧,可先采取半卧位,暴露气管时再平卧。患者头部必须保持正中位,必要时,由专人固定患者的头部。

4) 操作:①消毒、铺巾、检查物品:下颌骨下缘至上胸部皮肤常规消毒,操作者戴无菌手套,铺无菌巾。检查气管切开包内器械及气管套管气囊是否漏气。②局部麻醉:以 $1\%\sim2\%$ 利多卡因做切口处局部浸润麻醉。③暴露气管:操作者以左手拇指、中指固定甲状软骨,食指置于环状软骨上方,右手持刀在颈前正中自环状软骨至胸骨上凹上 $1\sim1.5$ cm 处作一个 $3\sim5$ cm 长的切口,分离皮下组织,再沿中线切开颈浅筋膜,分离舌骨下肌群,将甲状腺峡部向上剥开,暴露气管。在分离过程中,切口两侧拉钩的力量应均匀,并经常用手指触摸环状软骨和气管环,以便手术始终沿气管前中线进行。④气管切口:用刀尖挑开第 2、3 或者第 3、4 气管环之间的正前方,不得低于第 5 气管环,撑开气管切口,吸出气管内分泌物及血液。⑤置入气管套管:插入大小合适的气管套管或带气囊的气管套管(用于接人工呼吸机),立即取出管芯,放置内管,如气管切口过小可适当延长,也可将已切开的软骨环切除部分,使其成圆孔。⑥固定套管:用手固定气管套管,避免用力咳嗽使套管脱出。气管套管插入后,将系带固定于颈部,松紧以放入一指为宜。为防止脱出,可在切口上缝合 $1\sim2$ 针加以固定。最后,用一块剪口纱布垫入伤口和套管之间,再用一块单层的无菌湿纱布盖在气管套管口外。⑦术后处理:整理用物,医疗垃圾分类处置,并做好手术记录。

4. 经皮气管切开术操作方法 经皮气管切开术(percutaneous tracheostomy)是在经皮穿刺插管术基础上发展起来的一种新的气管切开术,其操作迅速、简便、安全、微创,近年来在国内迅速开展。与常规气管切开术相比,经皮气管切开术创伤小、术中出血量相对较少。

(1)用物准备:一次性 Portex 成套器械盒,包括手术刀片、穿刺套管针、注射器、导丝、扩张器、特制的尖端带孔的气管扩张钳及气管套管。

(2)患者准备:患者仰卧,肩背部垫一小枕,头向后仰并固定于正中位。

(3)操作:①定位:在第 2、3 气管环之间或第 3、4 气管环之间的正前方。②插管前先吸氧并监护血氧饱和度、心电图和血压,充分吸痰。如果有气管插管先将气囊放气,将气管导管撤至喉入口处,并重新充气封闭气道。③皮肤消毒、铺巾。④在选择插管部位的皮肤上作一长约1.5 cm 的横行或纵行直切口,皮下组织可用小指或扩张钳钝性分离。⑤注射器接穿刺套管针并抽吸生理盐水或 2% 利多卡因 5 mL,沿中线穿刺回抽见气泡,确认进入气管内。拔出针芯,送入穿刺套管,沿穿刺套管送入导丝,导丝进入约 10 cm,抽出套管,此时多有反射性咳嗽。⑥气管前壁扩张:先用扩张器沿导丝扩开气管前组织及气管前壁,再用气管扩张钳顺导丝分别扩张气管前组织及气管前壁,拔出扩张钳。气管前壁扩张后气体可从皮肤切口溢出。⑦置入气管套管:沿导丝将气管套管送入气管,拔出管芯和导丝,吸引管插入气管套管,证实气道通畅后,将气囊充气。⑧固定气管套管,包扎伤口,处理用物。

5. 并发症

(1)呼吸、心搏骤停:常发生在手术中,多与缺氧有关。

(2)出血:少量出血可用纱布压迫止血。出血量大时,应打开伤口,重新结扎出血血管。

(3)皮下气肿:与气管切口过长或皮肤缝合过紧有关,一般能自行吸收。

(4)脱管:一旦发生,应迅速作出判断,重新插管。

(5)感染:感染亦为气管切开常见的并发症,主要由痰液感染、交叉感染、空气污染、患者自身的感染灶及机体抵抗力差等原因造成。

6. 注意事项

(1)术前不要使用过量镇静药,以免加重呼吸抑制。

(2)皮肤切口沿正中线进行,不要损伤颈部两侧大血管及甲状腺,以免引起大出血。

(3)气管套管固定牢固,避免脱管。

7. 术后护理措施

(1)病房环境:保持病房清洁、安静、空气流通,室温 20~22 ℃,湿度 60%~70%。严格限制陪床探视,减少院内感染。

(2)体位:患者应取平卧或半卧位,颈部略垫高,使颈伸展,保持呼吸道通畅,并防止胃内容物反流引起吸入性肺炎,头部不要过高或过低,应保持在 15°~30°。

(3)饮食护理:气管切开术后患者,通常需要鼻饲来维持全身的营养状况。鼻饲时抬高患者床头 30°~45°,鼻饲牛奶、稀面糊、果汁等,避免辛辣等刺激性食物。鼻饲量每次不应超过200 mL,间隔时间不少于 2 h,温度保持在 38~40 ℃。推速应缓慢,同时观察患者的面色、呼吸。如果发现食物从气管咳出,应立即吸出气管内食物,并检查是否出现气管食管瘘。喂食后30 min 内尽量避免翻身、拍背、吸痰。

(4)保持呼吸道通畅:术后要及时翻身拍背、吸痰,清理呼吸道分泌物。及时湿化气道,充分湿化可起到抗炎解黏,稀释痰液,预防气道阻塞、肺不张和继发感染等并发症。要正确吸痰,应选外径不超过气管套管内径 1/2 的一次性吸痰管,吸痰前用生理盐水试通;吸痰前后应增加氧气的吸入。吸痰时负压调节要适宜,一般成人调节压力为 0.02～0.04 MPa,最大不超过 0.08 MPa,插入 12～16 号吸痰管阻断负压,边旋转边上提吸引,每次吸痰时间控制在 15 s 左右,达到清理呼吸道的目的。

(5)气管切口的护理:观察切口有无出血、感染等情况。切口周围每日消毒换药。保持切口部位敷料清洁干燥,如有分泌物污染及时更换。

(6)注意观察患者意识、生命体征、血氧饱和度、呼吸情况的变化,定时听诊双肺呼吸音。并保持吸氧管路的通畅,及时评价患者氧疗效果。

(7)气管套管的护理:套管系带松紧度适宜,以容纳一指为宜。气管套管每 4～6 h 消毒一次,取放内套管时吸净气道分泌物,清除管口分泌物,保持套管的清洁,避免咳出的痰液附着于管口形成干痂,堵塞呼吸道,更换套管期间应严密观察患者生命体征,如血氧饱和度、心率、呼吸、血压变化。目前多采用一次性硅胶导管则不需要煮沸消毒。

(8)拔管:拔管应在患者病情稳定,呼吸肌功能恢复,咳嗽有力,能自行排痰,解除对气管切开的依赖心理时,才能进行堵管试验。堵管时,应准备好医用胶布,一般第一天封住 1/3,第二天封住 1/2,第三天全堵。堵管期间,严格观察呼吸变化,如出现呼吸困难,立即拔除胶布,并报告医生;如堵管后 24～48 h 后呼吸平稳、发音好、咳嗽排痰功能好可考虑拔管。拔管时动作要轻柔,拔管后用蝶形胶布拉紧伤口两侧皮肤,使其封闭,切口内不可填塞引流物。外敷纱布,每日换药一次,一般一周左右即可愈合,愈合不良时可缝合。

(9)需长期戴管或暂不能拔管者,出院时应教给患者以下方法:①内管拔出法和放入法;②内管清洁煮沸消毒法;③敷料更换法;④气管内滴药法;⑤观察要点。

六、简易呼吸器的使用

简易呼吸器又称"人工气囊",是进行人工通气的简易工具,与口对口呼吸相比供氧浓度高,且操作简便。尤其是病情危急,来不及气管插管时,可利用简易呼吸器直接给氧,使患者得到充分氧气供应,改善组织缺氧状态。简易呼吸器具有结构简单,操作迅速方便,易于携带,可随意调节,不需用电动装置,通气效果好等优点。

1. 装置组成 主要由弹性呼吸囊、呼吸活瓣、面罩、储氧袋、氧气连接管等组成(图 8-5)。

2. 基本原理 当挤压球体时,产生正压,进气阀关闭,内部气体强制性推动鸭嘴阀打开,并堵住呼气阀,气体即由鸭嘴阀中心切口送向患者。如用氧气,则氧气随球体复原吸气动作暂存于球体内,在挤压球体时直接进入患者体内。当停止挤压时,球体复原,鸭嘴阀关闭,呼气阀打开,患者呼出的气体由呼气阀口排出。同时,进气阀由于球体复原产生负压的作用,阀门打开,储氧袋内氧气进入球体。为避免过高的氧气流量及过低挤压次数而

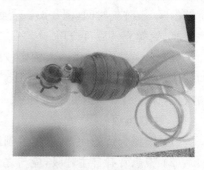

图 8-5 简易呼吸器的组成

造成球体及储氧袋内压力过高,特设计储气安全阀释放出过量气体,以便保持低压的氧气供应,保障患者的安全。

3. 使用简易呼吸器的目的 维持和增加机体通气量,纠正威胁生命的低氧血症。

4. 适应证

（1）心肺复苏。

（2）各种中毒所致的呼吸抑制。

（3）神经、肌肉疾病所致的呼吸肌麻痹。

（4）各种电解质紊乱所致的呼吸抑制。

（5）各种大型的手术。

（6）运送病员，适用于机械通气患者做特殊检查、进出手术室等情况。

（7）临时替代呼吸机，遇到呼吸机因障碍、停电等特殊情况时，可临时应用简易呼吸器替代呼吸机。

5. 相对禁忌证　如气道梗阻、中等以上活动性咯血、大量胸腔积液、未经引流的气胸等。

6. 操作方法

1）评估和观察要点：

（1）评估患者的病情、生命体征、意识及合作程度。

（2）评估使用简易呼吸器的指征和适应证，评估有无使用简易呼吸器的相对禁忌证。

2）物品准备：选择合适的简易呼吸器。成人呼吸囊 1500 mL，输出容积（有效腔）1200 mL，体重低于 20 kg 者可用小儿规格呼吸囊 550 mL，输出容积（有效腔）280 mL，低于 6.5 kg 可用婴儿规格呼吸囊 280 mL，挤压呼吸囊 1/3～1/2，选择合适的面罩，面罩充气 80～120 mL，硬度似耳垂，检查简易呼吸器各部件是否完好，并正确连接，调节氧气流量 8～10 L/min 使储氧袋充盈。储氧袋作用：提高氧浓度。

3）患者准备：松开患者衣领，去枕平卧头后仰，打开气道，清除呼吸道分泌物，置入口咽通气道。

4）操作方法：分为单人操作法和双人操作法。

（1）单人操作法：抢救者位于患者头部的后方，将头部向后仰，并托牢下颌使其朝上，使气道保持通畅，将面罩扣住患者口鼻，使三角形面罩底边位于下颌，使用 E-C 手法固定面罩。具体手法为食指、拇指呈"C"形固定并下压面罩，中指、无名指、小指呈"E"形抬起下颌保持气道开放，保持面罩的适度密封，用另外一只手挤压球体，送气时间 1 s 以上，将气体送入肺中，待呼吸囊重新膨起后开始下一次挤压，应尽量在患者吸气时挤压呼吸囊，规律性地挤压球体提供足够的吸气/呼气时间（图 8-6）。若为气管插管或气管切开的患者，使用简易呼吸器时，应先将痰吸净、气囊充气后再应用。

（2）双人操作法：由一人固定或按压面罩，方法是操作者分别用双手拇指和食指放在面罩的主体，中指和无名指放在下颌下缘，小指放在下颌角后面，将患者下颌向前拉，伸展头部，畅通气道，保持面罩的适度密闭，由另一个人挤压球囊（图 8-7）。

7. 注意事项

（1）选择合适的面罩，以便得到最佳使用效果。面罩要紧扣鼻部，否则易发生漏气。

（2）若患者有自主呼吸，应与之同步，即患者吸气初顺势挤压呼吸囊，达到一定潮气量便完全松开气囊，让患者自行完成呼气动作。

（3）如果外接氧气，应调节氧流量（8～10 L/min）至储氧袋充满氧气鼓起。

（4）选择适当呼吸频率：美国心脏协会 2010 年建议，如果存在脉搏，每 5～6 s 给予一次呼吸（10～12 次/分），如果没有脉搏，使用 30:2 的比例进行按压通气，如果患者尚有微弱呼吸，应注意挤压球囊的频次和患者呼吸的协调，尽量在患者吸气时挤压球囊，防止在患者呼气时挤

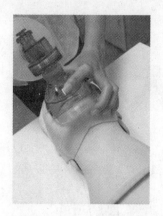

图 8-6　单人面罩手法固定

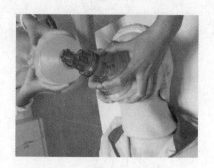

图 8-7　双人面罩手法固定

压球囊。美国心脏协会 2015 年建议：对正在进行持续心肺复苏且有高级气道的患者，通气速率建议简化为每 6 s 一次呼吸（每分钟 10 次呼吸）。

（5）挤压呼吸囊时，压力不可过大，挤压呼吸囊的 1/3~1/2 为宜，也不要时快时慢，以免损伤肺组织，造成呼吸中枢紊乱，影响呼吸功能恢复。一般潮气量 8~12 mL/kg（通常成人 400~600 mL 的潮气量就足以使胸壁抬起），以通气适中为好，有条件时测定二氧化碳分压以调节通气量，避免通气过度。

8. 护理措施

（1）保持气道通畅，及时清理分泌物。

（2）理想的人工呼吸囊最好连接一个储氧袋。无氧源时，应取下储氧袋及氧气连接管。有氧源时，要使用储氧袋，并且氧流量调至 8~10 L/min。

（3）观察患者胃区是否胀气，避免过多气体挤压到胃部而影响呼吸的改善。

（4）密切观察患者意识、生命体征、面色等变化，注意观察患者胸廓起伏、双肺呼吸音、脉搏、血氧饱和度及患者的呼吸改善情况。

9. 清洁与消毒

（1）简易呼吸器送消毒供应科统一低温等离子消毒。

（2）储氧袋只需酒精擦拭消毒即可。

（3）面罩按医院感染管理要求一次性使用，并分类处置。

第三节　动静脉通路建立技术

人体的循环系统有动脉和静脉两种血管，将液体和药物等注入动脉或静脉称为动脉注射或静脉注射，如果用输液管建立持续的输入，称为动脉通路和静脉通路。本节主要阐述动脉穿刺置管术和静脉穿刺置管术。

一、动脉通路建立技术

动脉通路建立技术主要指动脉穿刺置管术，是一种经皮穿刺动脉并留置导管于动脉（桡动脉、肱动脉、股动脉等）腔内，经此通路进行治疗和监测的方法，是危重症监护中的一项重要技术（图 8-8、图 8-9）。

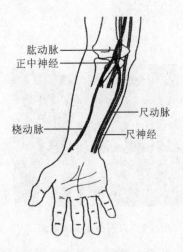

图 8-8　桡动脉和肱动脉

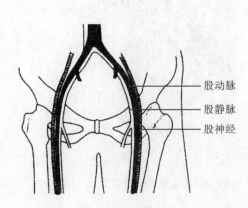

图 8-9　股动脉

（一）适应证

（1）需反复采取动脉血标本者。

（2）危重患者需要准确监测动脉血压者，以正确使用血管活性药物等。

（3）动脉注射抗癌药物行区域性化疗。

（4）经动脉施行某些特殊检查，如选择性动脉造影及左心室造影。

（5）重度休克需经动脉输液及输血等。

（二）禁忌证

（1）动脉侧支循环差。

（2）有出血倾向者。

（3）穿刺局部有感染者。

（三）操作方法

1. 评估和观察要点

（1）评估患者的病情、生命体征、意识及合作程度。

（2）评估患者穿刺部位的皮肤、血管情况。

2. 物品准备　肝素、动脉穿刺包、动脉穿刺套管针 1 根，另加无菌三通开关及相关导管、无菌手套、2％利多卡因、动脉压监测仪等。

3. 患者准备　患者取平卧位，将肢体置于合适位置，桡动脉首选，因动脉位置浅表并相对固定，穿刺较容易成功，便于管理。选择桡动脉穿刺时，上肢外展，掌心向上，腕下垫纱布卷，置手腕于舒适位置，在桡骨茎突内侧，桡动脉搏动最明显处；选择肱动脉穿刺时，置患者肘关节于舒适位置，使肘部伸直，腕部外旋；穿刺股动脉时，将患者的腿部稍向外旋。

4. 操作步骤　①选择动脉：充分暴露穿刺部位，触摸动脉搏动最明显处。②皮肤消毒：局部皮肤常规消毒，术者戴无菌手套，铺洞巾。如仅穿刺，可不必戴手套而用碘伏消毒术者左手食指、中指指端即可。③固定：扪及动脉搏动所在，将动脉固定于两手指之间，两指间相隔0.5～1 cm。④穿刺：右手持针（事先用肝素冲管），用套管针者，先用 2％利多卡因在进针处做局部麻醉。将穿刺针与皮肤呈 15°～30°角朝近心方向斜刺，将针稳稳地刺向动脉搏动点，针尖部传来搏动感，表示已触及动脉，再快速推入少许，即可刺入动脉。若为动脉穿刺采血，此时可见鲜红动脉血回流,待注射器内动脉血回流至所需量即可拔针;若行动脉插管,则应取出针芯,见动脉血喷出,应立即将外套管继续推进少许,使之深入动脉腔内以免脱出,根据需要接上动脉压监测仪或动脉加压输血装置等。若拔出针芯后无回血,可将外套管缓慢后退,直至有动脉血喷出,若无,则将套管退至皮下插入针芯,重新穿刺。⑤伤口处理:操作完毕,迅速拔针,用无菌纱布压迫针眼至少 5 min,以防出血。若为留置导管,则将压力管与导管相连接,固定好导管。

(四)并发症

并发症有血栓形成和栓塞引起的血管阻塞、局部感染、血肿、假性动脉瘤、动静脉瘘等。

(五)注意事项

(1)严格无菌操作,防止感染。

(2)严格掌握适应证,动脉穿刺及注射术仅于必要时使用。

(3)准确判断穿刺点,穿刺点应选择动脉搏动最明显处。

(4)置管时间原则上不超过 4 天,以预防导管源性感染。

(5)留置的导管用肝素液持续冲洗,保证导管通畅,避免局部血栓形成和远端栓塞。

二、静脉通路建立技术

静脉通路建立技术主要指深静脉穿刺置管术,是一种以特制的穿刺管经皮肤穿刺并留置于深静脉(如锁骨下静脉、颈内静脉、股静脉等)腔内,经此通路进行补液、治疗或者监测的方法。

(一)适应证

(1)长期静脉内输注高浓度或刺激性强的药物,或行静脉内高营养治疗者。

(2)长期静脉输液而外周静脉穿刺困难者。

(3)急救时需快速静脉输液、输血者。

(4)完全胃肠道外营养。

(5)行特殊检查、监测或者治疗者,如心导管检查术、置入临时心脏起搏器或血液净化等。

(6)监测中心静脉压者。

(二)禁忌证

(1)有出血倾向。

(2)穿刺部位皮肤有感染。

(三)操作方法

1. 评估和观察要点

(1)评估患者的病情、生命体征、意识及合作程度。

(2)评估患者穿刺部位的皮肤、血管情况。

2. 物品准备 深静脉穿刺包,静脉导管套件(内含穿刺套管针、扩张管、导丝、静脉导管等),2%利多卡因及其他用物。

3. 患者准备

1)患者体位:根据患者穿刺部位准备体位:①锁骨下静脉:使患者尽可能取低 15°的仰卧位,头转向穿刺对侧,使静脉充盈,可减少空气栓塞发生的机会。重度心力衰竭患者不能平卧时,可取半卧位穿刺。两侧锁骨下静脉均可采用,一般多选用右侧。因为左侧有胸导管经过,胸膜顶位置较高,易误伤;且右侧锁骨下静脉较直,易于插入导管,故多采用右侧。②颈内静脉:患者取头低 15°～30°仰卧位,头转向穿刺对侧。③股静脉:患者取仰卧位,穿刺侧的大腿放平,稍外旋外展。成人一般需避免选择股静脉作为中心静脉通路,因其增加了血管内导管相关感染和深静脉血栓的风险。

2)穿刺点定位:

(1)锁骨下静脉:可分为锁骨下及锁骨上两种进路穿刺。第一种是锁骨下进路:取锁骨下缘中点、内 1/3 交界点,锁骨下方约 1 cm 为穿刺点,针尖向内向同侧胸锁关节后上缘进针,如

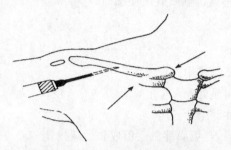

图 8-10 锁骨下进路穿刺锁骨下静脉

未刺入静脉,可退针至皮下,改针尖指向甲状软骨下缘进针。也可取锁骨中点,锁骨下方 1 cm 处,针尖指向胸骨上切迹进针。针身与胸壁成 15°～30°,一般刺入 2～4 cm 可入静脉。此点便于操作,临床曾最早应用,但进针过深易引起气胸(图 8-10)。第二种是锁骨上进路:取胸锁乳突肌锁骨头外侧缘,锁骨上方约 1 cm 处为穿刺点,针身与矢状面及锁骨各成 45°,在冠状面呈水平或向前略偏呈 15°,指向胸锁关节进针,一般进针 1.5～2 cm 可进入静脉。此路指向锁骨下静脉与颈内静脉交界处,穿刺目标范围大,成功率常较颈内静脉高,且安全性好,可避免刺破锁骨下动脉(图 8-11)。

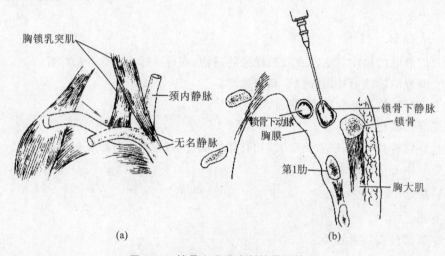

图 8-11 锁骨上进路穿刺锁骨下静脉

(2)颈内静脉:成人颈内静脉较粗大,易于被穿中。右侧无胸导管而且右颈内静脉至无名静脉入上腔静脉段几乎为一直线,右侧胸膜顶较左侧为低,故临床上常选用右侧颈内静脉穿刺置管。一般根据颈内静脉与胸锁乳突肌的关系,可分前、中、后路进针。第一是前路:操作者以左手食指和中指在中线旁开 3 cm,于胸锁乳突肌的中点前缘相当于甲状软骨上缘水平触及颈总动脉搏动,并向内侧推开颈总动脉,在颈总动脉外缘的 0.5 cm 处进针,针干与皮肤成 30°～40°角,针尖指向同侧乳头或锁骨中内 1/3 交界处前进。第二是中路:在锁骨与胸锁乳突肌锁骨头和胸骨头形成的三角区的顶点,颈内静脉正好位于此三角的中心位置,该点距锁骨上缘 3～5 cm,进针时针干与皮肤呈 30°角,与中线平行直接指向足端。第三是后路:在胸锁乳突肌

的后缘中下 1/3 的交点或在锁骨上缘 3~5 cm 处作为进针点,在此处颈内静脉位于胸锁乳突肌的下面略偏向外侧,穿刺时面部尽量转向对侧,针干一般保持水平,在胸锁乳突肌的深部指向胸骨上窝方向前进。针尖不宜过分向内侧深入,以免损伤颈总动脉(图 8-12)。

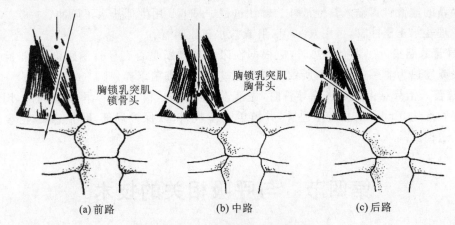

图 8-12 颈内静脉穿刺途径

(3)股静脉:先摸出腹股沟韧带和股动脉搏动处,在腹股沟韧带内、中 1/3 的交界外下方二横指(约 3 cm)处,股动脉搏动点内侧约 1 cm 处,定为穿刺点。

4. 置管

(1)操作前用物准备与检查:检查套管,用生理盐水冲洗,排气备用。

(2)穿刺部位准备:确定穿刺部位,常规消毒皮肤,铺无菌洞巾。

(3)局部浸润麻醉:用 2% 利多卡因局部浸润麻醉。

(4)穿刺:取抽吸有 5 mL 生理盐水注射器,与穿刺针头连接,按上述穿刺部位及方向进针,边进针边抽吸,至有落空感时并吸出暗红色血液,即表明已进入静脉。

(5)置管:①置入导丝:从穿刺针的尾端置入导丝,用力得当,无阻力,深浅适度。②拔出穿刺针:注意导丝不要一并拔出,沿导丝进扩皮器,捻转前进。③置导管:沿导丝置导管,一般插入深度不超过 15 cm,必须使导丝能伸出导管尾端。④拔出导丝。

(6)固定:抽吸回血顺利后,肝素盐水封管,缝合固定,使用无菌纱布或透明敷料覆盖置管部位。

(7)观察有无渗血。

(四)并发症

并发症有出血与血肿、感染、血管损伤、血胸、气胸、血栓与栓塞等。

(五)注意事项

(1)局部应严格消毒,按无菌操作要求置管。

(2)避免反复多次穿刺,以免形成血肿。

(六)置管后的护理

1. 妥善固定导管 用无菌透明贴膜固定导管,防止导管移位、扭曲、受压及脱出,同时要避免因患者翻身或不自主动作导致管道接头脱落。

2. 预防导管相关性感染 严格无菌换药,注意观察穿刺点局部皮肤有无红、肿、热、痛、渗血及脓性分泌物等炎性反应,无菌敷料每周更换两次,若被污染立即更换。

3. 预防空气栓塞 常发生于静脉压较低、液体输完未及时更换或导管接头脱落时。因此,要及时更换液体,仔细检查输液系统的各个连接点,进行必要的妥善固定,使其不漏气、不易脱落后,再打开导管的开关。

4. 保持导管输液通畅 对输注静脉高营养液患者,输液过程中,加强巡视,输注完毕后,重新更换新的输液管再输入其他液体。输注过程中每 8 h 用生理盐水正压冲管一次。输液结束先用生理盐水正压冲管,再用 0～10U 肝素盐水正压封管。

5. 导管源感染 患者有发热时,应根据临床表现判断是否有导管源感染,在排除其他部位的感染或发热为非感染性因素所致后再考虑拔管并做细菌培养。

6. 拔管 治疗结束决定拔除导管时,先消毒局部皮肤,拔出导管,再消毒局部,用无菌纱布压迫穿刺点约 5 min,防止发生血肿,并覆盖无菌敷料,以保护局部,防止感染,必要时剪下导管末端送检。

第四节　与呼吸相关的技术

一、氧疗的一般原则和给氧设施

氧疗是纠正缺氧的一种治疗方法。主要通过提高吸入气体中的氧浓度,促进氧在肺内弥散,提高血氧含量,达到纠正或缓解缺氧状态的方法。

1. 缺氧原因 缺氧是氧的供应与消耗间的不平衡,组织细胞处于缺氧状态,一般由三方面因素造成:①动脉血氧合不全:原因有通气量下降、肺泡与肺毛细血管间氧的弥散不良、肺泡通气与血流灌注比值失常。②血液携带氧能力下降:原因有贫血或红细胞变性、心排血量下降。③组织细胞处氧释放障碍:包括微循环障碍、氧离解曲线左移。④组织细胞氧耗增加或组织细胞中不能摄取和利用氧。

2. 缺氧症状及评估 缺氧的主要临床症状有:发绀、呼吸困难、脉搏增快、神志改变等。评估缺氧症状,并结合血气分析的结果,可判断缺氧的程度。

(1) 轻度缺氧:患者无明显的呼吸困难,仅有轻度发绀,神志清楚,血气分析为动脉血氧分压(PaO_2) 6.6～9.3 kPa,二氧化碳分压($PaCO_2$) >6.6 kPa。

(2) 中度缺氧:患者发绀明显,呼吸困难,神志正常或烦躁不安,血气分析为动脉血氧分压(PaO_2)4.6～6.6 kPa,二氧化碳分压($PaCO_2$)>9.3 kPa。

(3) 重度缺氧:患者显著发绀,极度呼吸困难,明显三凹征(即胸骨上、锁骨上和肋间隙凹陷),失去正常活动能力,呈昏迷或半昏迷状态。血气分析为动脉血氧分压(PaO_2)4.6 kPa 以下,二氧化碳分压($PaCO_2$)>12 kPa。

3. 氧疗适应证

(1) 怀疑存在低氧血症的紧急情况。

(2) 严重创伤。

(3) 急性心肌梗死。

(4) 麻醉或手术后短期氧气治疗。

4. 氧疗的局限性

(1) 对于血液性缺氧和循环性缺氧,氧疗的效果有限。

(2) 当存在机械通气支持的指征时,氧疗不能替代机械通气。

5. 氧疗的分类

（1）根据吸入氧流量分类：低流量氧疗（吸氧流量≤4 L/min）和高流量氧疗（吸氧流量＞4 L/min）。

（2）根据吸入氧浓度分类：低浓度吸氧（吸氧浓度＜35％）、中等浓度吸氧（吸氧浓度35％～60％）、高浓度吸氧（吸氧浓度＞60％）。

（3）根据给氧时的压力情况分类：常压氧疗（在一个大气压下的氧疗）、高压氧疗（在超过一个大气压的高压情况下给氧。通常将患者送到高压氧舱内，在1.2～3.0个大气压下吸氧，主要适用于一氧化碳中毒、气性坏疽等）。

6. 氧疗方式

（1）非控制性氧疗：对吸入气体中的氧浓度没有精确控制的吸氧方法，常用于通气功能正常或有轻度抑制的低氧血症患者，或有发生低氧血症高度危险的患者。如鼻导管、鼻塞、鼻咽导管给氧、普通面罩给氧、氧帐给氧等。

（2）控制性氧疗：通过严格控制吸入氧浓度来提高血氧饱和度的氧气吸入方法。如空气稀释面罩吸氧法、呼吸机给氧等。

7. 常用的吸氧流量及方法

轻度缺氧：1～2 L/min。

中度缺氧：2～4 L/min。

重度缺氧：4～6 L/min。

氧浓度和氧流量的换算法：氧浓度％＝21＋4×氧流量(L/min)。

氧气吸入方法：鼻导管法（单侧，双侧）、鼻塞法、面罩法、漏斗法、头罩式、氧气枕法、氧气帐法、高压氧疗法、中心供氧法。

8. 给氧方法及操作步骤

1）评估和观察要点：

（1）评估患者的病情、生命体征、意识及合作程度。

（2）评估患者鼻腔情况、询问患者有无鼻部病变、鼻腔有无手术史等。

2）物品准备：氧气表、根据患者病情选择合适的吸氧装置、治疗盘、棉签、手电筒。

3）患者准备：患者取舒适体位，用手电筒检查患者鼻腔，用湿棉签清洁两侧鼻孔。

4）操作：操作者携用物至床旁，核对患者，向患者解释吸氧目的，协助患者取舒适卧位。安装氧气表并检查是否漏气，连接吸氧管，调节氧流量，润滑吸氧管并检查是否通畅，将吸氧管轻轻插入两侧鼻孔内并妥善固定，记录给氧时间、氧流量，向患者及家属变待注意事项。

9. 给氧装置介绍

（1）鼻导管、鼻塞：鼻导管为普遍使用的方法，有单侧、双侧鼻导管两种，单侧鼻导管置于鼻前庭，鼻导管润滑后从鼻孔轻轻插入至鼻咽部，其长度为自鼻尖至耳垂长度的2/3；若鼻腔炎症或鼻导管不易插入，可改用双侧鼻导管或鼻塞，较单侧鼻导管方便、舒适，但吸氧效果相似。该法简便实用，无重复呼吸，无碍咳嗽、咳痰、进食等，患者易接受，其缺点有：①受患者呼吸的影响，吸入氧浓度不恒定；②鼻导管易堵塞，需经常检查；③对局部有刺激性，氧流量5 L/min以上时，干燥的氧可致鼻黏膜干燥、痰液黏稠；氧流量在7 L/min以上，患者大多不能耐受，可改用面罩给氧。

（2）普通面罩：固定在鼻或口部的面罩有多种规格，一般借管道连接储气囊和氧源（中心供氧或氧气筒）。有无重复呼吸面罩、部分重复呼吸面罩、有T管的面罩几种。给氧浓度随每分通气量而变化,但很难使吸入氧浓度达 100%。

(3) 空气稀释面罩(Venturi 面罩):据 Venturi 原理制成,氧以喷射状进入面罩,而空气从面罩侧面开口进入面罩。因输送氧的喷嘴有一定的口径,从面罩侧孔进入的空气与氧混合后可保持固定比率,比率大小决定吸入氧浓度的高低。因 Venturi 面罩所提供的气体总流量远超过患者吸气时的最高流量和潮气量,故它提供的氧浓度不受患者通气量的影响,吸氧浓度恒定,也不受张口呼吸的影响,不需湿化,耗氧量较少。因高流量气体不断冲洗面罩内部,呼出气中的 CO_2 难以在面罩中滞留,故基本为无重复呼吸,使用舒适。其缺点为影响患者饮食、吐痰,体位变换时面罩容易移位或脱落,若不慎将面罩进口封闭,会严重影响氧疗效果。Venturi 面罩已广泛用于临床,对容易产生 CO_2 潴留、低氧血症伴高碳酸血症、需持续低浓度给氧的患者尤为适用。

(4) 机械通气合并氧疗:机械通气可扩张细支气管和肺泡,提高氧疗疗效。为防止氧中毒,使用呼吸机时,一般采用中等浓度给氧,维持理想的动脉血氧分压水平,但 ARDS、心肺复苏后短时间内可用高浓度给氧。

(5) 氧帐或改进式氧气头帐:氧帐是一种大容量给氧系统,对于需要高浓度氧疗患者,此法常不理想。因为容积大,漏气也相应增多,必须给高流量(20 L/min)和长时间(30 min 左右)氧浓度才达到 50%。改进式氧气头帐,每分钟给氧 10~20 L,在患者肩部及颈部用胶布固定,氧浓度可达 60%~70%。

(6) 氧枕法:以氧枕代替氧气筒,先将枕内充满氧,枕角的橡胶管连接吸氧装置,给患者枕内的氧气。适用于平时、战时短途转运的重危患者。

(7) 气雾装置:雾化面罩、面帐,T 管,气管切开面罩等,需将氧流量调整为 6~8 L/min。

(8) 高压氧治疗:在密闭的加压舱内,用超过一个大气压的标准下吸入纯氧或高浓度氧进行治疗的方法。

10. 并发症 高碳酸血症、吸收性肺不张、氧中毒、晶状体后纤维组织形成、黏膜纤毛活动减弱等。

11. 注意事项

(1) 确保用氧安全,切实做到防火、防油、防震、防热。氧气筒要放于阴凉处。搬动时勿倾倒、撞击、周围严禁放置易燃物品,不要靠近火源、电源,氧气表及螺旋口上不要涂油。

(2) 注意吸入氧气湿化,湿化瓶内蒸馏水应每日更换 1 次;长时间吸氧者每周更换消毒湿化瓶和吸氧管 1 次。

(3) 给氧期间观察氧疗效果,观察患者的神志、呼吸、心率、血压、发绀等临床表现,根据患者缺氧情况调整氧流量和选择给氧办法,并随时复查动脉血气分析。调节流量时,先分离鼻导管、鼻塞或移动面罩,调节完毕后再连接,以防高压氧冲入呼吸道损伤黏膜。

(4) 采用鼻导管给氧时,插入深度要适宜。需持续吸氧时每 8~12 h 更换导管 1 次,并在另一鼻孔插入,以减轻导管对鼻黏膜的刺激和压迫,并可避免因分泌物过多堵塞管道和鼻腔。

(5) 积极防治氧疗毒副作用:氧疗的毒副作用重在预防,尤应避免长时间高浓度吸氧而致氧中毒。

(6) 所有的给氧装置,包括鼻导管、鼻塞、面罩等一次性医疗用物按医院感染管理要求分类处置。其他用物如湿化瓶用后应及时消毒晾干备用。

12. 长期家庭氧疗 COPD 稳定期治疗可以长期家庭氧疗,可改善 COPD 患者的心、肾功能,延长其寿命。COPD 患者每天至少需要氧疗 15 h。吸氧浓度应小于 35%,浓度过高会发生氧中毒。长期氧疗可以减轻低氧血症,满足组织代谢的需要,改善患者体质。

▌知识链接▐

高压氧治疗相关知识

一个完整的高压氧舱应由以下几部分组成,即舱体或舱内设施、加压系统、供氧系统、空调系统、通信系统、照明和监护装置、控制操作系统等。按舱的容积大小和载人多少可分为:单人氧舱、多人氧舱。高压氧治疗可分为三个阶段:①加压(compression),指用压缩空气或氧气输入舱内以升高舱内压力。若部分患者因咽鼓管口开张动作不适应,发生耳部胀痛,可减慢加压速度,以后如无不适可适当加快加压速度;②稳压吸氧,又称高压下停留,即高压舱内压力升高到预定值后保持不变,稳压时间长短和吸氧时间分配据不同适应证和不同病情而定;③减压,指治疗完毕后将舱内压力逐渐降低至常压,减压不当可造成减压病,因此必须严格按减压方案进行。高压氧治疗并发症有氧中毒、减压病、气压伤。预防措施有:①避免中耳、鼻窦、肺有炎症者施行高压氧治疗;②加压时做张开咽鼓管动作(如吞咽);减压时匀速呼吸,绝对避免屏气;③严格按规定加压,肺气压伤需立即再加压治疗,并做相应的对症处理。

二、动脉血气标本的采集

1. 概述

动脉血气标本采集目的:了解机体的呼吸功能和酸碱平衡状况。

动脉血气分析是指对各种气体、液体中不同类型的气体和酸碱性物质进行分析的技术过程。其标本可以来自血液、尿液、脑脊液及各种混合气体等,但临床应用最多的还是血液。血液标本包括动脉血、静脉血和混合静脉血等,其中又以动脉血气分析的应用最为普遍。动脉血气分析因其结果迅速、准确,对机体的呼吸功能和酸碱平衡状态的准确描述而广泛应用于临床。特别在危重抢救时尤为重要,已成为临床必要的检测指标之一。

2. 适应证

(1)各种疾病、创伤或外科手术后发生呼吸衰竭者。

(2)心肺复苏患者。

(3)急、慢性呼吸衰竭及进行机械通气者。

3. 禁忌证 无绝对禁忌证。

4. 操作方法

1)评估和观察要点:

(1)评估患者的病情、生命体征、意识及合作程度。

(2)评估患者穿刺部位皮肤、动脉搏动情况。

2)物品准备:2 mL 或 5 mL 注射器、碘伏棉签、无菌干棉签、弯盘、砂轮、橡皮塞、肝素钠。

3)患者准备:

(1)桡动脉采血:患者上肢外展至床边,手垂于床沿下,或腕关节下垫一小软枕,手心朝上,绷紧穿刺部位的皮肤,穿刺点在前臂掌侧腕关节上 2 cm,动脉搏动明显处。

(2)肱动脉采血:患者平卧或斜坡卧位,上肢伸直略外展,手心朝上,肘关节下可垫一软枕,穿刺点在肱二头肌内侧沟肱动脉搏动明显处。

（3）股动脉采血：患者取平卧位，下肢伸直略外展，股动脉搏动点一般在耻骨结节和髂前上棘连线的中点，以搏动明显处为穿刺点。

（4）足背动脉的搏动点最明显处：一般在足背与内、外踝连线的中点。

4）操作：

（1）用注射器抽取 6250U/mL 肝素钠 0.2 mL，转动针栓使整个注射器内均匀附着肝素钠，针尖向上推出多余液体和注射器内残留气泡。

（2）选动脉穿刺部位，触摸动脉搏动最明显处，用碘伏棉签消毒穿刺部位（直径不小于 5 cm）和术者左手食指和中指。

（3）用左手食指和拇指固定动脉，右手持注射器与皮肤呈 40°～60°穿刺，若取股动脉穿刺采血则垂直进针，穿刺成功则血自动流入针管内，色鲜红，采血 1～2 mL 即可。

（4）取血后立即拔针，将针头斜面刺入橡皮塞内，以免空气进入影响结果，若注射器内有气泡，应尽快排出。将注射器轻轻转动，可用手搓动 1 min，使血液肝素充分混合，防止凝血，用无菌干棉签压迫穿刺点，力度以摸不到动脉搏动为准，按压 10～15 min。

5. 注意事项

（1）穿刺部位皮肤如有破溃、感染、硬结、皮肤病等，不能进行穿刺取血。

（2）取动脉血液必须防止空气混入，采血后针头刺入胶塞内。采取标本不能出现气泡，一旦出现气泡，应立即将气泡排出。

（3）标本采集好后应立即送检或置入 4°冰箱保存，但不宜超过 2 h。

（4）填写血气分析申请单时，要注明采血时间、体温、患者吸氧方法、氧浓度、氧流量、机械呼吸的各种参数等。

6. 护理措施

（1）操作前向患者及家属讲解动脉取血及血气分析的目的、意义、方法，取得患者配合，做好患者的心理护理。

（2）提高穿刺的成功率，避免反复穿刺引起局部淤血。

（3）若发现针刺部位肿胀、疼痛应及时给予冷敷止痛等处理。

（4）操作完毕，整理用物及患者床单位。

（5）严格无菌操作，避免医源性感染，注意自身防护。

第五节　胸腔穿刺与闭式引流术

一、胸腔穿刺术

胸腔穿刺术指患者因胸部外伤、胸部疾病造成胸腔大量积液、积气而致呼吸困难、循环衰竭，需及时进行胸腔穿刺，抽出过多的积液和积气，送检做培养、细胞学和系列化学检查，以协助诊断和治疗。同时可放出胸腔积液，解除肺受压，缓解患者压迫症状，减轻患者痛苦。

1. 适应证

（1）诊断性穿刺：为鉴别胸腔积液性质或明确病因。

（2）治疗性穿刺：抽液（脓）、抽气以解除压迫症状；胸腔内注射药物等。

2. 禁忌证

（1）多脏器功能衰竭者。

（2）有严重出血倾向者。

（3）体质衰竭、病情危重，难以耐受操作者应慎重。

3. 操作方法

1）评估和观察要点：

（1）评估患者的病情、生命体征、意识及合作程度。

（2）评估患者穿刺部位的皮肤情况。

（3）穿刺前向患者解释穿刺的目的及意义，消除紧张和恐惧心理。

2）物品准备：无菌胸膜腔穿刺包、无菌手套、无菌纱布和胶布、一次性无菌洞巾、2％利多卡因、5 mL 注射空针、50 mL 注射空针、无菌收集瓶等。

3）患者准备：椅上坐式（嘱患者骑坐椅上，面向椅背，椅背上放一布枕，两前臂交叉置于椅背布枕上，前额伏于前臂上）；床上坐式（床上放一小桌，桌上放一布枕，两前臂交叉置于布枕上，头伏于交叉的双臂上）；半坐卧式（患者上身靠起，举起患侧上臂抱于枕部，以张大肋间，病重者或抽气时使用）。

4）选择穿刺部位：胸腔积液多时一般选肩胛线或腋后线第 7、8 肋间，必要时也可选腋中线第 6、7 肋间或腋前线第 5 肋间胸膜腔；积气的穿刺部位应选胸部叩诊鼓音处，通常取患侧胸前第 2 肋间锁骨中线稍外侧，以免误伤大血管或心脏。

5）操作：常规消毒穿刺部位，术者戴无菌手套，铺无菌洞巾，用 2％利多卡因局麻至胸膜壁层。用止血钳夹住连接穿刺针头的胶管，以免空气进入胸腔。左手拇指、食指绷紧穿刺部位皮肤，右手持穿刺针，沿穿刺点垂直缓慢刺入，至阻力突然消失即进入胸腔，接上注射器，放开夹住胶管的血管钳，抽吸胸腔内积液，抽满后再次用血管钳夹闭胶管，以防进入空气，取下注射器，将液体注入容器内计量或送检验，做细菌培养时，无菌试管口应先用酒精灯火焰消毒。根据需要抽液完毕后可注入药物。操作中，术者应用左手或止血钳紧靠胸壁固定穿刺针，以防止穿刺针刺入过深损伤肺组织或位置方向改变。穿刺完毕后，左手食指与中指固定穿刺皮肤，右手拔出穿刺针，覆盖无菌纱布，稍用力压迫片刻，用胶布固定后嘱患者静卧休息。

4. 注意事项

（1）操作时要密切观察患者反应，如出现头晕、面色苍白、出汗、心悸、胸部压迫感或剧痛、昏厥等胸膜反应，或连续咳嗽、气短，应立即停止抽液，并做对症处理。

（2）一次抽液不应过多、过快，首次一般不超过 600 mL，以后每次不超过 1000 mL，诊断性抽液只需 50～100 mL 即可。

（3）病变靠近纵隔、心脏、大血管或有严重肺气肿、广泛肺大疱者，胸腔穿刺要慎重。

（4）抽液完毕，嘱患者卧床休息 2～4 h，继续观察 4～8 h，注意患者有无不良反应。

5. 术后护理

（1）嘱患者卧床休息，避免过多活动。

（2）注意观察穿刺点有无渗血或液体漏出。

（3）观察患者有无胸痛及呼吸困难，病情变化时立即报告医生。

二、胸腔闭式引流术

胸腔闭式引流术是开胸术和处理胸部损伤过程中常用的基本技术。通过胸腔闭式引流可排出胸腔内的积液、积血、积气和感染分泌物;迅速消除术后残腔,维持胸腔内负压,使肺得以充分膨胀,防止胸腔内感染,同时使两侧胸腔压力平衡,避免发生纵隔移位,引起心肺功能紊乱等。

1. 适应证 适用于食管、肺及心脏等开胸手术后,急、慢性脓胸,胸部外伤及各种类型的气胸、血胸等。

2. 禁忌证 一般无特殊的禁忌证,对结核性脓胸需慎重。

3. 操作方法

1) 评估和观察要点:

(1) 评估患者的病情、生命体征、意识及合作程度。

(2) 评估患者穿刺部位的皮肤情况。

(3) 穿刺前向患者解释手术的目的及意义,消除紧张恐惧心理。

2) 物品准备:胸腔闭式引流瓶、一次性胸腔用硅胶引流管、2%利多卡因、一次性无菌洞巾、无菌纱布和胶布、无菌手套、无菌缝合包、5 mL注射空针、生理盐水等。

3) 患者准备:取半卧位。

4) 选择穿刺部位:血胸或液气胸取腋后线第6、7肋间或根据X线及超声检查确定最低部位,气胸取患侧第2肋间锁骨中线稍外侧。

5) 操作:常规消毒皮肤,术者戴无菌手套,铺无菌巾,局部麻醉。在引流部位肋角上缘作一约2 cm的皮肤切口,用血管钳分开各肌层,刺破胸膜,将引流管插入2~3 cm。引流管末端与无菌水封瓶相连。若仅以排气为目的,可采用套管穿刺针法:在预定部位作皮肤小切口后进入胸腔后,拔去针芯,将引流管通过套管插入胸腔,退出套管,引流管末端连接无菌水封瓶。观察水封瓶的长管水柱波动情况,调整引流管位置至满意后,以缝线固定引流管于胸壁皮肤上,缝合切口两侧。

6) 拔管指征:胸腔引流管一般放置48~72 h后,如查体及胸片证实肺已完全复张,24 h内引流量少于50 mL,脓液少于10 mL,无气体排出,患者无呼吸困难,可拔出胸腔引流管。拔管时患者应取半卧位或坐在床边,鼓励患者咳嗽,挤压引流管后夹闭,嘱患者深吸一口气后屏住,患者屏气时快速拔管,拔管同时立即用凡士林纱布覆盖伤口。拔管后,要观察患者有无呼吸困难、气胸和皮下气肿,检查伤口覆盖情况,是否继续渗液,拔管后第二天应更换敷料。

4. 注意事项

(1) 应注意无菌操作,防止院内感染。

(2) 用血管钳分离肋间组织时应注意,由于肋间血管和神经行走于肋骨下缘,为避免其损伤,分离肋间组织时,应紧贴肋骨上缘进行。

5. 术后护理

(1) 引流术后如患者血压平稳,应取半卧位,以利于引流及呼吸。

(2) 注意观察和记录引流液的颜色、性质和量,手术后引流液的颜色逐渐由深变浅,液量由多变少。前8 h引流量多呈血性,如果短时间内有深颜色血性液大量流出,及时通知医生。严密观察患者血压、脉搏的变化。

(3) 保持水封瓶密封,各处衔接严密,避免空气进入胸膜腔内。胸壁伤口即引流管周围,用油纱包盖严密,水封瓶的长管下端在水面下3~4 cm,并保持直立位,搬动患者时,先夹住引流管,翻身时妥善固定引流管以防脱落。

(4) 引流瓶置于患者胸部水平下60~100 cm处,太短会影响患者活动,太长易扭曲且增大无效腔,影响引流。任何情况下,引流瓶都不能高于患者胸部,严防引流液体倒流。

（5）保持引流通畅。术后初期每 30～60 min 向水封瓶方向挤压引流管 1 次,引流管避免受压、折叠、扭曲、滑脱及被血块、脓块阻塞。随时观察长管中的水柱是否波动,正常水柱波动为 4～6 cm,疑有不通时,用手向水封瓶方向挤压引流管。

（6）置管期间,鼓励患者做有效咳嗽及深呼吸动作,以利于肺复张及排出胸膜腔内的空气。

第六节 除颤和除颤仪的维护与检测

电除颤（心脏电复律）是用电能治疗异位性心律失常使之转复为窦性心律的一种方法。根据治疗过程中是否采用同步触发可以区分为同步与非同步。启用触发同步装置,用于除室颤以外的其他快速性心律失常的转复,称为同步电复律。不用同步触发装置可在任何时间内放电,用于转复室颤或心室扑动,称为非同步电复律。根据电极板所放位置不同,除颤可以分为体内与体外两种方式。后者常用于心脏手术或急症开胸抢救,本节主要阐述人工体外除颤。

除颤是在短时间内利用一定强度的电流直接或经胸壁作用于心脏,使全部或大部分心肌细胞在瞬间同时除极,抑制异位兴奋性,使具有最高自律性的窦房结发放冲动,恢复窦性心律的方法。

1. 适应证 除颤的适应证主要是心室颤动、心室扑动、无脉性室性心动过速者。

2. 操作方法

1）评估和观察要点:

（1）评估患者的病情、生命体征、意识及合作程度。

（2）评估患者颈动脉搏动情况、呼吸情况、心电图状态及是否有室颤波。

2）物品准备:除颤仪、心电图机、简易呼吸器、氧气、导电糊一支或盐水纱布、吸氧吸痰装置、抢救器械与药品等。

3）患者准备:患者去枕平卧于硬板床上、检查并除去金属及导电物质。松开患者衣服,暴露胸部。

4）操作:

（1）检查患者心电监护情况:确认心电图是室颤、室扑等图形,需要电除颤。

（2）开启除颤仪:打开除颤仪电源开关,机器设置默认"非同步"状态。

（3）准备电极板:将导电糊涂到电极板上,不可涂到手柄上。

（4）选择除颤能量:根据不同除颤仪选择合适的除颤能量。一般单相波除颤用 200～360 J,直线双向波用 120～200 J。儿童能量选择:首次 2 J/kg,第二次 2～4 J/kg,第三次 4 J/kg。

（5）正确放置电极板:将两电极板分别放置于患者心底和心尖部。心底（STERNUM）:患者右侧锁骨中线第 2 肋间。心尖（APEX）:患者左乳头外下方或左腋前线内第 5 肋间。两个电极板之间距离不要小于 10 cm。

（6）充电:按下"充电"按钮,将除颤仪充电至选择的能量。

（7）放电:放电时电极板应紧贴患者皮肤,压力适当,再次观察心电示波仍需除颤。告知其他人不要碰触患者及病床,确定周围人员无直接或间接与患者接触（操作者身体后退一小步,不能与患者接触）。双手拇指同时按压"放电"按钮,当观察到除颤仪放电后再放开按钮,移开电极板。

（8）立即胸外按压：除颤成功与否立即给予胸外心脏按压，5个高质量的胸外心脏按压后，查看监护仪心电活动，如除颤未成功，可增加能量再次除颤。

（9）除颤后处理：擦干患者胸壁，助患者取舒适的卧位。关闭除颤仪，清洁电极板。留存并标记除颤时自动描记的心电图纸。

（10）洗手，记录除颤过程。

3. 并发症　心律失常、心肌损伤、栓塞、肺水肿、皮肤灼伤、前胸和四肢疼痛、周围动脉栓塞等，偶有肺水肿、血压下降、发热、血清心肌酶增高等。

4. 注意事项

（1）除颤前确定患者除颤部位无潮湿、无敷料、无瘢痕、无伤口，电极板必须涂满导电糊，以免烫伤皮肤。若患者带有植入性起搏器，应注意避开 10 cm 以上。

（2）除颤前要识别心电图类型，以正确选择除颤方式。

（3）操作者身体不能与患者接触，不能与金属类物品接触。忌电极板对空放电或相向放电。

（4）如遇小儿除颤时，可除去成人电极板，使用小儿电极板。

（5）除颤成功后严密监护患者生命体征及心率、心律变化。

5. 除颤仪的维护和监测

（1）除颤仪定点放置，专人（专岗）维护保养。

（2）除颤仪处于完好备用状态，每天监测一次，并做好记录。不同型号除颤仪，根据自检提示步骤完成监测，根据自检提示查看除颤仪的状态并及时做好相应处理。

（3）除颤仪每次使用后，要用清洁的专用抹布湿式擦拭，如有血液、体液、分泌物污染时，用含氯消毒剂进行擦拭。

（4）除颤仪要及时充电。关闭除颤仪进行充电，4 h 可以完成。当开启除颤仪 24 h 才能完成。尽可能使用充满电的除颤仪，否则影响电池使用寿命。

（5）保持除颤手柄清洁。每次使用除颤仪后要及时清洁，因手柄上积累的导电糊会对心电监护信号有干扰，并且有可能使操作者遇到意外电击。电极板干燥后，置于除颤仪卡槽中。

（6）不要将液体倾倒在仪器上，不要使用有腐蚀性液体或溶剂清洁仪器。

（7）当出现下列情况时，除颤仪不得使用：①电源线与电极板导线破损；②仪器外壳损坏；③红色 LED 警告指示灯亮起。

> **知识链接**
>
> **自动体外除颤**
>
> 　　自动体外除颤仪（automatic external defibrillator，AED）是一种便携、广泛分布、操作简单、配置在公共场所、专为现场急救设计的设备。特别是内置广播式的操作步骤指南，使任何人都可循声实施电除颤。无论受训的医护人员、非专业人员，还是外行目击者均能有效的使用 AED 设备对心搏骤停者进行除颤。它具有自动识别、分析心电节律、自动充放电及自检功能。使用时取下并打开 AED 装置，将所附 2 个黏性电极片按图示分别贴于患者右锁骨下及心尖部，打开开关（ON/OFF）后按声音和屏幕文字提示完成几步简单操作，根据自动心电分析系统提示，确认为恶性心律失常后，并根据提示大家离开患者身体，按下电击（Shock）键，此系统立即进入节律分析阶段，以决定是否再次除颤，一般

成人常规用双相波能量,以 150 J 为常用;少儿可选用 50~100 J,即按 2 J/kg 计算。

AED 操作步骤:患者仰卧位—电极正确粘贴—开启除颤(ON/OFF)—按提示操作—仪器提示正在分析—仪器告知分析结果—如果建议除颤,则告知大家离开患者身体—按压电击(Shock)按钮进行除颤。

第七节 洗 胃 技 术

洗胃可根据患者服用毒物的量及性质采取不同的洗胃方法,常用口服催吐洗胃、胃管漏斗洗胃、洗胃机洗胃等。本节主要介绍自动洗胃机洗胃方法。

自动洗胃机洗胃是利用洗胃机的电磁系统作为动力源,通过自控电路的控制,使电磁阀自动转换,分别完成向胃内冲洗药液和由胃内吸出内容物的过程。洗胃机洗胃术能迅速而有效地清除毒物,并且节省人力,准确计算洗胃液的量和避免患者的呕吐物污染衣物,防止毒物再被吸收。

1. 目的

(1)解毒:清除胃内毒物或刺激物,减少毒物吸收。

(2)减轻胃黏膜水肿:幽门梗阻患者,饭后常有滞留现象,引起上腹胀闷,恶心、呕吐等不适,通过洗胃,将胃内潴留物洗出,减轻患者痛苦。

(3)为某些手术或检查做准备。

2. 禁忌证 消化道溃疡、食道阻塞、食道静脉曲张、胃癌等患者一般不洗胃。昏迷患者洗胃要谨慎。

3. 操作方法

1)评估和观察要点:

(1)评估患者的病情、生命体征、意识及合作程度、服毒物的名称、剂量及时间。

(2)评估患者口腔、咽部情况,有无活动的义齿。

(3)安抚患者,解释洗胃的目的和方法,取得合作。

2)物品准备:全自动洗胃机、治疗车、标本瓶、弯盘、水温计、小纱布、一次性口含嘴、听诊器、一次性胃管、液体石蜡、无菌手套、清水桶、污物桶等,根据病情准备洗胃液。

3)患者准备:患者取坐位或半坐位,中毒较重的取左侧卧位(昏迷患者去枕),如有活动义齿应先取下。

4)操作:①携用物至患者床旁,将排污管置于污物桶,进水管和胃管置于清水桶,按下工作开关,洗胃机自动循环 1~2 次,排净洗胃管内空气,再按工作开关暂停键,按计数复位开关键。②让患者咬住口含嘴,戴手套,铺治疗巾,弯盘置口角旁,润滑胃管前端,测量胃管长度,发际到剑突(询证可在此基础上加 10~15 cm),做好标记,从口腔插入合适深度,证实胃管在胃内并通畅,固定,遵医嘱留取标本送检。③连接洗胃机管道,调节参数,每次注入 300~500 mL 洗胃液。反复冲洗。④洗胃至排出的液体澄清无味时遵医嘱停止洗胃,拔出胃管,协助患者漱口,擦净面部。

5)洗胃后处置:用含氯消毒剂反复冲洗洗胃机管道 3~5 遍;一次性物品按医院感染管理规定分类处置。

4. 洗胃注意事项与护理措施

（1）插管迅速，手法要轻柔，切勿损伤患者食管及误入气管。

（2）洗胃前应保持呼吸道通畅，注意患者生命体征，昏迷患者插入胃管后应侧卧，以免发生吸入性肺炎。如果患者心脏停搏、呼吸停止者要先复苏再洗胃。

（3）患者中毒物质不明时，及时抽取胃内容物送检，应用温开水或生理盐水洗胃。

（4）洗胃过程中观察内容：患者病情、意识、生命体征、有无腹痛、机器运转情况、出入液量等。胃管如有堵塞可以挤捏胃管末端或按液量平衡键，观察洗胃液颜色，如有血性液体应立即停止洗胃并汇报医生。

（5）幽门梗阻患者，洗胃宜在饭后 4～6 h 或者空腹时进行，并记录胃内潴留量，以了解梗阻情况，供补液参考。

（6）吞服强酸、强碱等腐蚀性毒物者，切忌洗胃，以免造成胃穿孔。可按医嘱给予药物或迅速给予物理性对抗剂，如牛奶、豆浆、蛋清、米汤等以保护胃黏膜。

（7）1605 中毒禁用高锰酸钾洗胃液，美曲膦脂中毒禁用碳酸氢钠洗胃液。

（8）及时、准确记录洗胃液名称及液量，洗出液量、颜色、气味等洗胃过程。

（9）洗胃机处于完好备用状态，定点放置，专人维护和保养。

（10）洗胃机每日清洁，每日检测性能，并做好登记。

小结

本章重点讲述了常用急救技术的适应证、操作方法、注意事项及操作后的观察和护理措施。要求学生掌握常用急救技术的操作方法、注意事项。提高护士对急危重症患者的护理水平，结合临床实际情况，理论联系实际，保证患者生命安全。

（李志芳）

思考题

一、简答题

气管切开患者的护理措施有哪些？

二、案例分析题

1. 患者，女，50 岁，自服药物（不详）约 100 片，被家人发现后急送来诊，患者入室时浅昏迷，血压 135/76 mmHg，心率 80 次/分，血氧饱和度 96%。

（1）此时应为患者实施哪项急救措施？

（2）为患者实施该项操作时应注意哪些问题？

（3）如果患者在实施急救时，突发面色青紫，呼吸浅慢，2～3 次/分，心率下降至 60 次/分，又该如何进行急救？注意事项有哪些？

2. 患者，男，76 岁，因心前区疼痛 30 min 入院，心电图检查显示窦性心律，急性下壁心肌梗死。立即给予建立静脉通路，应用尿激酶溶栓，约 10 min 后，患者突发抽搐，意识丧失，呼吸、心跳停止，血压测不到，心电图示室颤。

（1）此时应为患者实施哪项急救操作？为什么？

（2）为该患者实施操作时应注意哪些问题？

第九章　体外生命支持

学习目标

识记:ECMO 的护理措施、监测要点及并发症护理。

理解:ECMO 的适应证、禁忌证及团队分工。

应用:ECMO 的原理及特点。

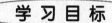

导学案例

患者,男性,20 岁。因车祸致右下肢外伤 28 h,入院当天行右下肢股、胫、腓骨切复十髓内钉固定术,返回病房 3 h 后突然出现进行性呼吸困难、发热、氧合急骤恶化,立即转入 ICU 给予呼吸机辅助呼吸,2 h 后患者经加强治疗后心肺功能未有效改善并有恶化趋势,血管活性药物剂量明显加大,立即给予 ECMO 治疗。请问:

1. 你作为一名 ICU 护士,ECMO 安装前如何进行监护配合?

2. 你作为一名 ICU 护士,ECMO 安装后,应从血流动力学方面观察什么?

ECMO 是体外膜肺氧合(extracorporeal membrane oxygenation)的英文缩写,是以体外循环系统为其基本设备,采用体外循环技术进行操作和管理的一种辅助治疗手段。ECMO 是将静脉血从体内引流到体外,经膜式氧合器氧合后再用驱动泵将血液灌入体内。临床上主要用于呼吸功能不全和心脏功能不全的支持。ECMO 能使心脏和肺脏得到充分休息,有效地改善低氧血症,避免了长期高氧吸入所致的氧中毒,避免了机械通气所致的气道损伤,心脏功能得到暂时的辅助支持,增加心排血量,改善全身循环灌注,保证了循环的稳定,为心肺功能的恢复赢得了时间。

第一节　ECMO 概述

一、发展史及展望

20 世纪 30 年代,Gibbon 等人发明了体外循环机并在 50 年代应用于临床而开创了心脏外科,但是,由于那时的体外循环机和氧合器对血细胞和蛋白质产生严重影响,使用时间被限制在 1～2 h 内。1956 年,第一个膜式氧合器诞生并在临床上应用,使 ECMO 长时间氧合成为可能。随后,以硅橡胶作为气体交换薄膜的膜式氧合器在长时间心肺转流(cardiopulmonary bypass,CPB)中得到应用。随着 ECMO 的发展和演变,ECMO 使用的时间由最初的几个小时到能支持几天甚至几个星期。应用范围也从最初的心脏手术后的循环支持,发展到对新生儿先天性肺部疾病及急性呼吸窘迫综合征的支持。体外循环最早应用于新生儿呼吸衰竭的支持设想是在 20 世纪 60 年代早期,60 年代末期有人用 ECMO 治疗呼吸衰竭,不幸的是这些患者颅内出血发生率高。1971 年,Hill 用 Bramson 膜拟肺对一位 24 岁多脏器损伤合并 ARDS 患者进行了救治,历时 75 h 并取得成功。1975 年,一些医院用同样的方法治疗严重的心功能不全和呼吸功能不全。1975 年美国国立卫生研究院对此进行调查,结果是成人急性 ARDS 用常规方法治疗生存率为 8%,而用 ECMO 的生存率也仅为 10%,两种疗法效果无明显差异。仔细分析发现有三个因素导致 ECMO 的疗效较低:①这些患者的肺大多为不可逆器质性改变;②在 ECMO 治疗时还继续应用大于 60% 氧浓度(FiO_2)进行呼吸机支持,导致肺组织纤维化;③病因学上这些患者的 ARDS 为病毒和细菌感染所致。ECMO 对损伤、栓塞所致 ARDS 疗效较佳。1972 年,Bartlett 对一例 2 岁心脏术后严重心力衰竭的患儿进行 ECMO,36 h 成功脱机。1975 年,Bartlett 首先报道了 ECMO 在新生儿中的应用。1 名弃婴因胎粪吸入,严重呼吸衰竭,经 ECMO 支持治疗 72 h,患儿得救。所在医院为纪念这一历史事件,给患儿起了一个西班牙名字——Esperanza,汉语意思为希望。该患儿 ECMO 的成功,极大鼓舞了 ECMO 团队的工作热情。

1982 年 Bartlett 等总结 45 例新生儿 ECMO 病例,其生存率为 55%。1988 年 Gomell 等发表一篇临床报告,12 例呼吸衰竭患儿用 ECMO 有 11 例存活,而用常规呼吸支持疗法的患儿无 1 例存活。与此同时 Bartlett 在密歇根大学举办 ECMO 学习班,培训大量 ECMO 专门人才。1989 年在 Ann Arbor 举行第一届 ECMO 的学术会议并成立了专业委员会——体外生命支持组织(Extra-corporeal Life Support Organization,ELSO)。1986 年在 Bartlett 的主持下,初步建立 ECMO 的资料登记系统,以后每年 ECMO 的数据分析,清晰展示 ECMO 经验教训,提示了 ECMO 的发展方向。

20 世纪对严重呼吸功能不全的治疗仍缺乏满意而有效的手段,ECMO 作为一种较新的疗法在国外发展迅速。ECMO 逐渐为人们认识,相应的方法和器械亦在不断完善。经皮插管方法可使 ECMO 在短时间内建立,同时避免开胸和损伤大血管。在新生儿呼吸衰竭的治疗中,一些医院采用经脐带血管建立 ECMO,增加静脉回流。ECMO 最常见的并发症为出血,其中以颅内出血最为严重,长期应用肝素和凝血因子消耗是主要原因。1988 年 Bindslev 等报告用肝素涂抹新型膜肺建立 ECMO,可减少肝素用量和出血。Cottrell 等在 ECMO 治疗中应用抑肽酶保护血小板。一些医疗中心已组织专门 ECMO 医疗队伍。FaulRner 报告在直升机运输的过程中进行 ECMO 的经验。1993 年 Zwushenberrger 等对 5000 例 ECMO 治疗的呼吸衰竭患儿调查表明,其生存率为 82%,而常规治疗死亡率为 80%。ECMO 在新生儿呼吸衰竭的急救中发展迅速,目前已成为对机械通气和药物治疗无效的新生儿呼吸衰竭的标准治疗方法,平均存活率由早期的 20% 提高到目前的 82%。ECMO 治疗儿童呼吸衰竭的效果也显著提高,平均存活率由早期的 10% 提高到目前的 39%~66%,与常规机械通气相比有显著差异。目前认为 ECMO 对儿童特别是新生儿有很好的疗效,对成人的效果不理想,对呼吸衰竭的效果较佳,对感染和心力衰竭的效果较差。Vats 等分析表明 ECMO 治疗中平均时间为 9 天,在 ICU 时间为 19.5 天,整个住院时间为 23.5 天,其费用为 20 万美元。美国加州洛杉矶医学院 1 例小儿 ECMO 进行 100 天成功出院,费用达 100 万美元。2008 年 7 月在 ELSO 注册开展

ECMO 的医院 120 家左右,每年开展 ECMO 约 2000 例,总例数大约为 3.7 万人。

近期临床研究表明 ECMO 可降低重症 ARDS 患者的死亡率。Peek 等人在英国进行的一项多中心前瞻性研究,对比了 ECMO 联合辅助通气治疗与常规机械通气对成人呼吸衰竭的治疗效果。尽管该研究有一定不足,例如,ECMO 在唯一中心进行,而对照组患者在多中心治疗,其治疗方案有差异,但此研究为重症 ARDS 患者的治疗提供了新的策略和重要临床依据。该研究将 180 例重症 ARDS 患者随机分两组(ECMO 组和常规治疗组),每组 90 例,ECMO 组无伤残 6 个月存活率为 63%,常规治疗组为 47%。此研究证明了 ECMO 治疗重症 ARDS 的安全性、治疗效果和成本效益。

在苏鸿熙教授的领导下,中国体外循环于 1958 年成功实施。它推动了中国体外循环和心脏直视手术的发展。20 世纪末,广东中山市人民医院李斌飞医生成功地在临床上开展 ECMO,抢救很多濒临死亡的极重症急性呼吸衰竭和心力衰竭患者。21 世纪初,台湾大学的柯文哲教授多次来大陆传授 ECMO 经验和知识。特别是一些大医院,如北京阜外医院、北京安贞医院、上海胸科医院等开展 ECMO 工作,对近年来 ECMO 在全国推广起到了非常重要的作用。2008 年有 43 家医院可开展 ECMO,总例数为 185 例。目前,统计表明中国 ECMO 涉及范围主要在心外科。相信在不远的将来,随着国家经济不断发展,技术不断成熟,我国 ECMO 辅助支持将步入快速增长的发展阶段,更好更多地为患者服务。

ECMO 是一个综合系统的工作,反映国家和医院的整体水平。开展 ECMO 工作必须具备一定的条件,除了患者要承担昂贵的医疗费用以外,开展的单位还需拥有完备的医疗设施和由专业技术人员组成的团队。我国严重呼吸功能不全的发病率及死亡率较高,但由于技术人员缺乏,对 ECMO 的认识不足或存在不同看法及经济条件的限制,使我国开展 ECMO 的工作大大落后于国外。随着我国医疗卫生条件的改善,经济水平的提高,开展 ECMO 工作的条件日趋成熟。

世界在进步,技术在发展,ECMO 亦是如此。预计今后的 ECMO 将向小型化、接近生理、多种技术杂交的方向发展。ECMO 操作简单,并发症较少,给更多的生命垂危的患者带来生的希望。

二、原理

ECMO 是将血液从体内引到体外,经膜肺氧合再用泵将血灌入体内,可进行长时间心肺支持。ECMO 治疗期间,心脏和肺得到充分的休息,全身氧供和血流动力学处在相对稳定的状态。此时膜式氧合器可进行有效的二氧化碳排出和氧的摄取,驱动泵使血液周而复始地在机体内流动(图 9-1),为肺功能和心功能的恢复赢得宝贵时间。

三、治疗特点

ECMO 治疗期间,心脏和肺脏得到充分的休息,而全身氧供和血流动力学处在相对稳定的状态。此时膜式氧合器可进行有效的二氧化碳排出和氧的摄取,体外循环机使血液周而复始地在机体内流动。这种呼吸和心脏的支持优越性表现在:①有效地改善低氧血症。现有氧合器能将静脉血(PvO_2 40 mmHg,SvO_2 30%)氧合为动脉血(PaO_2 100～700 mmHg,SaO_2 98%～100%),每分钟流量可达 1～6 L。在 ARDS 急性期气体弥散障碍,肺小动静脉分流时,ECMO 可满足机体组织细胞的氧需要,并排出二氧化碳。②长期支持性灌注为心肺功能恢复赢得时间。早在 20 世纪 60 年代初人们就想用体外循环方法治疗 ARDS,但当时的氧合器的

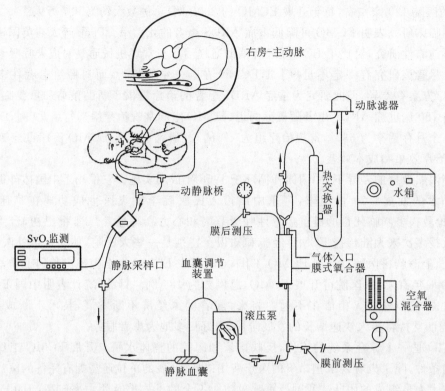

图 9-1 ECMO 原理

氧合是气血直接接触,血液破坏严重,最终失败。随着科技发展产生了膜式氧合器,它仿生肺的呼吸模式,氧合过程中血液损伤轻,加上材料生物相容性的改进,体外循环其他措施的改善,目前 ECMO 可进行相当长的时间。③避免长期高浓度氧气吸入所致的氧中毒。膜式氧合器在给空气时就可达到正常肺氧合效果,还可根据血气分析结果分别调节 FiO_2 和通气量,以达到最佳的气体交换。④避免了机械通气所致的气道损伤。ECMO 治疗期间,可保证充分氧供,同时进行的机械通气只是为了避免肺泡萎缩,不需要很高的压力。⑤有效的循环支持。ECMO 治疗期间可进行右心辅助、左心辅助或全心辅助,心脏射血可由体外循环机代替,机械射血能力可达 7 L/min,同时它可通过调节静脉回流,降低心脏前负荷。在保证血流供应时,适当应用扩血管药,可改善微循环灌注并降低心脏后负荷,此时扩血管药使用安全度很大。由于前后负荷改善,在没有或较少的正性肌力药物作用下,心肌获得充分休息,能量储备增加。⑥ECMO 治疗中可用人工肾对机体内环境如电解质进行可控性调节。其安全度高,效果好。

四、ECMO 和体外循环的区别

ECMO 和体外循环有很多的不同,具体如下。

1. 目的 体外循环的目的主要是在心脏手术中,为患者提供有效的呼吸循环支持,保证患者的安全,为心脏外科医生提供良好的手术条件,如深低温停循环、心脏暂时停跳等。ECMO 的目的是为常规治疗不佳、心肺功能极差的患者提供一定的循环和呼吸支持,配合其他治疗措施,等待心肺功能恢复或心肺移植供体的到来。

2. 操作人员 一般情况体外循环只需一名灌注师在 1~4 h 内即可完成。ECMO 是一团队工作,时间长(3 天~3 周),它涉及灌注师、ICU 医生、外科医生及护士的紧密配合。ECMO 特点之一就是转流时间长。因为急性受损的心肌和肺组织需要时间恢复,心肌的恢复一般为 3~5 天,受损肺组织恢复时间一般为 7~10 天。

3. 器材 心脏手术根据不同病理生理,需要体外循环变化的条件和不同的生理状态,所以体外循环涉及的器材较多,如心内吸引泵、心外吸引泵、停跳液灌注泵等。ECMO 的器材相对简单些,只需用一个离心泵和一个氧合器即可。但 ECMO 用品的质量要求很高,膜肺需要长时间的气体交换能力,还有很强的抗凝和血浆渗透的能力。离心泵需要在长时间灌注中对血液破坏较轻微,血液中游离血红蛋白维持在较低水平。体外循环中氧合器绝大多数是开放状态。为了去除各种微栓,体外循环系统附带有各种滤器。ECMO 系统为全密闭状态,否则气体进入系统可造成患者的生命危险。同时 ECMO 系统没有滤器,一是没有除栓必要,二是增加血栓产生的危险(图 9-2)。

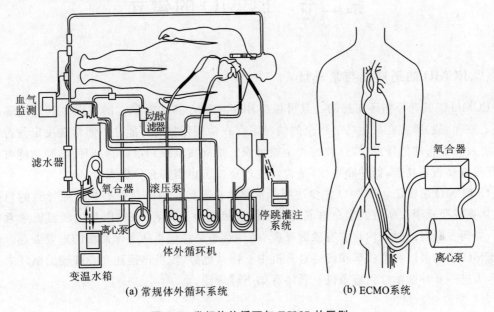

(a) 常规体外循环系统　　　　(b) ECMO系统

图 9-2　常规体外循环与 ECMO 的区别

4. 抗凝 体外循环抗凝必须充分,活化凝血时间(activated clotting tim,ACT)一定要达到 480 s 才能满足心外科的要求。因为心脏手术组织创面大,细胞损伤严重,凝血系统高度激活。ECMO 除插管部位外,其他组织破坏小且不严重。ACT 在 200 s 以下,只要保证血流在系统中充分流动,就不易产生凝血块。

5. 温度 体外循环中温度可降至 20 ℃ 以下,血液因此而增加稀释度,以保证组织灌注。ECMO 的过程中温度一般不低于 34 ℃,血液稀释应予以及时纠正以保持正常的血红蛋白水平和胶体渗透压。

6. 插管 体外循环一般采用开胸的升主动脉,上、下腔静脉或右房插管,即中心血管插管。ECMO 大部分经外周血管插管,心脏手术后的 ECMO 小儿可采用中心血管插管。目前的氧合器完全满足一次性手术的需要,ECMO 在长期的转流中,可出现一些问题,如大量血栓形成、血浆渗透等。出现上述情况必须更换氧合器。

7. 手术地点 体外循环一般在手术室中进行,ECMO 则是在手术室外进行。ECMO 的建立根据患者状况而定,可能在 ICU、心导管室、急诊室甚至抢救室进行。

8. 并发症 随着技术和器材的不断完善,体外循环的并发症发生率越来越低,但 ECMO 的并发症仍然很高。这里主要涉及三个方面问题:一是适应证不正确,ECMO 无能为力;二是时机太晚,患者在 ECMO 前已出现除心肺以外器官严重的功能衰竭;三是长时间灌注带来的并发症,如感染、凝血因子消耗等。正因为如此,心脏手术的成功率在 95% 以上,而 ECMO 的死亡率却很高,特别是成人体外循环的 ECMO 死亡率可以达到 50% 以上。须指出的是,这些患者如不用 ECMO,将有 90% 以上的死亡概率。

9. 费用 应指出的是,体外循环费用相对较低,但 ECMO 费用很高,在某种程度上阻碍这一技术的发展。这种高费用因素是多方面的,如患者恢复心肺功能需要时间长或有其他的并发症;ECMO 的耗材费用昂贵,涉及的人力资源成本很高。

第二节 ECMO 的建立

一、ECMO 的适应证与禁忌证

ECMO 以其呼吸循环支持的特点可以应用于多种心肺功能异常的情况。其适应证的关键是心脏和(或)肺脏在发生功能不全的情况下存在功能恢复的可能性。通常在决定是否需要对心脏或肺脏行功能辅助时,这种脏器功能可恢复性确实难以判定,同时即使心肺功能可以恢复,其他重要脏器功能,如神经系统,是否发生严重损害也需要充分考虑。

1. ECMO 适应证 ECMO 主要适用于紧急生命支持。由于急性心肌梗死导致的急性心源性休克或严重事故所致的生命垂危情况往往直接威胁到患者生命,而且抢救时机通常稍纵即逝,如何在最短的时间内建立有效的呼吸、循环状态是急危重症医学面临的重要课题。便携式 ECMO 辅助可以在急救车和转运直升机中发挥其优势,现场迅速建立心肺辅助循环来维持生命,为进一步诊断治疗创造条件。具体有如下适应证。

(1)暴发性心肌炎。

(2)器官移植前后心肺功能的替代支持。

(3)急性呼吸窘迫综合征。

(4)心脏手术后功能支持。

(5)终末期生命支持。

2. ECMO 禁忌证 由于 ECMO 辅助的前提条件是患者心肺功能的可恢复性,在临床上由于各种混杂因素的影响,这种可恢复性的判定受到一定的制约,因此在判定 ECMO 是否适合某一患者通常是难以判断的,但是就某些明确不利于 ECMO 患者恢复的病症被列为 ECMO 的明确禁忌证。目前随着相关医疗技术的不断提高,此类明确禁忌证在某些场合也可能被打破。具体有如下禁忌证。

(1)心肺功能无恢复可能性。

(2)严重脓毒败血症。

(3)恶性肿瘤。

(4)神经系统功能障碍。

(5)呼吸机带管时间过长。

二、ECMO 团队分工

ECMO 是一项系统而综合的复杂治疗技术,开展 ECMO 工作必须组建一支包括 ECMO 治疗涉及的所有相关专业技术人员在内的团队,治疗小组能否默契配合、是否认真履行各自的职责是治疗成功的关键。ECMO 小组应该由体外循环医生、外科医生、ICU 医生和 ICU 护士组成。外科医生负责建立和撤除 ECMO,适应证的选择,处理辅助期间的活动性出血、心包压塞等。体外循环医生负责 ECMO 前期系统调试和运行期间的管理,并对支持期间的紧急情况进行处理。ICU 医生负责 ECMO 期间的常规治疗工作,ICU 护士负责日常 ICU 护理工作,协助监测体外循环中的异常情况。

1. 外科医生责任 组织治疗小组讨论病情,决定 ECMO 辅助支持的必要性、ECMO 种类及可行性。由主管医生与患者家属谈话,将病情讨论结果及进一步治疗措施和 ECMO 支持的相关并发症告知患者及家属,签订知情同意书,征得家属同意实施有创 ECMO 支持治疗。动静脉插管需要 2 名有经验的外科医生完成。心脏手术术后患者根据体重大小选择经胸右心房-升主动脉插管,或经腹股沟切口股动静脉切开插管建立 ECMO。确保插管位置合适,静脉引流充分,动脉插管端口无阻力,管道经切口引出确保固定牢固。插管送入动静脉管腔后需要根据 ECMO 辅助流量、动静脉端压力监测及胸部 X 线平片判定插管尖端的位置,确保位置合适从而满足充足引流、动脉灌注良好、泵转速理想的目标。通常在插管前即在患者背部放置好拍片用的 X 线背板,动静脉插管完成,缝合固定插管前拍片判定插管尖端位置,并调整满意为止,充分止血固定。

2. 麻醉医师责任 麻醉医生负责整个 ECMO 建立过程中的麻醉及呼吸循环管理。由于 ECMO 置管操作多数是在手术室内完成,即使急救状态下的经皮插管,都需要麻醉医生的管理和呼吸支持。通常 ECMO 患者安装过程中采用全身麻醉、呼吸机辅助呼吸方式下完成,需要建立必要的有创动脉血压监测和快速输血输液通路,为 ECMO 期间患者的生命体征监测做好准备。熟练并训练有素的麻醉医生或急救医务人员可以通过快速插管、有效的呼吸支持而缩短患者的抢救时间,为后续治疗奠定良好基础。

3. 器械护士责任 ECMO 安装建立需要在高级别的无菌环境下完成,通常手术室是首选安装场所。手术器械包及所需消耗材料应该由外科手术室护士准备好,以便紧急之需。通常 2 位器械护士可以满足紧急 ECMO 建立期间的需要,为外科医生手术操作提供服务与保障。另外,ICU 内 ECMO 紧急建立也越来越成为常规,通常需要完备的 ECMO 装备车和训练有素的 ECMO 团队支持,包括紧急床旁手术开展所具备的各项流程和配套设备,均需要在最短时间内由 ICU 护士准备完成,同时需要充当器械护士的作用,辅助外科医生完成 ECMO 的紧急建立。

4. 体外循环灌注师责任 2 名,负责 ECMO 安装、预充及运转。

第三节 ECMO 的护理管理

在 20 世纪 70 年代,对首例患者进行 ECMO 支持的时候,没有任何关于此类患者如何护理的资料。在当时 ECMO 技术是一项崭新的技术,文献不多,技术上极其复杂。护士必须在床边不断摸索总结。在这样的条件下,多年来逐渐形成了对 ECMO 护理的共识。对 ECMO

患者的护理工作需要具有良好的重症监护专业护理知识基础。患者年龄不同,原发疾病种类不同,所处病理生理状态不同,护理要求也差异很大。同样是 ECMO 支持下,有的患者病情很稳定,护理工作大部分是常规工作;而有的患者出现 ECMO 相关各种并发症,护理压力很大而且要求非常高。

一、ECMO 安装前

(一) ECMO 相关设备、物品的管理

1. 床单位 设备综合带在满足呼吸机气源的同时另备出空气和氧气气源接口,准备出足够的空间与足够的电源连接装置。

2. 人员 床旁 ECMO 安装多属于临床急救治疗手段,信息的畅通、相关人员和物品的迅速到位是抢救成功的重要保证。监护人员的相对固定可使监护工作具有连续性,避免不必要的疏漏。

3. 物品与药品 抢救物品、药品固定放置,定时检查有效期,是否损坏、齐全。

4. 培训 ECMO 是近几年开展并越来越多的应用于临床急性心肺功能衰竭的抢救中,各种经验教训正处于积累摸索阶段中,对 ECMO 的认知和监护需要受过培训的专业人员参与,这是使 ECMO 工作顺利开展的重要保证。

(二) ICU 的监护配合

1. 准确观察并记录相关数据 明确影响患者生命和术后效果的一些危险因素,为 ECMO 应用过程中的效果评价提供可靠的信息。

(1)血流动力学指征:应用多参数监测仪、肺动脉导管、连续心排仪和 12 导心电图监测心排、心率和心律、血压、肺动脉压、肺毛细血管楔压、中心静脉压、血氧饱和度、体温等指标。

(2)呼吸指征:动脉血氧分压、血氧饱和度、二氧化碳分压和酸碱度等指标。

(3)血管活性药物使用:接受药物治疗的类型、浓度和剂量。

(4)各种检查:血气、电解质、生化、血象、细菌培养、尿常规、ACT、肝肾功能、游离血红蛋白、胶体渗透压、心电图、床旁 X 线片和超声心动图。

(5)危险因素评估:年龄、肺、肾、肝、脑、外周血管、消化系统、感染、恶病质等。

2. 及时反馈 包括临床呼吸循环恶化指标和各项检测阳性指标。

3. 人员、设备、物品准备 当医生综合评估选择应用 ECMO 支持后,迅速通知外科、麻醉科和体外循环科医生、手术室护士携带相关用物到场,同时迅速调整床单位,备好床旁抢救物品和药品是快速建立 ECMO 的重要保障。

4. 建立动静脉通路 由于行 ECMO 支持患者需要进行全身肝素化抗凝,为了避免在肝素化抗凝状态下各种穿刺操作可能造成血肿形成和凝血激活,应在全身肝素化建立 ECMO 之前,完成各种中心静脉和外周血管穿刺置管操作。

二、ECMO 安装中

(1)相对固定 ICU 人员配合,包括配药、给药、临床观察和协助手术室护士清点术中特殊物品,记录数据等。

(2)配合医生给药,严格查对制度。

(3)观察病情变化、用药效果并随时报告医生。

三、ECMO 安装后

（一）初始阶段的监护

应用 ECMO，使机体的氧供不完全依赖于肺组织的气体交换，循环灌注不完全依赖心脏的泵功能，能迅速改善机体的组织灌注，提高组织氧摄取率，减少多器官功能障碍的发生。一旦循环稳定，进入初始阶段的护理。

1. 血流动力学的观察

（1）首先稳定循环，记录 ECMO 运行后的各项血流动力学参数，不要急于减少血管活性药物的用量，待临床对改善机体缺氧状态的综合效果评价好转，再开始逐渐减少血管活性药物的用量，并监测减药前后循环指标的变化情况。

（2）动态监测并比较循环指标，如循环好转的指标：心率、心律向正常方向稳定发展，血压稳定或逐渐升高，肺动脉压逐渐下降，右房压和肺毛细血管楔压逐渐下降，尿量增加，血气检查动脉血氧分压升高，二氧化碳分压下降，酸碱及乳酸紊乱逐渐纠正等。

2. 呼吸、氧合的观察与呼吸机参数的调整

（1）动态监测并比较呼吸指标，呼吸功能好转的指标有：动脉血氧分压升高、血氧饱和度升高、二氧化碳分压下降、酸碱紊乱逐渐纠正。

（2）在机体缺氧状况好转的同时，逐渐减少呼吸机设定参数，原则是在确保正常肺通气量又不发生肺不张的前提下，实施保护性机械通气，维持正常的血气值。参数调整根据临床监测和化验结果而定。

3. 手术创面及插管处出血监测 目前大部分 ECMO 氧合器、管道和插管应用了肝素涂层材质，因此可采用小剂量肝素抗凝，如果存在不易控制的出血，甚至可以暂时不用肝素抗凝。但要密切观察手术创面及插管处出血和渗血情况，同时注意监测 ACT、血小板、体温等指标，如有异常报告医生及时处理。出血和渗血严重的应及时请外科医生探查止血；应高度警惕出血渗血造成的不良结果，即大量输血引起的并发症、出血过多引起的机体有效循环血量不足、渗出血引流不畅引起大量心包和（或）胸腔积液造成大的循环波动，以及局部感染机会增大等。

4. 肢体血运的监测 结合血气结果，通过观察末梢皮肤颜色、温度及监测末梢血氧饱和度来评估组织灌注情况及机体缺氧状况的改善程度；检查置管后肢体动脉搏动、皮肤颜色、温度、感觉与置管前的变化，准确记录发生异常时间、部位，及时报告医生。

5. 观察患者头面部是否肿胀 需要 ECMO 支持的患者在进行 ECMO 之前都处于相对缺氧和低灌注状态，开始 ECMO 之后，组织氧供恢复后可出现不同程度的血管通透性增高现象，导致皮下疏松结缔组织水肿。该现象在头面部表现较为明显。如果 ECMO 支持有效，患者肾功能维持完整或肾功能替代治疗有效，头面部水肿可逐渐消退。患者当 ECMO 支持需要进行颈部血管插管时，如成人呼吸支持需要颈内静脉插管时，有时也可发现患者头面部出现肿胀。其原因与颈内静脉插管影响上腔静脉回流有关。处理方法可保持患者头部正中位，避免头部向插管对侧偏转，上半身稍微抬高，一般可很快改善。

（二）支持阶段的监护

此阶段的宗旨是充分发挥人工心肺的辅助作用，让肺脏和心脏得到充分的休息。

1. 继续观察血流动力学的变化 根据血流动力学及组织灌注情况逐渐减少血管活性药物的用量，并监测减药前后循环指标的变化。

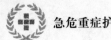

2. 随时调整呼吸机及 ECMO 氧合器参数,保证氧供和氧耗的平衡 呼吸机调整的主要参数:氧浓度、潮气量和呼气末正压通气(PEEP),目的是避免长期高浓度氧吸入所致的氧中毒,呼吸机保持低压低频状态,避免机械通气所致的气道损伤。监控调整依据:呼吸机和 ECMO 的参数、动态血气变化、每日的 X 线片等。注意对照动脉血气与氧合器血气的参数,评估心肺功能状态和氧合器的效果。

3. 支持阶段的各项检查的监测 监测出凝血、游离血红蛋白、胶体渗透压、血象、血生化、血培养,以及床旁 ECG、X 线片与超声等。

4. 强化相关护理措施

(1)管道:固定管道位置,避免牵拉、打折、移位,确保机器正常运转。插管部位每日皮肤消毒更换敷料。容易污染的三通应定期更换。

(2)内环境稳定:内环境的稳定是机械辅助成功地保障。保持体温在 36.5 ℃左右,可应用调温水箱通过 ECMO 运行降温,也可应用变温毯调整体温。当温度太高时,机体氧耗增加;温度太低时,易发生凝血和血流动力学紊乱;定时监测动脉血气及时纠正酸中毒;定时监测电解质(K^+、Na^+、Cl^-、Mg^{2+}、Ca^{2+}、P 等)和血糖,及时调整至正常范围。

(3)神志:此类患者多属急性心肺功能不全,循环不稳定,机体氧合功能差,有创管路多,且多处于镇静状态,加之机械辅助后并发的部分脏器功能不全,如肾、肝功能指标异常。临床表现为不清醒或烦躁、定向力下降、不自主动作增加等,监护中各班需仔细观察神志的变化,特别是瞳孔变化、能否准确应答,认真做好记录,配合医生排查神志不清的因素,给予必要的药物治疗。

(4)精神症状:在 ICU 的患者家属不能陪护,清醒患者对病情不稳定的恐惧,带气管插管的患者不能表达、不能饮水及机械辅助要求患者的制动,均会引起患者不适、烦躁,甚至精神崩溃的状态。患者多表现为被害妄想症等精神系统症状,导致患者不能很好合作,甚至严重影响临床治疗和护理的进行。护理中需做好心理疏导,情绪安抚,症状严重的需做好安全防护,给予适当约束、配合抗焦虑、镇静等药物的治疗,防止意外事件的发生。同时注意降低仪器设备和医护人员谈话产生的噪音,合理安排护理和治疗操作时间,在病情允许的情况下,尽可能安排亲属探视。

(5)呼吸道:依据吸痰时的量、色、味,初步评估有无气道感染,结合血象、X 线片等,实施感染监控,为医生治疗提供依据;每日各班清理口、鼻、咽腔,切记不能损伤黏膜,因为此时患者处于抗凝状态,一旦破损容易造成局部出血,逆流入气道或食管,造成呼吸道感染或鉴别消化道出血有误。护理的关键放在口、鼻、咽腔清洁、避免损伤、监控感染、预防呼吸机相关并发症上。

(6)出入量:依据临床循环指标、有效血容量、胶体渗透压、尿量、是否超滤或血滤、皮肤弹性、X 线片等进行液体出入量调整,通常量出为入,早期多为负平衡。

(7)消化道:循环氧合的障碍造成消化系统的缺血缺氧,带气管插管不能进食、手术应激、镇静剂的使用、继发感染等均造成胃肠功能的紊乱并影响其恢复。护理中各班监控并评价胃内排空、胃肠蠕动、肠胀气、排气等情况,观察胃液的颜色、有无反流,如有异常及时实施胃肠减压并留取胃液标本鉴定,配合医生药物治疗并观察疗效,必要时进行通便护理。

(8)营养:为保证患者基本能量消耗,维持三大物质代谢,增强机体抵抗力,预防继发营养不良、感染等并发症,护理中主要配合静脉营养治疗,适时利用肠内营养,注意静脉营养治疗以氨基酸、糖类等晶体液为主,慎用脂肪乳以防 ECMO 膜肺过早失效。

(9)基础护理:严格到位的基础护理,可有效减少某些并发症的发生,各班重点完成口、鼻、咽、耳、肢体、皮肤(头、颈背、臀、足跟部)、会阴等部位的观察、清洁。

5. 支持阶段的设备观察 长时间 ECMO 膜肺可出现血浆渗漏,主要表现氧合功能下降,气体交换不良及血栓或气栓等情况,护理中及时发现氧合功能下降的指标,如无创血氧饱和度、血气、末梢皮肤等出现严重氧合功能下降时,应及时找医生更换氧合器。

(三)终止阶段的监护

随着 ECMO 支持的延长,心肺功能逐渐恢复。以 VA-ECMO 为例,当循环流量降至 $0.5\sim0.6$ L/min 时,可维持满意的循环、内环境、氧合和酸碱代谢,X 线胸片显示肺无渗出,可考虑终止 ECMO;此时遵医嘱应用肝素治疗,控制 ACT 在 $200\sim300$ s,适当加大血管活性药物用量,并将呼吸机参数调整至正常范围,观察患者血流动力学无波动,配合医生先行夹闭 ECMO 循环管道,如循环、血氧波动不大,行管道撤除,同时仍要严格监控血流动力学变化,重点监测心率、血压、血氧饱和度、肺动脉压、中心静脉压、血气等,观察循环指标对血管活性药物的反应,如有严重循环波动,重新进行 ECMO 辅助;如循环稳定,配合医生行损伤血管修复,撤除 ECMO 后,根据 ACT 结果给予鱼精蛋白中和。整个撤机过程中强调血气监测。

(四)ECMO 并发症的护理

1. 出血 主要表现为凝血功能紊乱。ECMO 应用如用于外科围术期危重症患者,术前多并存肝功能不全和(或)服用抗凝药物,加上术后早期手术和伤口的存在,出血是直观可测到的异常指标,而纠正出血带来的间接异常指标则需随时监测反馈。

大约有 25% 的呼吸支持的患者与 40% 的心脏支持的患者出现出血并发症。长时间出血或严重出血可能提前中止 ECMO。出血部位可以为颅内出血、胸腔内出血或腹腔内出血,也可能在插管部位、手术部位或胸管部位出血。由于肝素化的原因,以及血小板和凝血因子逐渐消耗,ECMO 患者出血的风险较大。最早的护理干预措施就是预防出血。开始 ECMO 后,除非必须,应维持原有的静脉通路,尽量避免在 ECMO 过程中建立新的静脉通路,同时尽量避免皮下注射和肌内注射。采取血标本应从体外循环管路和已有的动、静脉通路中采取,避免动脉或静脉穿刺采血。在进行护理操作时,如吸痰、放置鼻胃管和口腔护理时,要非常注意保护黏膜,避免损伤出血。一旦发生出血,由于患者处于体外循环状态,出血很难被止住。如果由于护理操作中出现较大量的血液丢失,应及时补充血液制品,降低 ACT 水平,有助于控制出血。但 ACT 减低同时 ECMO 管路血栓形成的机会增大,而且管路失效需要更换的时间可能缩短。在 ECMO 长时间运转时,管路内血栓形成是不可避免的,应加强实验室纤溶相关的检查。纤维蛋白降解产物增多或 D-二聚体增多及低纤维蛋白原血症都提示管路血栓形成。患者可以无临床症状,也可以表现有严重广泛渗血。此时必须更换整套 ECMO 管路。在更换管路后,患者凝血指标一般在 $24\sim48$ h 内恢复正常。

应该认识到,要想在 ECMO 护理工作中避免类似上述由于护理操作失误导致的出血并发症,整个 ECMO 团队在发展 ECMO 项目时应经常进行培训,使得无论何种年资的护理专业人员和 ECMO 团队每个成员都能理解该问题的重要性。还应在患者床头应有明显标识,清楚地提醒每个医护人员关注这个问题。

2. 纠正出血的必要观察

(1)输血:纠正出血最直接的处理就是依据出血量、Hb、临床循环状态进行补充。而大量输血所带来的并发症有:①凝血功能紊乱。加剧了出血倾向,其原因主要有:稀释性血小板减少、凝血因子减少、弥散性血管内凝血(DIC)、枸橼酸钠输入过多。②肺功能不全。主要因输入的血液经储存 1～3 天后,白细胞和血小板开始聚集,产生细胞碎屑,形成微聚物,阻塞肺部毛细血管。③低体温:由于快速经中心静脉输入未加温的大量冷藏血使受血者体温下降,而低体温又可影响凝血。④酸碱、电解质平衡紊乱:输血时枸橼酸盐代谢产生 $NaHCO_3$,可致代谢性碱中毒,严重碱中毒时可导致组织缺氧;输入大量含枸橼酸钠抗凝剂的血制品,可引起低血钙,低钙血症可影响循环指标,同时增多手术野渗血;库血中钾离子浓度高,大量输入造成血钾升高。⑤过敏:如皮肤发红并出现散在的荨麻疹,过敏同时会出现毛细血管扩张,导致血压下降。

(2) 止血药:由于出血多,临床应用各种止血药物,造成大量出血的血液凝集,表现为引流管引流不畅、心脏压塞症状。

(3) PEEP:出现引流液过多时,加大呼吸机 PEEP 的数值是辅助止血的手段之一,通常会调整 PEEP 至 10 cmH₂O 左右,过大的 PEEP 会引起心排血量下降,中心静脉压升高,还会引发气胸。

3. 出血并发症的护理

(1) 准确记录出血量,根据化验指标进行成分输血,如悬浮红细胞、血浆、血小板及白蛋白等,有条件时可根据凝血因子缺乏的情况相应补充。

(2) 注意肺功能监护,主要依据呼吸机设定参数、血气结果、出入量、X 线片、有无肺部并发症等进行评估。

(3) 需大量输血时,预防低体温的发生,同时做好患者的保暖工作,将体温控制在 36 ℃左右。

(4) 大量输血同时积极监测患者的血气、电解质变化,出现酸碱、电解质平衡紊乱,应及时纠正。每输 500～1000 mL 血液,静脉补充 10% 葡萄糖酸钙 20 mL,以预防枸橼酸中毒。

(5) 观察有无过敏反应,注意血压、外周血管阻力及皮肤颜色的观察,出现异常及时报告医生给予药物处理。

(6) 严密观察心脏压塞症状,注意血流动力学参数动态变化,心包、纵隔引流管的引流量,结合应用血管活性药物的效果、床旁 X 片及超声检查,及早配合医生鉴别诊断。

(7) 监控并记录 PEEP 的数值,观察血气参数、患者胸廓起伏、肺部听诊和叩诊的变化,观察血流动力学参数变化,疑有气胸者进行床旁 X 线拍片,确诊气胸后,及时调整 PEEP 参数,协助医生穿或置管治疗。

4. 栓塞 长时间辅助循环导致大量血液成分破坏引起血液高凝状态、抗凝不充分,ECMO 置管导致动静脉血流运行障碍,长时间卧床且置管侧肢体制动导致血流缓慢等均可引起栓塞,出现神经系统和外周组织梗死的相应症状。监护中采用触摸、多普勒超声及血管超声检查观察置管侧下肢动脉波动,记录动脉波动、皮肤颜色与健侧肢体的对照情况,同时观察有无下肢疼痛、肿胀,异常时测量下肢周径变化;加强对患者肢体主动或被动的功能锻炼;注意神志和瞳孔的动态变化,结合患者表情、肢体活动度等进行评估;加强对 ACT、凝血酶原时间(PT)和纤维蛋白原等出凝血的监测及反馈。

5. 感染 感染是 ECMO 辅助期间严重的并发症之一,如呼吸机相关性肺炎、营养不良、肠道菌群移位、大量抗生素应用、过多的有创管路和操作、压疮的发生等均可导致感染。故感染的监控与护理十分重要,护理中应强调如下几点。

(1) ICU 环境需保持清洁,每日定时消毒。

（2）严格各项无菌操作，动静脉有创管路实施封闭管理，按流程规定5～7天进行导管更换并同时进行管道培养。

（3）呼吸机管路按预防感染流程管理，定期更换，并做好相应的标识，强调已发生感染的严格管路消毒、垃圾处理和床单位、设备、环境的终末消毒管理等。

（4）依据病情进行相关病原学培养，及时反馈培养结果报告医生，配合调整抗生素并观察使用效果。

（5）置管处敷料随时更换。

（6）观察胃肠功能恢复情况，及早恢复利用胃肠系统，预防菌群移位。

（7）加强皮肤观察与护理，适度翻身，保持皮肤清洁和干燥，应用防压疮垫和药物预防、治疗压疮。

6. 溶血 ECMO是机械辅助，可造成红细胞的破坏，表现为游离血红蛋白增高，血红蛋白尿，继发肺、肝、肾等多脏器损害。护理中严密监控溶血指标，即游离血红蛋白、血生化、血象、尿色、尿常规、患者皮肤有无黄染等，做到早发现、早报告、早处理，配合医生将溶血造成的并发症降低到最低程度。

ECMO是一种良好的机械循环和呼吸支持方法，具有可在床旁局麻下紧急建立、快速预充、并发症少、便于护理、费用较低等优点。可提供左、右心脏辅助，替代部分肺功能，用于成人和小儿的特点。在ECMO支持中良好的护理配合，能够有效地减少出血、栓塞、溶血、感染、压疮等并发症的发生或恶化，为最大限度地发挥ECMO的功效起到应有的作用。

（五）心理护理

ECMO支持往往需要的时间较长。在这段相对较长的时间里，如患者处于心肺支持有效、各项指标稳定阶段，可以保持患者的清醒状态辅以人工昼夜节律维持。这时患者处于清醒状态，对于所处环境的舒适度有着更高的要求。对于疾病本身、身体束缚、插管的不适、心理的恐惧和悲观等都对护理工作中的心理护理提出了更高要求。护理工作提供的舒适包括让患者感到生理上的舒适，情感上的支持、教育和鼓励。在欧美成熟的ECMO中心，多采用在以患者家庭为中心的护理模式，护士对患者的护理与家庭成员共同成为护理工作的主体。这种患者家庭为中心的护理模式是以患者家庭作为护理主体，而护士的工作是鼓励患者和家庭间的关系，而不仅仅是将自己作为护理主体。在我国，危重症监护室中往往不允许家属陪伴，因此护理工作人员往往作为陪伴患者时间最长的人员不得不承担心理护理的主体工作。

护士可以根据情况对患者适当介绍ICU常规、ECMO管路的功能、诊疗计划和患者的基本病情。可以通过多种途径对患者进行鼓励。例如，对于经口插管和气管切开的患者通过手势、书写等方法鼓励患者表达自己的意愿和需求。如条件许可，给患者提供广播、电视和各种音乐播放器，使得患者保持与外界社会的必要沟通。

对患者及家属进行临终关怀对于每个ICU护士都是一个难度很大的问题。应该非常尊重患者家属对患者生存的希望，让家属感到尽管最终结果不能预期但他们能够控制自己做一些事情。护理人员可以帮助家属在临终过程中从情感上获得支持。这些活动会在一个内心悲痛的过程中给予必要的情感支持。这些善意行为在我国目前医疗纠纷高发的情况下是尽可能避免产生医患矛盾的重要手段。

ICU内的临终关怀对医护人员都是一种压力，而且有些情况并不经常发生。患者死亡后，护理人员多少会受到家属悲哀情绪的影响。护士积极准备临终关怀事宜可以帮助自己摆脱这种悲哀情绪。我国目前对于危重症患者心理护理还处于起步阶段，因此需要积累更多的

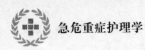

经验。但可以相信,所有护理人员对于接受 ECMO 支持的患者常怀同情之心,充满对人生命的尊重是良好心理护理的根本基础。

小结

本章讲述了体外膜肺氧合(ECMO)的概述、ECMO 建立及护理管理。要求学生掌握 ECMO 的护理措施、监测及并发症预防护理。对 ECMO 患者的护理工作需要在有良好的重症监护专业护理知识基础上,根据患者的不同年龄、不同原发疾病种类,以及不同病理生理状态,有针对性地实施相应的护理措施。护理过程中,注意 ECMO 相关并发症的观察与护理,保证患者的安全。

（王 璇）

思考题

一、简答题

1. ECMO 安装后如何观察肢体血运情况?

2. ECMO 安装后支持阶段的设备观察有哪些?

3. ECMO 并发症有哪些?

二、案例分析题

患儿,女,9 岁。因发热 3 天余,胸闷气促 2 h 入院。入院查体:T 38.2 ℃,P 114 次/分,R 28 次/分,BP 108/49 mmHg,神志清,呼吸规则。入院当天患者突发胸闷、气促、恶心,伴呕吐 1 次,含少量血性痰液,心率增加至 180 次/分左右,BP 86/68 mmHg。诊断:暴发性心肌炎。因呼吸、心搏多次骤停,给予呼吸机,在肾上腺素、多巴胺、多巴酚丁胺、米力农维持下,血压等生命体征仍不稳定,行 ECMO 治疗。

该患儿如何进行救护? 在护理过程中需要监测哪些指标? 可能出现哪些并发症?

第十章　重症监护病房的护理工作

学习目标

识记:ICU 的任务、收治原则和收治对象,ICU 的质量管理和感染管理,ICU 患者的营养支持技术。

理解:ICU 的设置与要求、ICU 患者的心理护理、ICU 护理人员的素质与要求。

应用:ICU 的分类、护理人员组成、出入院管理。

导学案例

患者,女,40 岁。汽车撞伤,伤后 10 min 入院,昏迷,面色苍白,血压测不到,诊断腹腔内出血、骨盆骨折、阴道出血;呼吸慢,心跳微弱,继之,呼吸、心搏骤停。请问:

该患者发生了什么问题,是否需要收入重症监护病房治疗? 如何救护?

重症医学监护是 20 世纪 60 年代末新兴的一门临床学科。是随着医疗护理专业的发展、新型医疗设备的诞生和医院管理体制的改进而出现的一种集现代化医疗护理技术为一体的医疗组织管理形式。与传统学科不同,危重病医学主要研究器官与器官之间、器官与组织之间及组织与组织之间的相互关系,涉及呼吸、循环、肝脏、肾脏及中枢神经等多个器官或系统功能的支持,此外还包括感染、传染性疾病(如 SARS)等。宗旨是为危及生命的急性重症患者提供技术和高质量的医疗服务。其临床基地是重症监护病房。

第一节　ICU 概述

一、ICU 的定义

ICU,即重症监护病房(intensive care unit,ICU)的简称。ICU 把危重患者集中起来,进行强有力的呼吸、循环、代谢及其他功能的全身管理。在人力、物力和技术上给予最佳保障,以期得到良好的救治效果。ICU 建设是医院现代化的一个标志,也是医学发展的需要。

二、ICU 的分类

ICU 的建立标志着一个医疗单位所具有的现代化急救水平,医院可根据自身的规模建立各种模式的 ICU。目前 ICU 模式可分为以下 3 类。

1. 专科 ICU　专科 ICU 是专门为收治某个专科危重患者而设立的,故一般来说对本专科问题有较强的处理能力。专科 ICU 常见的有如冠心病重症监护病房(CCU)、呼吸重症监护病房(RCU)、肾病重症监护病房(KCU)、神经科重症监护病房(NCU)。其不足之处是收治病种单一,不能接受其他专科危重症患者。

2. 综合 ICU　综合 ICU 是独立的临床业务科室,以监测和支持患者所有的脏器功能为主要任务。抢救水平应该代表全院最高水平。作为一个独立的专业,目前 ICU 更倾向于向综合性的、全专业化的方向发展。

3. 部分综合 ICU　部分综合介于专科 ICU 和综合 ICU 之间。由医院内较大的一级临床科室为基础组成的 ICU,如外科重症监护病房(SICU)、儿科重症监护病房(PICU)、急诊重症监护病房(EICU)、内科重症监护病房(MICU)、麻醉科重症监护病房等。

三、ICU 的收治对象

ICU 的收治对象主要来自院内住院患者,少数来自急诊科。收治对象包括以下几类。

(1) 急性、可逆、已经危及生命的器官功能不全,经过 ICU 的严密监测和加强治疗短期内可能得到恢复的患者。

(2) 在慢性器官功能不全的基础上,出现急性加重且危及生命,经过 ICU 的严密监测和治疗可能恢复到原来状态的患者。

(3) 存在各种高危因素,具有潜在生命危险,经过 ICU 严密的监测和适时有效治疗可能减少死亡风险的患者。

慢性消耗性疾病的终末状态、不可逆性疾病和不能从 ICU 的监测与治疗中获得益处的患者,通常不是 ICU 的收治范围。

四、ICU 护理人员的组成

ICU 的护理工作量比普通病房繁重而紧张,综合 ICU 中患者与护士的比例至少应达到 1:(2~3),专科 ICU 中比例至少应达到 1:(1~2)。ICU 充足的护士人力资源配制是保证 ICU 护理质量的首要前提,护理人员配备不足必定会给医疗护理质量和安全带来隐患。同时 ICU 护理人员结构要合理,各级护理人员的职责要明确。

第二节　ICU 的设置与要求

一、ICU 病房及床单位

1. 病房位置与布局　ICU 患者多数来自手术室、外科病房或急诊室,因此,ICU 应设在这些科室的附近,便于转入、转出和联系,并且靠近相关科室,如化验室、血库等更利于工作。中心护士站应设在所有病床的中央区,以便于观察及监测病房中所有患者。ICU 病室应宽敞明亮,要有足够的辅助用房。

2. 床位　床位数一般为医院总床位数的 2% 左右,但主要应根据本院实际的危重患者数量确定。ICU 床位使用率波动很大,可根据具体情况开设。一般 ICU 的使用率以 75% 为宜,全年床位使用率平均超过 85%,应适度扩大规模。ICU 病房每张床单位要有足够的面积(一般为 12~15 m²),以利于抢救及各项操作。每张床的间距要在 1.5 m 左右,床位间用玻璃或布帘相隔。病床以可控制床头、床尾及两侧床体高低并有床档保护的为佳。每张床单位要有多项电源板、负压吸引、中心供氧设备、床边监护仪、呼吸器、简易呼吸囊等。

二、监护设备

ICU 监护设备包括:中心监护仪、床旁监护仪、呼吸机、麻醉机、心电图机、除颤仪、输液泵、起搏器、气管插管及切开所需急救器材。有条件者应配备血气分析仪、血液生化分析仪、血常规及尿常规分析仪、电子计算机、脑电图机、B 型超声波诊断仪、床边 X 线机、动脉内气囊反搏器等中高档设备。重点仪器包括以下几种。

1. 床旁监护仪 床旁多功能监护仪是 ICU 内必备仪器之一。一般需具备以下功能:①监测心电图、心率、呼吸、血压(包括无创血压和有创血压)、经皮血氧饱和度、体温等。②可以同时描记心腔内压力线,同时显示压力数值。③报警装置。④检测项目的储存回忆系统。⑤配套使用的小型便携式监护信号发射机,在一定距离内可使床边监护仪收到信号,便于转运患者。

2. 中心监护仪 可同时显示 4~8 张床位患者的床旁心电监护资料,并有异常数值报警及打印图像资料等功能。

3. 呼吸机 具有多功能,能控容控压、调节温度和湿度、雾化及报警等功能。应经常检查呼吸机性能,以保证抢救及时。

4. 除颤器及临时心脏起搏器 应经常检查,定时充电或更换电池,放置位置靠近中央监护台,以方便急救使用。

5. 输液泵 ICU 必须配备的治疗设备,分为微量滴注泵和微量推注泵。

6. 检验设备 血气分析仪及电解质测定分析仪是 ICU 病室应配备的专门仪器,危重患者尤其是机械通气的患者,通气量的判断、碱性药物的应用等,均要根据血气分析结果而调整。

7. 急救物品车 ICU 必须配备急救物品车,以保证抢救的顺利进行。车内应备有抢救时所用的全套物品和器械,如气管切开包、麻醉咽喉镜、开口器、舌钳、口咽导气管、简易呼吸囊、手电筒、各种胸腔穿刺包、腹腔穿刺包、静脉穿刺包、开胸包及常用急救药品。急救物品车必须有专人负责,使用后及时补充,定期检查,以保证其处于良好的备用状态。

第三节 ICU 的病室管理

一、ICU 的质量管理——APACHE Ⅱ 评分系统

健全的 ICU 制度与管理是发挥其功能和避免医疗护理差错的重要保证,直接影响着 ICU 的护理质量,影响到危重患者抢救成功率、病死率和致残率。加强 ICU 制度建设和质量管理非常重要。ICU 的现代化监测与治疗仪器相对多,投入也相当巨大。这样的投入能否真正提高救护水平,让患者真正受益,也需要量化的指标来进行监控和评估。

华盛顿大学医学中心的 Knaus 医生领导的研究小组于 1978 年开始研究,并在 1981 年推出了急性生理和慢性健康评分系统(acute physiology and chronic health evaluation,

APACHE),并于 1985 年进一步完善为 APACHE Ⅱ。该评分系统是以能反映全身各主要脏器功能状况的"生命体征"和"血生化指标为基础",适当参照"年龄"和"既往健康状况"组成评分标准。自 APACHE Ⅱ 评分系统问世以来,便以其简便和可靠的特点备受医学界的认可,目前已成为世界范围内 ICU 普遍使用的评分系统。

（一）APACHE Ⅱ 的结构和使用方法

APACHE Ⅱ 的应用包括两部分,一是计算分值,二是计算院内死亡危险性(R)。分值的计算通常由三部分构成,分别为反映急性疾病严重程度的急性生理学评分(acute physiology score,APS),年龄评分和患病前的慢性健康状况评价(chronic health status,CHS)。三者总分构成 APACHE 得分,再由该得分和疾病种类、治疗场所种类等因素计算出 R 值。

1. 急性生理评分 APS＝12 项生理评分之和(表 10-1)。12 项生理评分包括常用的生命体征、血常规、血生化和血气分析指标。正常为 0 分,根据各项指标偏离正常值程度分别记＋1～＋4 分。评价肺氧合状态时,若 $FiO_2 \geqslant 50\%$,则计算肺泡气-动脉血氧分压差;若 $FiO_2 < 50\%$,则测定 PaO_2。血清肌酐浓度项目,如急性肾衰竭时,则加倍计分。整个急性生理指标应选用 ICU 内 24 h 最差状况数值。

表 10-1　APACHE Ⅱ——急性生理评分(APS)

变　量	异常升高分值				0	异常降低分值			
	4	3	2	1		1	2	3	4
1 直肠温度(℃)	≥41	39～40.9		38.5～38.9	36～38.4	34～35.9	32～33.9	30～31.9	≤29.9
2 平均动脉压 (mmHg)	≥160	130～159	110～129		70～109		50～69		≤49
3 心率(次/分)	≥180	140～179			70～109		55～69	40～54	≤39
4 呼吸频率(次/分)	≥50	35～49		25～34	12～24	10～11	6～9		≤5
5 PaO_2 (mmHg) ($FiO_2 < 50\%$)					＞70	61～70		55～60	＜55
或 P(A-a)O_2 (mmHg) ($FiO_2 \geqslant 50\%$)	≥500	350～499	200～349		＜200				
6 动脉血 pH 值	≥7.7	7.6～7.69		7.5～7.59	7.33～7.49		7.25～7.32	7.15～7.24	＜7.15
或静脉血 HCO_3^- (mmol/L)	≥52	41～51.9		32～40.9	22～31.9		18～21.9	15～17.9	＜15
7 血钠浓度 (mmol/L)	≥180	160～179	155～159	150～154	130～149		120～129	111～119	≤110
8 血钾浓度 (mmol/L)	≥7.0	6～6.9		5.5～5.9	3.5～5.4	3～3.4	2.5～2.9		＜2.5

续表

变　量	异常升高分值				0	异常降低分值			
	4	3	2	1		1	2	3	4
9 血清肌酐浓度 (μmol/L)	≥309.4	176.8～309.3	132.6～176.7		53.04～132.5		<53.04		
10 血细胞比容 (%)	≥60		50～59.9	46～49.9	30～45.9		20～29.9		<20
11 白细胞计数 (×10⁹/L)	≥40		20～39.9	15～19.9	3～14.9		1～2.9		<1
12 神经功能				等于 15 减去实际 GCS 的分值					

注:1.第 4 项目计算呼吸频率时不考虑患者是否接受机械通气治疗。

2.第 5 项评价氧合功能,根据 FiO_2(吸入氧气浓度)选择计算方法,PaO_2 指动脉血压分压,$P(A-a)O_2$ 指肺泡气-动脉血氧分压差 $=[FiO_2×(760-47)-PaCO_2/R-PaCO_2]$,$PaCO_2$ 指动脉血二氧化碳分压,R 指呼吸商,通常取 0.8。

3.第 6 项目评定酸碱平衡情况,以动脉血 pH 值为好,如无血气分析则以静脉血 HCO_3^- 代替。

4.第 9 项目,如果存在急性肾衰竭(ARF),该项分值加分,最高分为 8 分。

5.第 12 项目等于 15 减去实际 GCS 的分值(表 10-2)。如果患者使用了镇静药,不能对神经系统功能作出判断,应以镇静前的情况作为标准,如果没有可信的镇静前的资料,则视该项为正常。

表 10-2 APACHE Ⅱ ——Glasgow 昏迷评分

项　目		评　分
睁眼(E)	自己睁眼	4
	叫时睁眼	3
	疼痛刺激时睁眼	2
	任何刺激不睁眼	1
言语反应(V)	正常	5
	有错语	4
	词不达意	3
	能理解	2
	语言	1
非偏瘫侧运动反应(M)	正常(服从命令)	6
	疼痛时能拨开医生的手	5
	疼痛时逃避反应	4
	疼痛时呈屈曲状态	3
	疼痛时呈伸展状态	2
	无运动	1

2. 年龄评分 将患者的年龄分为五个阶段,每个不同的阶段有不同的得分(表 10-3)。

表 10-3　APACHE Ⅱ——年龄评分

年龄/岁	分　值
≤44	0
45～54	2
55～64	3
65～74	5
≥75	6

3. 慢性健康状况评分　有严重器官系统功能障碍或免疫抑制者加 5 分,不能承受手术或急诊手术者加 5 分,选择性手术者加 2 分(表 10-4)。

表 10-4　APACHE Ⅱ——慢性健康状况评分(CHS)

既往健康状况	分　值
无下述所指的慢性病*	0
有下述所指的慢性病,患者为择期手术后	2
有下述所指的慢性病,患者为非手术或急诊手术后	5

注：* 指住院前患者具有严重器官功能障碍或免疫功能受损病史,判定标准如下,具备一项即可：①肝脏：活检证实有肝硬化和门静脉高压；有门静脉高压致上消化道出血史；曾有肝功能损害、肝性脑病。②心血管：心功能Ⅳ级。③呼吸系统：慢性、限制性、阻塞性、血管性疾病致患者活动受限、不能上楼梯或操持家务；慢性低氧血症、高碳酸血症、继发性红细胞增多症、严重肺动脉高压(肺动脉压＞40 mmHg)或依赖呼吸机者。④肾脏：长期接受透析者。⑤免疫抑制状态：患者接受免疫抑制剂、化疗、放疗、长期大量使用激素或患有白血病、淋巴瘤、艾滋病等免疫力降低的疾病。

(二) APACHE Ⅱ评分系统的临床意义

(1) 能客观地预测群体患者的病死率。APACHE Ⅱ计分越高,病种风险系数越大,则死亡风险越高。

(2) 可对监护人群所需的选择性操作进行预测和评估。

(3) 指导资源的合理投向,充分发挥 ICU 的效率,包括设施和人员。

(4) 运用其客观的评分标准,间接地对患者的病情、治疗措施和医护质量作出科学而定量的评价。

二、出入院管理

危重患者转入 ICU,一般由 ICU 医生、护士及患者家属陪同,ICU 护士应了解患者的诊断、病情、准入目的,并准备相应的床单位和物品。

1. 入室交接班　患者入室即进行基本的交接班体检,包括以下几个方面。

(1) 神志、瞳孔、肢体活动状况、生命体征、皮肤温度及完整性。

(2) 静脉输液通路及输入液体种类、滴入速度、治疗药物。

(3) 各种引流管(尿管、胃管、胸腹腔引流管)是否在位、通畅,引流液的量及颜色。

(4) 向患者介绍主管医生及护士。

(5) 根据病情需要准备所需记录单,包括住院评估表、危重患者护理记录单、生活护理记录单、健康教育指导评估表(手术科室和非手术科室)、压疮或难免压疮评估表、翻身记录卡、

ICU 住院告知书等,并将上述实验检查逐一做详细记录。

(6) 安置妥患者后,与家属交谈;ICU 病室监护特点、探视制度,记录联系电话及住址。病情十分危重、变化急剧者,请家属在病室外等候,便于随时取得联系。

2. 基础监护 凡入住 ICU 病室的患者,均给予持续的心电图、心率、呼吸频率监测;给氧治疗;保证两条有效的静脉通路,其中一条最好为中心静脉置管或 PICC 管;留置尿管及记录每小时尿量;保持各引流管通畅;记录 24 h 内液体出入量及电解质平衡情况。

3. 医嘱处理 ICU 患者因来自各个专科,必有专科问题存在,原病室医生可对专科问题提供治疗方案及建议。ICU 专职医生根据患者病情,权衡各脏器功能状况,参考原专科意见开出医嘱。其内容要求具有系统性、逻辑性,以免遗漏。患者病情有变化时,可随时更改。ICU 护士应严格遵循医嘱,如有疑问及时请示,确定无误后方可执行。

4. 转运患者 ICU 患者均属危重患者,生命体征极不稳定,在转运途中随时可能发生意外,故转运途中要有医护人员陪同,最好保持持续的心电监护,保障良好的通气状态。呼吸功能不全的患者,可选择氧气袋接简易呼吸器或运动呼吸机。保障静脉输液通畅,备好抢救药品及物品。

5. 患者的转出 为保障 ICU 资源的有效利用,患者病情稳定后,需转出 ICU。凡转出 ICU 的恢复患者,ICU 需与原科室协商,由 ICU 医护人员送回原科室或由原科室医护人员接回,做好交接。

三、探视管理

ICU 患者病情危重,抵抗力低下,易发生交叉感染,应减少外来人员进入。家属可在指定休息室等候,ICU 病房以玻璃窗与外界走廊相隔,患者可通过对讲机与走廊的亲属对话。有条件的医院,家属休息区应配备有可观看 ICU 病区内患者情况的闭路电视,减轻家属的担心,同时患者也得到亲属的心理支持。另外,允许家属每天有 30~60 min 的探视时间,做好探视管理,保证 ICU 工作顺利进行。ICU 探视制度如下。

(1) 探视人员要按规定的时间探视,每次不超过 2 人,学龄前儿童不宜带入病室。

(2) 探视时,医护人员应向家属介绍患者病情及护理情况,患者发生病情变化时随时向家属通报,并准予探视。

(3) 患者的贵重物品交由家属保管,探视人员进入病室需穿隔离衣,换鞋,保持病区环境清洁,不能大声喧哗,为防止特殊患者过敏,不得携带鲜花进入病室。

四、护理人员素质要求

ICU 内的医护人员要求具有强健的体魄、能适应紧张的工作,有较高的业务素质、责任感和无私奉献的精神。在许多国家,医护人员在入岗前均需接受专业培训并取得资格证书。我国与国外在这方面管理上存在很大差距。各医院应根据自己的条件培训 ICU 护士。要求护士熟悉病情变化,熟练操作仪器,能积极配合抢救。除各种有关的基础理论外,重点培训以下方面。

1. 基础护理技术 要苦练基本功,尤其是危重患者的床上擦浴、更换床单等护理操作更为重要。

2. 护理评估能力 密切观察病情变化,综合患者的各种检查结果和心理反应,迅速做出护理评估,制订护理计划,落实护理措施,评估护理措施。

3. 各种急救技术 熟练掌握急救仪器的使用及报警的原因和处理。掌握紧急情况的处理步骤,如心搏或呼吸骤停、人工气道阻塞等。

4. 沟通技巧能力 ICU 患者常因病势严重、机体极度衰弱,或使用呼吸机治疗等情况而不想说话或暂时失去语言能力,为维持患者和外界的信息沟通,ICU 护士需要掌握一些特殊的沟通技巧,要学会非语言的沟通能力,从患者的面部表情、体态、眼神、手势等理解其情感活动与需要。

第四节 ICU 的感染管理与控制

一、感染源

引起医院感染的病原微生物包括细菌、真菌、支原体、衣原体和病毒等。病原体以条件致病菌为主,为多重耐药菌株。危重患者常见感染部位依次是下呼吸道、泌尿道、血液、消化道和伤口感染。最常见的病原体是铜绿假单胞菌、金黄色葡萄球菌、凝固酶阴性葡萄球菌、念珠菌、肠杆菌属和肠球菌。不同感染部位病原体存在差异,血源性感染和外科伤口感染主要为革兰阳性球菌引起,下呼吸道感染主要为铜绿假单胞菌引起,泌尿道感染多为革兰阴性杆菌引起。

二、感染途径

1. 内源性感染途径 内源性感染又称自身感染,这种感染的微生物来自患者体内或体表的正常菌群。正常情况下不致病,只有当机体免疫力低下时才会发生感染。研究证实,重症患者胃肠道犹如"未经引流的脓肿",其间的细菌四处定位转移,是导致 ICU 患者多部位感染的储菌库。

2. 外源性感染途径 外源性感染又称交叉感染,是指病原微生物来自患者体外,主要通过工作人员、其他患者、消毒灭菌不严格的器具(如呼吸机管道、呼吸囊、氧疗装置、吸引器、引流管、留置尿管等)和污染的环境传播给患者而引起的感染。卫生环境监测显示,医护人员手和鼻咽部定植菌是外源性感染途径的主要传播源。

三、感染原因

ICU 是医院感染的高发区,导致这种情况的原因主要有以下几方面:①多数患者因危重疾病继发感染转入 ICU,其中包括耐药菌株的感染。②各种类型休克、严重的多发性创伤、多脏器功能衰竭、大出血等患者,其身心和全身营养状况均较差,抗感染能力很低。严重创伤、重大手术等常可导致全身应激反应,进而抗细菌定植能力下降及免疫功能下降。③危重患者多数较长时间使用各类抗菌药物,细菌对药物的耐药性增加。④强化监护所使用的各种介入性监护、治疗,如机械通气、动脉测压、血透、静脉营养、留置导尿、胃肠引流等都可能为细菌侵入机体和正常菌群移位提供有利条件。⑤危重患者自理能力缺乏或丧失,因而十分依赖护理人员,与护理人员频繁接触可能会引起交叉感染。

为做好 ICU 医院感染的预防工作,必须制定一系列的管理制度。此外,还应强调从业人员素质的提高,有高度责任心,才能做好 ICU 的工作,降低 ICU 患者医院感染率和死亡率。为预防 ICU 患者医院感染,应提倡非介入性监护方法,减少介入性血流动力学监护的使用频率。对患者施行保护性医疗措施,提高患者机体抵抗力。

四、控制感染的管理与措施

1. ICU 的建筑布局及设备 ICU 位置布局应合理,建议分隔单元设置,或设置一定数量的单间。每张 ICU 床位面积至少 10 m²,电源、负压吸引管和氧气设备能满足 ICU 抢救患者需要。病室内可采用自然通风和紫外线照射进行空气消毒,有条件的医院最好安装空气净化器或层流空气净化装置,以确保空气洁净。

应配置洗手池及脚踏式或感应式水龙头开关。每个床位均应备有快速手消毒液,以便在接触每位患者后洗搓双手。最好每个床单位设有一套流动水洗手装置,以避免患者间的交叉感染。

2. 工作人员及探视人员的要求

(1)专职院内感染监控员每月对病室内空气、物体表面、医务人员手进行监测,监测工作要作为常规检查,要有详细具体的记录,对超标的项目应追踪直至监测指标达到正常为止。

(2)ICU 工作人员每年应接受一定学时的医院感染控制相关知识的培训,尤其要关注卫生保洁人员的消毒隔离知识和技能的培训、监督。

(3)医护人员手要严格消毒。正常人皮肤上都有细菌存在,其中有少数致病菌,如金黄色葡萄球菌和铜绿假单胞菌等,对正常人不至于引起感染,若一旦转移到人体易感部位,如伤口、肺部或泌尿生殖器等部位,尤其在重症患者极易引起感染。因此,为减少工作人员与患者交叉感染,洗手非常重要。在直接接触患者前后,手明显污染或被血液、体液或蛋白性物质污染后,接触不同患者间或从患者身体的污染部位移动到清洁部位时,无菌操作前后、处理清洁或无菌物品之前,处理污染物品后,穿脱隔离衣前后,摘手套后,接触患者的血液、体液、分泌物、排泄物、黏膜、破损皮肤或伤口敷料后,进入和离开病房前,接触伤口前后,护理特殊易感患者前后,均应认真按照七步洗手法洗手。

(4)医护人员进行操作前要求衣帽整洁、戴口罩。严格进行侵入性操作,严格执行无菌操作规程,尽量缩短侵入性操作时间,以免加重感染机会。

(5)限制探视人员和探视时间,探视时要求更衣、换鞋。除工作人员外,尽量减少在室内流动的其他人员。患有感冒、腹泻等可能会传播的感染性疾病时,应避免接触患者。

3. 物品管理

(1)重症监护病房的一切物品,包括仪器和清洁工具(如拖把、抹布)必须固定专用;禁止同其他病房混用。从外面带入的物品,进入前应做适当的清洁及消毒处理。

(2)每个床位所用的血压计、听诊器、床头物品、供氧装置和简易呼吸器等,不可与别的床位交叉使用。患者转出后,这些用具必须经过清洗、消毒后才可转给别人使用。

(3)重症监护病房内应根据床位多少,设置一定数量的隔离室,专用于收治传染性危重患者和因接受器官移植等抵抗力低下的患者。若发现高度传染病,如伤寒、白喉、鼠疫、霍乱、开放性肺结核等的患者,必须立即转送传染科处理。在患者离开隔离室后,按病原菌不同做好终末消毒;污染物品装于专用塑料袋内送去焚烧;排泄物、分泌物、血液等应先消毒,再倒入医院污水处理系统。该隔离室只有在经细菌学检测培养,证实消毒彻底(无致病菌)后方可收治别的患者。

（4）根据《消毒管理办法》，对介入人体组织、器官的无菌医疗器械、导管等必须达到灭菌标准；对接触皮肤、黏膜的器具应达到消毒要求，并定期进行消毒、灭菌质量检测。提倡使用一次性医疗、护理用品，尽力防止因物品重复使用而造成的感染。

（5）加强重症监护病房及床位的终末消毒，必要时进行卫生学监测，合格后方可再收治患者。

4. 环境管理

（1）室内地面、家具应常用消毒剂擦洗。至少每日 2 次，若污染时则应随时擦洗消毒并做到：一床一毛巾，一桌一抹布，病房、厕所、治疗室和换药室分别使用，固定放置。定时通风，有条件的 ICU 设空气净化装置或紫外线空气消毒，并定期对空气、物体表面和工作人员的手进行细菌学监测，以保证 ICU 的各项细菌含量符合卫生要求：空气不超过 200 cfu/m³；物体表面不超过 5 cfu/cm²；医护人员手不超过 5 cfu/cm²。

（2）ICU 内禁止养花。医护人员不得在病室内饮食。病床上不可放置治疗用具，如有必要，必须先铺上消毒或无菌治疗巾。

（3）设三种颜色的污物袋处置医疗废物。黑色袋装生活垃圾；黄色袋装感染性废物（如使用过的注射器、棉签等）、药物性废物（废弃的一般性药品，如抗生素、致癌性药物等）、化学性废物（如医学影像室、实验室废弃的化学试剂等）；红色袋装病理性废物（如病理切片后废弃的人体组织等），能够刺伤或者割伤人体的废弃的医用锐器等损伤性废物一律装入无渗漏的锐器盒。凡医疗垃圾应严格分类收集并进行无害化处理。

5. 呼吸机清洗与消毒 对呼吸治疗器械特别是呼吸机的消毒是目前普遍存在的薄弱环节。螺纹管、湿化器、接头、呼吸机活瓣等可拆卸部分应定期更换消毒，更换时要防止冷凝水倒流，浸泡消毒后的晾干过程亦应避免污染，对精密仪器等可使用环氧乙烷气体消毒。

（1）气源过滤网：先将过滤网从压缩泵上取下，用清水冲净表面尘埃后，用力甩干，然后放回原位。呼吸机在使用过程中，一般 24～72 h 清洗 1 次。

（2）呼吸机管道：①清洁前要仔细检查管道内有无痰痂、血渍、油污及其他脏物残留。②先用清水将管壁内污物清除，然后将其浸入消毒液内浸泡消毒。常用消毒液有 2% 戊二醛、1000～2000 mg/L 有效氯制剂（浓度以能杀灭铜绿假单胞菌为宜）等。有条件的用环氧乙烷灭菌保存。③外部管道需定时（2 次/周）更换，污染时及时更换。

（3）加温湿化器：①塑料部分的消毒与上述管道部分相同；②金属与电器加热部分，应先用清水冲洗干净，装有滤纸者应更换内衬过滤纸；③使用中的呼吸机，湿化器内的液体需每天用无菌蒸馏水更换一次，以减少细菌繁殖；④每次使用后，应倒掉湿化器内的液体，避免病原微生物的生长繁殖及腐蚀呼吸机；⑤浸泡消毒，晾干备用。

（4）过滤器：①一般有一次性或重复使用两种，具体应按呼吸机说明书使用；②对可重复使用的过滤器，可酌情定期用气体消毒，如环氧乙烷等。

（5）呼吸机外壳：①可用温水纱布轻轻擦拭机壳，祛除表面的污物和尘埃；②如果呼吸机推至层流无菌病房时，还需用消毒液清洁表面，尤其是轮胎部分的污垢，需仔细清除。

（6）日常消毒：①长期使用呼吸机时，通常每日清洁呼吸机表面一次，与患者相接的呼出气管有污染时应及时更换消毒；②根据具体情况，定期拆卸消毒全部管道、湿化器，并更换备用管路继续工作；③更换管路后，登记备案；④呼吸机主机空气过滤网，需每日清洗，以防引起灰尘堆积，影响机器内部散热。

第五节 急危重症患者的心理护理

一、急危重症患者的心理评估

ICU 是对危重患者实施集中监护的场所。患者起病急剧,来势凶猛,病情险恶,患者没有足够的心理准备,处于高度应激状态,心理反应激烈而复杂。尽管 ICU 的患者能获得全面的医疗及周到的护理,但仍有 50％患者发生不良心理反应,所以,在实施急救的同时,还需要做好心理护理以减轻或消除患者的负性情绪,促进救治的成功。

1. 引起急危重症患者不良心理反应的原因

(1) 疾病因素:来自监护室的报告表明,相当一部分急危重症患者,伴有不同程度的心理活动异常或精神异常,尤其是心、脑血管疾病的患者,精神异常的发生率更高。这主要是由于患者的心功能代偿不良而导致继发性脑供血不足及脑缺氧或脑自身的病变所致,除临床上表现为不同程度的谵妄外,还会出现类似神经官能症的症状,如情绪不稳、莫名的恐惧、焦躁不安、易疲倦、萎靡不振、抑郁、睡眠障碍等。另外,某些躯体疾病的患者也会出现记忆力下降、判断力降低、依赖性增强等表现。颅脑、心脏及复杂大手术或手术时间过长的患者,术后易造成脑血流减少,低心排血量症候群及 ICU 综合征。

(2) 认识因素:由于起病突然、病情变化快或病势凶险,大多数急危重症患者毫无心理准备,对严重的病痛、迅速的角色转变等难以接受和适应,会出现激烈的内心冲突、惶恐不安,丧失安全感。心搏骤停患者的心理反应是最典型的,据报道,心搏骤停患者在复苏后一个月内,常出现记忆力差、噩梦多、害怕再次发生心搏骤停或突然出现意外;独自一人时,恐惧或焦虑感加重;对医护人员和亲属的依赖性显著增强。

(3) 意外伤害因素:少数意识清醒的患者,面对突发的意外伤害,可能会出现急性心理创伤后"情绪休克"。这是由于在疾病早期,患者主要关注的是生命的安全,所以,他们可能表现出:意外的镇静、表情淡漠、无主诉、不呻吟,对外界事物无动于衷、冷漠。在得知有生命危险后,患者可能表现出极度的恐惧、激动或悲伤等心理反应,并且希望得到立即、可靠的治疗,对预后及治疗效果十分关注,他们急需了解病情,迫切需要医护人员的重视和关注,如果治疗效果不佳,患者可表现为沮丧、绝望而不配合治疗;如果创伤导致肢体瘫痪、截肢、脏器摘除或头面部毁容等,患者会产生更严重的心理反应。

(4) 治疗因素:在治疗过程中,某些药物的应用可能会影响患者的神经功能,而导致其出现不良反应。例如,使用利多卡因治疗心律失常,当静脉滴速达到 2 mg/min 时,有些患者可能会出现认知功能的改变;达到 4 mg/min 时,大部分患者会出现谵妄等精神症状。患者因监测需要连接着多根导联线或留置有多根导管,如吸氧管、气管插管、鼻饲管、尿管、持续性静脉通道,使患者有一种强迫静卧和捆绑感,严重时可产生无助感、绝望感、反应淡漠、沮丧、抑郁等不良情绪反应。呼吸功能衰竭的患者,由于气管切开、使用呼吸机等,常出现精神紧张,感觉喉头阻塞、胸部重压、"气"不够用;而且,此类患者由于语言表达和体位变动受限,影响了患者向他人表达自己意愿或与他人交往的需求,容易导致不安全感,表现出忧郁、焦虑和恐惧等反应。

(5) 环境因素:ICU 与外界隔离,患者面对的是天花板、监护仪、除颤仪、输液瓶和吸氧用具等,看到的是医护人员紧张而严肃的表情,听到的是单调的仪器工作声、监护仪器的报警声、医护人员严肃的谈话声及其他患者的痛苦呻吟声。病室中极少有病友,即使有病友,也因各自病情严重或彼此陌生而几乎不相互交谈;家属探视受到病情和时间的限制;医护人员与之谈心的时间也不多。在这种环境里,患者自然会感到孤独、抑郁、度日如年、烦躁不安。ICU内因治疗和监护的需要,24 h照明,不利于保证充足的睡眠。ICU噪声平均为63~92 dB(WHO建议医院噪声白天不超过48 dB,晚上不超过35 dB),噪声可产生多种潜在性危害或生理影响;工作人员谈话是ICU噪声的主要来源。因ICU的特殊环境,持续24 h的治疗、监护及照明,可频繁干扰患者的睡眠,使患者没有完整的睡眠周期。调查显示,50%的ICU患者认为医护人员更关心他们身旁的机器,而不是患者本身,使患者常有受冷落之感,特别是全喉切除及气管切开等建立人工气道的患者,因失去语言功能,更影响到患者和医护人员之间的情感沟通。

ICU里的医护人员因工作繁忙,往往忽视了患者亲属的心理需要。在一项对入住ICU患者的家属心理状况调查中发现,亲属中要求增加探视时间者占100%,有紧张心理占78%,有恐惧感者占67%,有崩溃感者占33%,家属的情绪好坏可直接影响患者的情绪。

2. 急危重症患者的心理反应的特点 临床观察表明,急危重症患者心理活动十分复杂,多种多样,但由于处于病程的危重症阶段,其心理特点又有共性可循。ICU患者的心理反应过程一般分为4个阶段。

(1)焦虑期:患者进入ICU的1~2天内,常常出现明显的恐惧与焦虑情绪反应、睡眠障碍,严重者可有惊恐发作或精神病性症状发生。这是一种合理的心理反应,是原始心理防御机制的反映。

(2)否认期:进入ICU后3~4天,约50%的患者出现这种现象,由于患者对疾病缺乏心理准备,因而不承认自己的生命已危在旦夕、病入膏肓,不愿在抢救室继续住下去。这是一种保护性心理防御反应,可以避免过度焦虑。经耐心解释,多数患者可以接受现实。但是如果患者病前有心理缺陷,则可能出现长期持续的心理否认,甚至拒绝执行医嘱。

(3)抑郁期:常在患者进入ICU的5天之后开始出现,约33%的患者有抑郁、沮丧、悲观的情绪反应。这是因患者认识到病势已成定局,身体状况、社会功能定会受损无疑,躯体与心理上的损失感导致了抑郁情绪的出现。

(4)撤离ICU病室的焦虑:当患者危险期已过,医生通知可能离开ICU时,有些患者对出去的心理准备不足,担心再次出现病危而得不到及时救助,表现为不安、烦恼、心慌、不愿轻易离开病室。

3. 急危重症患者的心理护理措施 McKeyney于1966年提出ICU综合征的概念。处于ICU特殊环境,加之疾病和治疗的影响,可使患者进入"意识的改变状态",从而引起认知缺陷(包括定向障碍、记忆和判断力受损、谵妄、不能集中注意力)和情绪波动等。这种意识的改变状态有时很像急性精神病状态,因为它可引起妄想和幻觉。患者可产生强烈的情绪反应,包括焦虑、恐惧和抑郁等,也可产生冲动行为;患者可能不服从治疗,从而加重病情。通常ICU综合征发生快、病程短,持续时间24~48 h,也有报道平均病程为14.7天。患者在ICU环境中所表现的精神方面的一系列症状,称为ICU综合征。为了预防、减轻或消除ICU综合征,须做好如下心理护理。

(1)在患者进入ICU前做好必要的解释工作,向患者提供有关入住ICU的相关信息,使其有充分的心理准备。对拟做大手术后转入ICU的患者,建立术前访视制度,主动向患者介绍ICU的基本情况,以及转入ICU的必要性和暂时性,说明各种监护仪使用的目的及使用中可能发出的响声,讲解术后注意事项,解除其恐惧、焦虑心理。

（2）改善环境。采用柔和的灯光,避免光线直射患者的眼睛,夜间将灯光调暗。在患者视野范围内安置一个时钟和日历,使其能保持时间观念,同时尽可能不用或少用影响患者定向力的药物。应注意使患者保持白天清醒夜间睡眠的习惯,尽量把一些干预性的操作安排在白天患者清醒时执行,减少因治疗的随机性而经常打扰患者。在进行治疗护理操作时,对于清醒患者应尽量给予解释,并做到走路轻、说话轻、操作轻、关门轻,将噪声降至最低。有学者报告,音乐疗法有助于减轻或预防 ICU 综合征。

（3）加强护患沟通,给予患者心理支持。护士在与患者交往中,要尊重和同情患者,应以亲切的语言、礼貌诚恳的态度与患者交谈,帮助患者正确认识和对待自己疾病,增强患者抗病的信心。对气管插管应用机械通气、气管切开及其他语言沟通有困难的患者,要认真观察其面部表情、手势及身体姿势,主动询问患者,了解患者的心态与需求。必要时,可使用护患交流本,通过书写与患者沟通,及时满足患者的需要。

值班护士要坚守岗位,与患者密切接触,以消除没有亲人陪伴而产生的不安感。对术后患者,在神志清楚后,即告知手术顺利完成,让其放心,对留置在身上的各种导管及导联线给予解释,说明其重要性,使患者能很好配合。观察患者情绪、精神状态,与患者谈心时应采用安慰性、劝说性及积极暗示性语言,给予心理支持。

（4）做好家属及亲友工作。在对急危重症患者实施救治的过程中,家属及亲友常常会表现出对亲人病情的担忧与焦虑、惶恐不安、行为失控、高声呼唤、急躁冲动,不但干扰了正常的抢救秩序和抢救过程,还会给患者的情绪带来负面影响,成为一种消极的心理暗示,使患者过分担忧自己的病情,增加心理负担和心理恐惧感,导致病情的进一步加重。因此,护士应主动向家属和亲友提供患者病情及治疗方案的相关信息,让他们认识到实施治疗的必要性及有效配合的重要性,建立对良好预后的期待和信心,保持积极乐观的心态。对丧失生活信心、病程长、预后差或可能致残的患者,应告知家属及时提供情感的支持和进行适时、适度的劝说,使患者能感受到来自家人的关怀、体贴和支持,这对患者心境的改善和调节也有着极其重要的作用。

（5）有些患者可能形成对 ICU 的依赖,担心离开 ICU 后不能继续得到精心治疗和照顾。医务人员应耐心倾听患者的述说,向患者说明普通病房也有良好的抢救条件,以消除其顾虑。必要时应逐渐减少患者在 ICU 中所受到的照料,为离开 ICU 做好准备。

第六节　急危重症患者的营养支持

合理的营养支持有利于急危重症患者机体蛋白、脂肪及肌肉消耗的减少,对水和电解质平衡、感染的防治和全身各器官功能的维护均有益处,并可减少患者的并发症、降低死亡率等。因此,营养支持对急危重症患者的救治具有十分重要的意义。

一、营养评估

实施营养支持前应先对患者的营养状况做一客观评价,并依此制订相应的治疗方案;治疗过程中应经常检测有关指标并加以评定,一般每 1～2 周检测 1 次。营养评定的常用指标有如下方面。

1. 人体测量

（1）体重：衡量有无营养不良的浅显指标。营养不良分为轻、中、重度，即当体重低于标准体重的 10％为轻度，20％为中度，30％为重度。标准体重可按下列简易公式算出：

$$标准体重(kg)＝身高(cm)－105$$

（2）上臂中点肌肉周径（AMC）、肱三头肌皮褶厚度（TSF）及上臂肌围（AMMC）：三者均为反映肌肉蛋白质含量的指标。AMC(cm)＝上臂中点周径 AC(cm)－3.14×TSF(cm)。正常值，男性为 22.8～27.8 cm，女性为 20.9～25.5 cm。

（3）握力：成年人正常参考值男性 34 kg，女性为 23 kg。低于正常值 85％可诊断为蛋白质缺乏。

2. 生化指标

（1）血清蛋白：反映内脏蛋白是否充足的指标。目前常规检测的血清蛋白有血清白蛋白，正常值 40～60 g/L，血清转铁蛋白，正常值 1.7～2.5 g/L，血清前白蛋白，正常值 2.24 mg/L，血清视黄醇结合蛋白，正常值 0.51 mg/L。

（2）肌酐/身高值：24 h 尿肌酐(mg)除以身高(cm)，其值低于 0.6 时提示可存在蛋白质缺乏。

（3）其他：餐后两小时血糖、血胆固醇、血甘油三酯、谷丙转氨酶（ALT）、谷草转氨酶（AST）、血尿素氮（BUN）和肌酐等，均是反映肝肾功能状态的常用指标。

3. 免疫指标 营养状况与机体免疫功能有相当密切的关系。

（1）淋巴细胞系数：正常值 $1.5×10^9$/L，$<1.2×10^9$/L 被认为免疫功能低下。

（2）免疫球蛋白：常检测 IgM、IgG 和 IgA 等。

（3）氮平衡：计算公式为 24 h 总氮量(g)－[24 h 尿 BUN(g)＋3.5 g]，结果是正数为正氮平衡，结果是负数则是负氮平衡。负氮平衡说明患者可能存在营养不良，机体以分解代谢为主，也可能是患有某种高代谢疾病所致。

二、营养支持方法

（一）肠内营养

肠内营养（EN）是指采用口服或管饲等方式经胃肠道提供代谢需要的能量及营养基质的营养治疗方式。肠内营养对维持肠黏膜屏障、维持胃肠道正常的结构和生理功能、减少细菌易位，以及预防肝内胆汁淤积具有重要的意义。

1. 优点

（1）有助于维持肠黏膜细胞的结构与功能完整，减少内毒素释放与细菌易位。

（2）刺激消化道激素等分泌，促进胃肠蠕动与胆囊收缩，恢复胃肠道功能。

（3）抑制代谢激素，降低肠源性高代谢反应。

（4）纠正肠黏膜缺血，增加内脏血流。

（5）降低炎症与感染性并发症的发生。

（6）支持效果优于肠外营养，并发症少，费用低。

2. 肠内营养途径 肠内营养的方式有口服和管饲。目前管饲的途径有：鼻胃管、鼻十二指肠/空肠管、胃造口管、空肠造口管。选择哪种途径需视患者的情况和喂养时间长短等因素而定，造口途径一般可持续 4～6 周。

3. 肠内营养制剂的种类 肠内营养制剂种类繁多，根据其组成分为要素膳、非要素膳、组件膳和特殊膳四类,其中前两种在临床上最为常见。

(1) 要素膳:单体物质氨基酸或短肽、葡萄糖、脂肪、矿物质和维生素的混合物。其特点是营养全面、成分明确、不含乳糖,无须消化即可直接或间接吸收和利用。适用于消化吸收较弱的患者。

(2) 非要素膳:以整蛋白或蛋白质游离物为氮源,主要是匀浆膳。其特点是渗透压接近等渗,口感较好,适用于胃肠功能较好的患者。

(3) 组件膳:也称不完全膳食,仅以某种或某类营养为主,它可对完全膳食进行补充和强化,以弥补完全膳食在适应个体差异方面的不足。组件膳主要包括蛋白质组件、脂肪组件、糖类组件、维生素组件和矿物质组件。

(4) 特殊膳:专为某些特殊疾病或特殊人群所配制的饮食,如婴儿用膳食,肝功能衰竭、肾衰竭患者用的膳食及用于某些酶缺乏而引起的遗传性疾病患者的膳食。

消化吸收功能正常或接近正常的患者,可选择整蛋白的制剂、含膳食纤维类制剂;炎性肠病、短肠综合征、胰腺炎等患者由于消化吸收功能差,可选用短肽类制剂;糖尿病患者可用低糖膳食。

4. 肠内营养的输注方式 有一次性投给、间隙性重力滴注和连续性输注三种方式。具体采用哪种方法取决于营养液的性质、喂养管的类型与大小、管端的位置及营养素的需要量。

(1) 一次性投给:将营养液用注射器缓慢地注入胃内,每次 200～400 mL,每日 4～6 次,适用于有完整胃或胃肠功能良好者。该方法容易引起腹胀、腹泻、恶心、呕吐或误吸入呼吸道,多数患者不宜选用,更不宜用于鼻肠管或空肠造瘘的患者。

(2) 间隙性重力滴注:将配制好的营养液经输液管缓慢滴入胃肠道内。每日 4～6 次,每次 250～500 mL 在 30～60 min 滴完。患者对此法的耐受较前者好,但只能用于鼻胃管或胃造瘘的患者。

(3) 连续性输注:通过重力或输液泵连续 12～24 h 输注,除输注匀浆饮食外,目前多采用此法,尤其适用于危重患者及空肠造瘘的患者。

5. 肠内营养的实施

(1) 目的:对经口摄食不足或不能经口摄食者,保证摄入足够蛋白质与热量,供给细胞代谢所需要的能量与营养底物,维持组织器官结构与功能,调节免疫功能,增强机体抗病能力。

(2) 操作流程:具体操作流程见表 10-5。

表 10-5 肠内营养实施的操作流程

内 容	注 意 事 项
1.评估要点 (1) 患者体重是否减轻及程度,营养摄入情况,疾病严重程度,胃肠道功能等,确定肠内营养途径、给予方式、制剂种类和剂量等 (2) 胃肠营养管是否在位,有无滑脱,对胃营养管者要估计胃内残余量,对胃、空肠造瘘者,应评估瘘口周围皮肤情况	• 只要胃肠道解剖与功能允许,应首选肠内营养 • 危重病患者,营养支持只有在生命体征稳定的情况下才能进行 • 鼻胃管途径禁用于有胃排空障碍、食管反流或神志障碍等有误吸危险者。胃空肠造瘘管饲禁用于胃溃疡、胃肿瘤或机械性幽门梗阻者。空肠造瘘禁用于克罗恩病、放射性肠炎及腹腔积液等

内　　容	注　意　事　项
2.准备 (1) 患者:向患者介绍肠内营养的优点,以及在输注过程中可能发生的并发症,尤其对需要长期携带鼻肠管的患者,做好解释工作,消除顾虑 (2) 护士:衣帽整洁,洗手,戴口罩 (3) 用物:50 mL 注射器、温开水或生理盐水适量、遵医嘱准备肠内营养液、输注管、加热器、输注泵。检查营养剂名称、体积、浓度、剂量、有效期、外观等 (4) 环境:环境安静,光线充足,减少人员走动。酌情关闭门窗,屏风遮挡	• 目前市售肠内营养制剂多数为液体,一般开封即可使用,无须配制,使用方便,很少污染 • 应在无菌环境下配制,存于 4 ℃冰箱中备用,超过 24 h 不宜再用
3.步骤 (1)将用物携带至床边,核对姓名、住院号并进行腕带识别 (2) 根据营养管位置及病情,置患者于合适的体位。伴有意识障碍、胃排空迟缓、经胃营养管输注营养液的患者应半卧位,床头抬高 30°~40°。经鼻肠管或空肠造瘘滴注者可取随意卧位 (3) 再次检查胃肠营养管是否在位,胃营养管要检查胃内残留量,若胃内残留量大于 100~150 mL,应暂停输注 (4) 用注射器抽 30~50 mL 温开水或生理盐水冲洗营养管,将备好的营养液接上输注器进行输注,在输注管近端自管外用加热器加热营养液(调节温度为 37~40 ℃) (5) 调整速度、浓度和量:速度由 25~30 mL/h 开始,以后根据患者情况,每小时增加 10~20 mL 不等,不超过 100~120 mL/h。如出现恶心、呕吐应停止 12~24 h 或减慢滴速。逐渐增加浓度和量,第 1 天先给予 5% 葡萄糖氯化钠注射液 500 mL;若无不适,第 2 天即给予 8%~12% 要素膳 500 mL;若无不适再逐天增加量和浓度,每天可增加 500 mL,但必须先增加量,后增加浓度,二者切不可同时增加 (6) 交代注意事项,告知患者床上活动时应避免折叠、压迫或拉脱营养管。输注期间要加强观察 (7) 保持输注通畅,每间隔 4 h,用 30 mL 温开水或生理盐水冲洗营养管。若为胃营养管,还应检查胃内残留量,若胃内残留量大于 100~150 mL 时应暂停输注 2~8 h,再输注时应减慢滴速、减少 24 h 总量 (8) 输注完毕,拆去输注装置,再次用 30 mL 温开水或生理盐水冲洗营养管,将管末端关闭,妥善固定 (9) 整理床单位,协助患者取舒适的卧位 (10) 整理用物,洗手并记录	• 床头抬高或取半卧位可以避免呛咳、呕吐等情况的发生。灌注完毕后维持体位 30~60 min,防止因体位过低食物反流发生误吸 • 检查管道位置的方法:X 线透视;从喂养管中吸取液体,测定 pH 值;向喂养管中注入气体,在腹部听诊 • 按"浓度由低到高、容量由少到多、速度由慢到快"的原则输注 • 观察患者有无腹痛、呕吐等症状,患者不能耐受,可减慢速度或停止输注 • 体外连接管道每天更换 1 次 • 导管输注不畅时,用 5 mL 小针筒加压冲,不能用力冲洗导管,以免导管破裂 • 若发生误吸,立即停止鼻饲,取右侧卧位,头部放低,吸出气道内吸入物,并抽吸胃内容物。防止进一步反流 • 尽量减少经导管给固体口服药,导管给药时药物一定要碾磨完全,给药后立即冲洗

(二) 肠外营养

肠外营养(PN),是指营养物从肠外,如静脉、肌肉、皮下、腹腔内等途径供给。其中以静脉为主要途径,故肠外营养亦可狭义地称为静脉营养。如患者所需的营养物质全肠外供给,则称全肠外营养(TPN)。多年的临床实践证明,肠外营养能使危重患者的负氮平衡明显减轻,它已成为危重患者抢救工作中不可缺少的重要组成部分之一。

1. 肠外营养的途径

(1) 中心静脉营养(CPN):全部营养要素通过中心静脉补充的营养支持方法,适用于长时间肠外营养患者。常用静脉有锁骨下静脉、颈外静脉、颈内静脉和股静脉等。优点:中心静脉管径粗,血液流速快,血流量大,输入液体很快被血液稀释,不受输入液体、pH 值和输注速度的限制,对血管壁的刺激小,能在 24 h 内持续不断地进行液体输注。

目前肠外营养的中心静脉置管有 3 种类型:①经皮非隧道式导管,可从锁骨下静脉、颈内静脉、颈外静脉、股静脉插入,其中以锁骨下静脉置管应用最为广泛,可放置数天至数周;股静脉置管因为导管感染率较高而使用少;②隧道式导管,导管的后半部分在胸壁皮下潜行,可放置数月至数年,该方法可较好地预防中心静脉导管相关的感染,置管的初期有皮肤切口,要注意切口皮肤的护理;③植入的输液管,可放置数月至数年。因为完全植入皮下,患者活动方便,可洗澡,护理也较为容易,但液体输注时针头的固定不易。

(2) 外周静脉营养(PPN):经过外周静脉导管全面输送蛋白质和热量的方法。适宜于病情较轻、营养支持不超过 2 周,或者肠外营养仅是作为肠内营养补充,所输注营养物和液体量均较少者。优点是任何可穿刺的周围静脉均可选用,能避免中央静脉置管的潜在并发症。其不利是需频繁穿刺,容易产生血管疼痛、静脉炎、血栓等,使外周静脉营养执行困难。

(3) 经周围静脉插入中心静脉导管(PICC):多由上臂头静脉、贵要静脉等将导管插入中心静脉,置管成功率高、并发症少,克服了高渗液或化疗药物对外周血管的损害,同时具有可带管活动、液体流速不受体位影响的优点。如肠外营养支持时间预计超过 10~14 天,建议采用CPN 或 PICC 置管。儿科患者长期输液推荐选用 PICC 置管。

2. 肠外营养液的种类

(1) 单瓶营养液:单瓶输注易浪费营养素,增加代谢负荷和并发症,因此,大多数配制成全合一营养液输注。如单瓶输注氨基酸导致高渗透压,过快或过量可加重代谢负担;单瓶输注葡萄糖可引起血糖升高及高渗透压;而单瓶输注脂肪乳,可导致肺栓塞,并造成肝脏脂肪蓄积。短期的外周静脉有分瓶输注的,也有使用三通或双腔的静脉导管进行氨基酸和脂肪乳同时输注,但这样导管的接头增多,操作增多,感染的可能性也随之增大。

(2) 全营养混合液:将脂肪乳剂、氨基酸、碳水化合物、电解质、微量元素及维生素等各种营养液混合于密封的无菌 3 L 输液袋中,称为全营养混合液(TNA)或全合一营养液(AIO)。TNA 能在同一时间提供各种营养素,降低代谢性并发症发生危险,总渗透压较低,提高周围静脉输注可能,而且简化操作,全封闭输注,减少污染。

3. 肠外营养液的输注方法

(1) 持续输入:将一天的营养液在 24 h 内均匀输入称为持续输注法。适用于开始接受TPN 的患者及全天输液量>3500 mL 的患者,患者血糖含量波动小。

(2) 循环输注法:营养液在一天中的某段时间(12:00—18:00)内输入。适用于已稳定地接受持续 TPN 及需长期行 TPN 支持的患者,尤其是家庭应用 TPN 的患者。循环输注法能增加患者的活动范围,改善患者的心理状态,提高生活质量。

4. 肠外营养的实施

（1）目的：对于不能使用经胃肠内营养又需要营养支持的患者，可保证摄入足够的蛋白质与热量。

（2）操作流程：具体操作流程见表10-6。

表 10-6　肠外营养实施的操作流程

内　容	注 意 事 项
1.评估要点 （1）患者的病情、血管条件、营养支持时间的长短、有无肠外营养支持的禁忌 （2）患者营养状况，人体测量学指标（体重、皮褶厚度等）、血浆白蛋白、氮平衡等变化 （3）置管位置、方式，局部皮肤情况	· 中心静脉置管（包括 PICC）后应常规行影像学检查，确定导管尖端部位，并排除气胸。超声导引穿刺例外
2.准备 （1）护士：衣帽整洁，洗手，戴口罩。穿隔离衣，戴无菌手套，经风淋后方可进入消毒后的洁净间 （2）用物：根据医嘱准备各营养成分（如 5%、10%葡萄糖注射液，50%葡萄糖注射液，5%葡萄糖氯化钠注射液，0.9%氯化钠注射液，8.5%乐凡命（复方氨基酸注射液），20%英脱利匹特（脂肪乳注射液），水乐维他（注射用水溶性维生素），维他利匹特（脂溶性维生素注射液），安达美注射液，氯化钾、葡萄糖酸钙、硫酸镁等电解质，还可根据病情选择用药），3L 袋、输液架、超净台等。严格按顺序配制 · 按医嘱备好所有的药液并检查 3 L 袋 · 将电解质、微量元素、水溶性维生素、胰岛素加入葡萄糖或氨基酸注射液中 · 将磷酸盐加入另一瓶葡萄糖或氨基酸注射液中 · 将脂溶性维生素加入脂肪乳剂中 · 用 3 L 袋把加入添加剂的液体按葡萄糖、氨基酸、脂肪乳剂的顺序进行混合，并不断地摇动使之均匀混合 · 配制后记录配制营养液的时间，在营养液的标签上注明患者的科室、姓名、床号、剂量。配好的营养液如不立即输入，存于 4 ℃冰箱中备用，存放超过 24 h 不宜再用 （3）环境：配制 TAN 房间为层流房间或应具有空气消毒设施、层流工作台。每日工作前用紫外线消毒半小时，用专用纱布蘸 75%酒精擦净操作台及周围柜架。配制过程中不得走动。每次操作完毕打扫房间，擦层流罩玻璃及上下台面	· 静脉营养液中不要加入其他药物，除非已有资料报道或临床验证的可以配伍使用的药物 · 配制过程中避免电解质与脂肪乳剂直接接触，避免钙与磷直接接触 · 在向 3 L 袋内灌入脂肪乳注射液时应进行充分的混合摇动，使之与 3 L 袋内的药液混合均匀，没有油滴样悬浮物
3.步骤 （1）核对床号姓名，认真核对标签上的信息（患者姓名、液体配制时间与过期时间）等，检查外观、质量 （2）确定插管位置在静脉内，检查管道是否正确连接 （3）抽肝素稀释液 5 mL 注入静脉导管 （4）调节输注速度：起始速度应低于 40 mL/h，以后按每天 20 mL/h 递增，直到所需的速度，通常不超过 120 mL/h （5）停止肠外营养液的输注时，需用生理盐水或肝素盐水冲洗静脉管路	· 肠外营养液的通道出于液体稳定性和感染的考虑，只输营养液，严禁输血、采血、静脉给药和测血压 · 输注过程中观察患者的神志变化，有无脱水、发热、电解质紊乱及胃肠道反应，定时监测血糖、尿糖、血脂、肝肾功能。及时发现并处理与感染、代谢有关的并发症

续表

内　　容	注意事项
4. 做好导管护理 (1) 每日观察穿刺部位有无肿胀及感染 (2) 导管处 3M 敷贴，每 24～48 h 更换一次。若发现置管处有渗血及敷贴污染时，应及时用碘酊溶液消毒穿刺处皮肤，并更换敷贴 (3) 保证导管通畅在位，记录导管插入时的刻度，每日观察记录，看导管是否滑动。每天输液完毕，用 3～5 mL 肝素盐水冲注封管。每班抽回血 1 次，以检查导管是否通畅及置管深度。导管的肝素帽应每周更换 1 次，更时时注意不要让空气进入 (4) 导管拔除后用力按压穿刺部位 5 min 以上再覆盖常规敷料，导管尖端剪 1～2 cm 送细菌培养	・严格交接班制度 ・更换时要轻柔揭下敷贴，注意不要让导管滑出

三、营养支持治疗的原则

危重患者营养支持治疗方案的选择一般根据患者的实际情况并遵循的原则：①肠内营养与肠外营养二者之间应首选肠内营养；②周围静脉营养和中心静脉营养二者之间应首选周围静脉营养；③当预计胃肠外营养需要较长时间时宜首先选择中心静脉营养；④当患者存在肠内营养不足时，可适当增加肠外营养以补充其营养供应的不足；⑤当所需营养量较高或病情需要在较短时间内改善营养状况者可选用肠外营养支持；⑥肠外营养过程中患者胃肠功能一旦恢复应及时恢复肠内营养。

第七节　急危重症患者的护理记录

一、监护记录的内容与格式

1. ICU 危重患者护理记录单　ICU 危重患者护理记录单是护理文件的重要项目之一，护士通过对病情的细心观察，认真地记录，积累了大量完整的基础资料。为危重患者的治疗、病情分析提供有价值的信息。通过危重护理记录可以检查护士对危重患者的护理质量，总结经验，为医疗、护理、教学、科研提供宝贵资料。内容包括患者姓名、性别、床位号、住院号、页码、记录日期和时间、诊断、出入液量、生命体征、呼吸机工作设定（潮气量、呼吸模式、频率、吸入氧浓度）、护理措施和效果、护士签名等。

2. 生活护理记录单　记录护士或护理员为患者所做的生活护理，包括口腔护理、洗脸洗脚、头发护理、胡须护理、擦浴、防压疮护理、会阴及大小便护理、饮食等。

3. 健康教育指导评估表　健康教育指导评估表包括手术科室用表和非手术科室用表，是护士有计划、有目的地对患者进行健康教育、指导和效果评价的原始记录。健康教育指导评估表的内容包括两部分：一是宣教的内容，如手术科室记录包括入院宣教评估、术前指导、术后宣教、康复及出院指导；二是健康教育效果的评估，根据评估效果决定是否对患者进行再次教育。

4. 压疮或难免压疮评估表　记录内容有患者基本资料、入院时间、医疗诊断，对压疮的评估包括患者的精神、营养、运动、活动、排泄、循环情况、体温及有无使用镇静药和类固醇药物，所采取的主要护理措施及压疮的转归情况等。

5. 翻身记录卡 记录患者床号、姓名、护理要求、翻身的日期和时间、卧位,执行者签名。

二、获取监测信息的途径

1. 询问和观察 护士通过询问患者或家属了解患者在入住 ICU 前的病情、治疗经过及患者的自我感觉。通过临床观察可以了解患者意识状态、瞳孔、皮肤颜色、肢端温度及各种引流是否在位、通畅,引流液的量、颜色和性状等。

2. 观察监护仪上的数字和图像显示 在床旁监护仪或中心监护仪、人工呼吸机等监测与治疗仪器上,可显示多样反映重要脏器功能状态、生命体征的数字或波形,如心电、血压、呼吸、血氧饱和度、中心静脉压、有创血压等。密切观察,随时做好记录。

3. 体格检查 通过体格检查护士能发现许多情况,如对于气管插管和使用人工呼吸机的患者,通过视诊两侧胸部是否对称,听诊两侧呼吸音是否一致,能了解和判断导管插入的深度是否合适、有无漏气。人工气道的患者尤其要注意呼吸通畅情况,通过听诊肺、气管、支气管如有发现较重的痰鸣音,应尽快通过湿化、吸痰以改善呼吸情况。

4. 实验室检查 通过动脉血气分析、血液生化检查,血、尿、大便常规检查等获取患者的相关材料,以此来调节呼吸机的通气量、吸氧浓度、药物的使用、输液量和输液速度等。护士要及时、正确地采集各种检验标本,及时送检,及时获取检验结果。

三、监护记录书写要求

(1)记录应当文字工整,字迹清晰,表述准确,语句通顺,标点正确。书写过程中有错字时应当用双线画在错字上,不得采用刮、粘、涂等方法掩盖或去除原来的字迹。

(2)项目要齐全,患者体温、脉搏、呼吸、血压、出入量、用药、病情、治疗效果的变化与护理经过,应及时记录并签名。液体出入总量每 24 h 总结一次。记录应当使用中文和医学术语。通用的外文缩写和无正式中文译名的症状、体征、疾病名称等可以使用外文。

(3)记录要能反映出患者病情动态变化、处理措施及效果。要准确、及时地记录各种参数,以便于分析判断病情,指导治疗与监护。

(4)内容简明扼要、重点突出,一目了然。使用表格方式,注意不要遗漏重要项目。

(5)记录能提示各种潜在威胁生命的问题及参数,但要克服单纯依赖监护仪的思想,对于使用多种仪器的患者应密切观察临床体征,并与仪器显示的参数进行对照,比较是否相符,避免导致判断病情错误,延误或失去抢救时机。

(6)书写记录要及时、准确、全面、实事求是、定点定时。因抢救急危患者,未能及时书写记录的,有关医务人员应当在抢救结束之后 6 h 内据实补记,并加以说明。

小结

本章主要讲述重症监护病房的设置与要求、病室管理、感染管理与控制,急危重症患者的心理护理、营养支持、护理记录等。重点要掌握重症监护病房的收治对象及监护内容,熟悉重症监护病房的模式和管理;了解重症监护病房的设置、护理人员组成等。

(谢 虹)

思考题

一、简答题

1. 请思考如何加强 ICU 病室的感染控制。

2. 简述 ICU 患者常见的心理问题,如何解决。

3. 请思考如何对 ICU 患者进行营养评估。

二、案例分析题

患者,女,16 岁。在跑步过程中(约 150 m)突然晕倒,神志不清,现场医生立即检查,患者已无心跳,无呼吸,全身发绀,大动脉搏消失,即予胸外按压,建立静脉通道,予肾上腺素 1 mg iv,送当地医院继续抢救,途中持续胸外按压,达到当地医院时,BP 0/0 mmHg,全身发绀,无心跳,无呼吸,双侧瞳孔散大固定,大动脉搏消失,予吸氧、吸痰、持续胸外心脏按压、电除颤、气管插管、器械通气、静脉推注肾上腺素和阿托品等抢救后,患者恢复心跳,心率 140 次/分。

(1)该患者是否符合 ICU 收治范围?

(2)该患者的入院管理有哪些内容?

第十一章　重要脏器功能的监测及护理

学习目标

识记：循环功能、呼吸功能、肾功能、脑功能等常用监测指标的正常值及其临床意义。

理解：血流动力学监测的原理、Swan-Ganz 导管的监测要点、机械通气的并发症、呼吸功能监测的临床观察。

应用：应用心电监护仪、血压监测仪、中心静脉压监测仪、脉搏血氧饱和度监测仪、肺功能监测仪、血气分析仪、脑功能监测仪、呼吸机等对危重患者重要脏器进行监测和护理。

导学案例

患者，男，35 岁，因触电致心搏、呼吸骤停，现场经心肺复苏后恢复心搏，收入 ICU 继续抢救。请问：

1. 患者收入 ICU 后，护士应如何护理患者？
2. 患者在治疗期间，应重点监测哪些指标？如何监测？

重要脏器功能监测是采取综合、必要的手段针对急危重症患者的循环系统、呼吸系统、神经系统、泌尿系统等功能进行一系列的临床动态监测，及时采取有效的干预措施，并在进一步跟踪监测的指导下精细调整治疗方案，以最大限度维护或支持重要脏器的功能，为进一步病因治疗赢得时间，最终尽可能地改善患者的预后。

第一节　循环功能监测及护理

循环功能监测是急危重症监护的一项重要内容，主要反映循环系统的功能状况，通过对患者进行持续不断的动态监测，及时发现医务人员感觉器官不能判断或来不及判断的危急情况，为临床诊断、治疗和护理提供可靠的依据。循环功能监测可分为无创监测和有创监测两大类。无创监测是应用非机械性损伤的方法来获得各种循环系统的功能指标，如无创动脉血压、心电活动、脉搏血氧饱和度、混合静脉血氧饱和度、无创心功能监测等，其特点是安全、无或很少发生并发症，患者易于接受；有创监测是指经体表插入各种导管或监测探头至心脏或血管腔内，利用监测仪直接测定各项生理学参数，从而深入全面地了解病情，有利于对疾病诊治和预后的评价，但操作相对复杂，并有发生并发症的危险。常见的有创监测包括有创动脉血压、中心静脉压、肺动脉压或毛细血管楔压、左房压、心排血量监测等。

一、心电(electrocardiography,ECG)监护

心电监护是通过显示屏连续观察监测心脏电活动情况的一种无创监测方法,是各种危重患者的常规监测手段,特别是对于心脏病患者如心律失常、心力衰竭、心绞痛、心肌梗死、心肌病、预激综合征和病态窦房结综合征及各类休克、大手术、严重电解质紊乱、呼吸衰竭等患者更具有重要意义,为危重患者的病情观察、临床救治与护理工作提供重要依据。

(一)心电监护的目的

1. 及时发现心律失常 心电监护的主要目的。通过动态观察心律失常的发展趋势和规律,可预示致命性心律失常的发生。如某些急性器质性心脏病患者出现频发性室性早搏,随后即可能出现致命性的心律失常。

2. 及时发现心肌损害 动态观察 ST 段改变和 Q 波等改变可及时发现患者有无心肌缺血性改变、有无心肌梗死的发生等。

3. 监测电解质紊乱 危重症患者由于原发疾病或应激反应,会出现神经-内分泌的改变,并导致水、电解质及酸碱失衡(尤其是钾、钠、钙、镁),进而影响心脏电生理活动,出现心电图的改变,甚至发生心律失常。

4. 指导治疗 通过心电监护不仅可及时发现心律失常,还能有效评价各种治疗措施的疗效和不良反应。2010 年心肺复苏指南推荐有条件的情况下可以通过呼气末二氧化碳监测仪来判断胸外按压的质量,并及早发现自主循环恢复,这一方法在临床观察中被证实可靠而有效。

5. 术中监护 有许多手术,特别是心血管手术的术前、术中、术后及各种特殊检查和治疗过程中需要进行心电监护,以及时发现可能出现的并发症并迅速采取救治措施。

(二)心电监护的种类

根据监护功能可分为 3 类。

1. 中央监护仪 又称中央系统监护仪,由一台中央监护仪通过导线、电话线或遥控连接多台床边 ECG 监护仪。中央或床边 ECG 监护仪具有以下功能:①显示、打印和记录 ECG 波形和心率数字;②一般都有心率上下限声光报警,报警时同时记录和打印,具有心律失常分析的 ECG 监护仪,当室性早搏每分钟大于 5 次,即发生警报;③图像冻结,可使 ECG 波形显示停留在显示屏上,以供仔细观察和分析;④数小时到 24 h 的趋向显示和记录;⑤高级的 ECG 监护仪配有电子计算机,可对多种心律失常做出分析,同时可识别 T 波,测量 ST 段,诊断心肌缺血;⑥ECG 监护仪也常与除颤仪组合在一起,以便同步电复律和迅速除颤,从而更好地发挥 ECG 监护的作用。

2. 动态监护仪(Holter 心电图监测仪) 可分为记录仪及分析仪两部分。第一部分为随身携带的小型 ECG 磁带记录仪,通过胸部皮肤电极慢速并长时间(一般 24 h)记录 ECG 波形,可收录心脏不同负荷状态时的 ECG,如在术前、术中及 ICU 患者,汇集白天或夜间、休息或活动时的 ECG 变化,便于动态观察。第二部分为分析仪,可用微处理机进行识别,省时省力,也可人工观察,由于 Holter 心电图监测仪在记录或放像时可产生伪差,所以最好能两者结合。Holter 心电图监测仪主要用于冠心病和心律失常诊断,也可用于监测起搏器的功能,寻找晕厥原因及观察抗心律失常药的疗效,常用于术前诊断。

3. 遥控监护仪 又称为离院监护仪。该监护仪不需用导线与心电监护仪相连,患者可以随身携带小型电子监护仪,可以在医院内外对患者的某种生理参数进行连续监护,供医生进行非实时性的检查。遥控半径达 30 m,中心台也可同时监测 4 位患者。

(三)监护仪导联电极置放位置

相对于标准心电图导联而言,监护仪导联是一种模拟的、综合的导联形式。常用的心电监护仪有 3 个电极、4 个电极和 5 个电极三种类型。每种监护仪器都标有电极放置示意图,可具体参照执行。常用的心电导联连接方式如下。

1. 3 电极导联的连接方法 正极放置于左锁骨中点下缘,负极放置于右锁骨中点下缘,接地电极放置于剑突右侧。

2. 5 电极导联的连接方法 右上(RA):右侧第一肋间锁骨中线外侧。右下(RL):右锁骨中线剑突水平处。中间(C):胸骨左缘第四肋间。左上(LA):左侧第一肋间锁骨中线外侧。左下(LL):左锁骨中线剑突水平处。

(四)心电监护的注意事项

(1)为减少电极的干扰,电极片应避免贴在肌肉较多及骨隆突处。电极片长期应用易脱落,影响准确性和监护质量,应定期更换,并注意皮肤的清洁与消毒。

(2)若存在规则的心房活动,则应选择 P 波显示良好的导联。

(3)出现报警时,应查明原因并及时处理,如室性心律失常、窦性心动过缓等。一旦发现室颤图形,应及时报告医生,在 30 s 内进行胸外非同步直流电除颤。

(4)减少对心电示波的干扰,避免在心电监护仪 2 m 内使用手机等通信设备。

(5)测量无创血压时,注意袖带捆绑松紧程度,如需要长时间监测的患者,应经常更换测量部位,以免造成患者被测部位皮肤淤血。

(6)监测血氧饱和度时,应与无创血压不同肢体测量。末梢血液循环差或体温低的患者,注意保暖,避免强光照射,以免造成测量结果不准确。

(7)进行体温监测时,测量体表体温要保持传感器与体表的可靠接触,测量腔内温度时,常选择肛温监测,要注意保护探头,以免被肠液及粪便污染。

二、12、15 及 18 导联心电图

12、15 及 18 导联心电图是用心电图机进行描记而获得的即时心电图,主要是反映心脏激动的电学活动,对各种类型的心律失常和传导障碍,具有独特的诊断价值。到目前为止,还没有其他方法能够替代心电图在这方面的作用。特征性的心电图改变和动态演变是诊断心肌梗死最可靠和最实用的方法。供血不足、药物及电解质改变等,均可导致心电图特征性改变。

(一)心电图导联的分类

1. 12 导联心电图 包括 3 个标准肢体导联,即 Ⅰ、Ⅱ 和 Ⅲ 导联;3 个加压肢体导联,即 aVR、aVL 和 aVF 导联;6 个胸导联,即 V_1、V_2、V_3、V_4、V_5、V_6 导联(图 11-1)。

2. 15 导联心电图 12 导联心电图基础上增加 V_{3R}、V_{4R}、V_7 三个导联同步记录,与 12 导联心电图相比,功能更加齐全,可提高心肌梗死诊断的敏感性和右室梗死的检出率,具有重要的临床意义。

3. 18 导联心电图 在 12 导联心电图基础上增加 6 个胸导联,即 V_{3R}、V_{4R}、V_{5R}、V_7、V_8、V_9 导联,用以同步检测右心室正后壁和右心室心肌缺血情况。

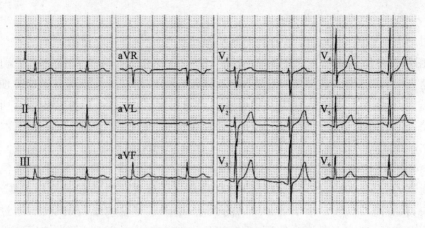

图 11-1　12 导联心电图

（二）标准肢体导联电极置放位置

1. 标准肢体导联　属于双电极导联。Ⅰ导联为左上肢（＋），右上肢（－）；Ⅱ导联为左下肢（＋），右上肢（－）；Ⅲ导联为左下肢（＋），左上肢（－）。

2. 加压肢体导联　属于单极导联。aVR、aVL 和 aVF 导联探查电极分别置于右腕部、左腕部及左足部。

3. 胸前导联　属于单极导联。导联 V_1 电极置放于胸骨右缘第四肋间，V_2 置放于胸骨左缘第四肋间，V_4 置放于左侧锁骨中线与第五肋间相交处，V_3 位于 V_2 和 V_4 的中点，V_5 置放于左侧腋前线与 V_4 同一水平，V_6 位于左腋中线与 V_4、V_5 同一水平，V_7 位于左腋后线与第五肋间相交处，V_8 位于左肩胛线与第五肋间相交处，V_9 位于第五肋间同水平脊柱左缘，V_{4R} 位于右锁骨中线与第五肋间相交处，V_{3R} 在 V_1 与 V_{4R} 的中点，V_{5R} 位于右腋前线与第五肋间相交处（图 11-2）。

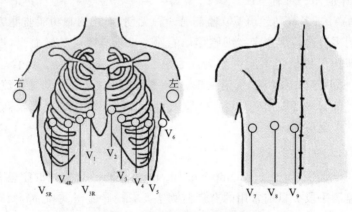

图 11-2　胸前导联电极置放位置

三、血流动力学监测

血流动力学监测（hemodynamic monitoring）是指根据物理学定律，结合病理和生理学概念，对循环系统中血液运动的规律进行定量、动态、连续地测量和分析，得到的数据不仅能为危重患者提供诊断资料，而且能及时反映患者的治疗效果，从而使患者得到及时、正确而合理的救治。一般可分为无创监测和有创监测两类。

（一）无创血流动力学监测

最常用的无创血流动力学监测包括无创动脉血压监测和心排血量监测。

1. 无创动脉血压监测 常用的是手动测压法和自动化无创动脉压监测。手动测压法用手控制袖套充气，压迫周围动脉（常用肱动脉）间断测压，此种方法虽然具有操作方便、费用低、便于携带等优点，但由于不能连续监测动脉血压及设定报警值，且可因袖套松紧或听诊等因素而产生误差，因此，在急危重症患者监测中并不适宜。目前，在急诊、ICU、麻醉手术中广泛采用的测量动脉血压的方法是自动间断测压法，又称自动化无创测压法（automated noninvasive blood pressure，ANIBP 或 NIBP），主要采用振荡技术，即上臂缚上普通橡胶袖套，测压仪内装有压力换能器、充气泵和微机，可定时自动使袖套充气或放气。当袖套充气压迫肱动脉时，动脉搏动消失，接着渐渐放气。由于动脉搏动的大小，形成了袖套内压力的变化，通过换能器又形成了振荡电信号，经放大器将信号放大，振荡最大时为平均动脉压，而收缩压和舒张压的数值是通过监测压力振荡变化率各方程式而得。测压仪能够自动显示收缩压、舒张压、平均动脉压和脉率。该仪器的特点是伪差小，可根据不同年龄选择不同型号的袖带。

2. 无创心排血量监测 心排血量（cardiac output，CO）是指一侧心室每分钟射出的血液总量，是反映心脏功能的重要参数之一。准确地测定危重患者的心排血量及相关的血流动力学指标，有利于及时反映心血管系统状态并指导治疗。

（1）生物阻抗法：生物阻抗法测定 CO 的基本原理是生物体容积变化时引起电阻抗的变化。心脏射血时血管容积变化相应地引起阻抗变化，容积增大时阻抗小，反之亦然。因此，可利用阻抗改变反映血管容积的变化，再根据血管容积的变化计算出每搏输出量（SV），SV 与心率的乘积即为 CO。该方法操作简单，使用安全，重复性较好，可长时间连续监测。但阻抗法测定 CO 影响因素较多，如肥胖、发热、水肿、心律失常、机械通气、急性心肌梗死和血流动力学不稳定等因素均会影响监测结果的准确性，因此测量误差较大，临床应用有一定困难，尤其对于危重患者，临床应用一直有争议。

（2）多普勒超声法：多普勒超声 CO 监测是一种无创、连续的心功能监测方法，其测定 CO 的基本原理是采用多普勒超声测定红细胞移动的速度来推算降主动脉血流，进而计算出 CO。根据多普勒超声探头所置位置不同可分为经食管、经气管两种途径。经食管超声多普勒法（TED）CO 监测不适用于神志清楚、食道疾患、主动脉球囊反搏（降主动脉血流改变）及主动脉严重缩窄患者。经气管多普勒法（TTD）CO 监测对探头的置放位置要求较高，很大程度上限制了其在临床上的广泛应用。

（二）有创血流动力学监测

有创血流动力学监测（invasive hemodynamic monitoring）是急危重症患者病情评估及抢救治疗中重要的监测手段。目前常用的有创监测主要有动脉血压、中心静脉压（CVP），以及以心排血量为中心的系列监测，包括心排血量（CO）、心排血指数（CI）、体肺循环阻力、肺动脉楔压（PAWP）、混合静脉血氧饱和度（SvO_2）等多项指标。心排量的测定，主要有肺动脉气囊漂浮导管（Swan-Ganz 导管）热稀释法、经肺温度稀释法（PiCCO）、经食道彩色超声心动图法（TEE）等；另外通过血乳酸监测、胃黏膜内 pH（pHi）值监测、混合静脉血氧饱和度的测定等，了解氧代谢状况，这些监测较为全面地反映患者的循环功能和代谢状况。

1. 有创动脉血压监测 有创动脉血压监测（ABP）是经动脉穿刺置管后直接测量动脉腔内压力的方法，具有不受人工加压、减压、袖带宽度及松紧等外界因素的影响，准确直观，可及时发现瞬间的动脉血压变化等优点,且可取动脉血做血气分析。目前直接监测动脉压力已是危重患者血流动力学监测的主要手段,特别对血管痉挛、休克、体外循环转流的患者,测量结果更为可靠。

(1) 测压原理:动脉穿刺置管后通过压力监测仪直接测定动脉内压力,换能器将机械性的压力波转变为电子信号,经放大由示波屏直接显示每一个心动周期的血压变化情况。动脉压力波形和由数值标出的收缩压、舒张压和平均动脉压可被连续记录和储存,供分析研究。

(2) 测压途径:动脉内测压应选择具有一定侧支循环的动脉,防止一旦发生血栓时远端组织的血液供应受到影响。桡动脉因位置表浅、相对固定、穿刺成功率高、便于固定和观察而为首选途径。桡动脉穿刺前要用 Allen 试验法判断来自尺动脉掌浅弓的血液是否足够供应手部。除桡动脉外还可选择足背动脉、肱动脉、股动脉、腋动脉等,而股动脉、腋动脉、肱动脉因位置不易固定易发生感染,穿刺失败形成血肿压迫或血栓堵塞而影响穿刺侧支循环,一般只用于严重低血压周围动脉不易触及时。一般股动脉收缩压较桡动脉高 10~20 mmHg,而舒张压低 15~20 mmHg,足背动脉收缩压较桡动脉约高 10 mmHg,而舒张压约低 10 mmHg。

(3) 测压方法:套管针穿刺成功后,连接已经排气及肝素化的测压管道系统,并通过换能器与压力测量仪相连,即可显示出动脉压的波形与数值。测压前,压力测量仪应进行校零,换能器的高度调整至平右心房的水平,一般置于腋中线第四肋间。

2. 中心静脉压监测 中心静脉压(central venous pressure,CVP)是指血液流经右心房及上、下腔静脉胸段产生的压力,即近右心房的胸腔内大静脉的压力,反映右心前负荷。主要经颈内静脉或锁骨下静脉,将导管插至上腔静脉,也可经股静脉用较长导管插至下腔静脉测得。CVP 由四部分组成:①右心室充盈压;②静脉内壁压即静脉内血容量;③作用于静脉外壁的压力,即静脉收缩压和张力;④静脉毛细血管压。CVP 是反映右心功能和血容量的常用指标,但不能反映左心功能,常常作为监测右心功能、控制输液或输血量的指标。CVP 测定装置示意图见图 11-3。

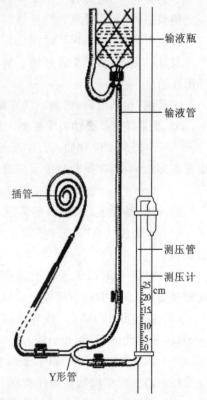

输液瓶

输液管

插管

测压管

测压计

Y形管

图 11-3 中心静脉压测定示意图

(1) 正常值及临床意义:正常值为 5~12 cmH₂O。小于 2~5 cmH₂O,提示右心房充盈不佳或血容量不足,需要快速补充血容量;大于 15~20 cmH₂O,提示右心功能不良,此时应严格控制输液速度和输液量,或暂停输液。

(2) 适应证:①各类大中手术,尤其是心血管、颅脑和胸部大而复杂的手术。②各种类型的休克。③脱水、失血和血容量不足。④心力衰竭。⑤大量静脉输血、输液或需要肠外营养治疗者。

(3) 注意事项:①判断导管插入上、下腔静脉或右心房无误。②将玻璃管零点置于第四肋间右心房水平。③确保静脉内导管和测压管道系统内无凝血、无空气,管道无扭曲。④测压时确保静脉内导管通畅无阻。⑤加强管理,严格遵守无菌操作。

（4）影响 CVP 监测的因素见表 11-1。

表 11-1　影响 CVP 监测的常见因素

因素种类	常见疾病
病理因素	CVP升高：右心及全心衰竭、房颤、肺梗死、支气管痉挛、输血输液过量、纵隔压迫、张力性气胸及血胸、各种慢性肺部疾患、心包填塞、缩窄性心包炎等导致胸内高压的各种疾病 CVP降低：失血引起的低血容量、脱水、周围血管张力减退等
神经因素	CVP升高：交感神经兴奋导致静脉张力升高，体内儿茶酚胺、抗利尿激素、肾素和醛固酮等分泌升高，均可引起 CVP 不同程度升高 CVP降低：低压感受器作用加强，使血容量相对减少和回心血量不足
药物因素	CVP升高：快速补液，应用去甲肾上腺素等收缩血管药物 CVP降低：用血管扩张药或右心功能较差患者应用洋地黄改善心功能后
麻醉插管和机械通气	浅麻醉和气管插管时，随动脉压升高，CVP升高；机械通气时，胸膜腔内压升高，CVP升高
其他因素	缺氧、肺血管收缩、肺动脉高压及肺水肿时，CVP升高

（5）并发症及防治：

①感染：中心静脉置管感染率为 2%～10%，因此必须严格遵守无菌技术，加强护理，每天要更换敷料，每天用肝素冲洗导管。

②出血和血肿：与操作时误伤其邻近的重要器官组织有关。因此，无论选用哪一种途径做中心静脉插管术，都需要很好地了解该区域的局部解剖，掌握穿刺要点，一旦误穿入动脉，应做局部压迫。

③其他：包括气胸、血胸、气栓、血栓、神经和淋巴管损伤。

3. 漂浮导管血流动力学监测　漂浮导管血流动力学监测是指利用气囊漂浮导管（Swan-Ganz 导管）经外周静脉插入右心系统和肺动脉，进行心脏和肺血管压力，以及心排血量等参数测定的方法，为临床抢救急危重症患者提供了可靠的血流动力学监测。

1）Swan-Ganz 导管置管常用穿刺部位：颈内静脉、锁骨下静脉。

2）各监测指标正常值及临床意义：

（1）右房压（RAP）：经导管中心静脉压孔测得，正常值为 1～6 mmHg，反映患者的心脏容量负荷。

（2）右室压（RVP）：正常值为收缩压 15～28 mmHg，舒张压 0～6 mmHg，反映右心室的收缩功能、右心室的后负荷等。

（3）肺动脉压（PAP）：经导管端孔测得，正常值为收缩期 15～28 mmHg，舒张期 5～14 mmHg，平均动脉压 20 mmHg。它可代表心室收缩期压力，反映肺血管阻力情况。

（4）肺动脉楔压（PAWP）：正常值为 8～12 mmHg，反映左房平均压及左室舒张末期压，是反映左心室舒张功能的最佳指标。

（5）心排血量（CO）与心排血指数（CI）：心排血量（CO）＝每搏输出量（SV）×心率（HR），正常值为 4～8 L/min。它表示心脏每分钟排出的血容量，是反映左心功能的重要指标。心排血指数（CI）＝CO/BAS（体表面积），即每平方米体表面积的每分钟心排血量。正常值为 2.6～4.0 L/(min·m²)。通过心排血量和心排血指数测定，可判断心脏功能，诊断心力衰竭和低排综合征，估计预后，指导治疗。

3) Swan-Ganz 导管应用的监测要点：

（1）持续心电监护，严密监测心律变化。

（2）正确掌握测压要点：压力室内须充满液体，不能有空气进入，压力转换器应与压力计隔膜紧密接触；根据病情变化及时测定各项压力参数；每次测压时根据患者体位的变化调整压力转换器的位置，使其与右房水平等高；及时纠正影响压力测定的因素，测压时应嘱患者平静呼吸，在安静 10～15 min 后再进行测压，避免咳嗽、呕吐、躁动、抽搐和用力等影响因素；持续缓慢滴注 0.01％肝素钠，保持各管腔通畅；固定好管道，防止导管移位、打折。

（3）**防治并发症**：漂浮导管血流动力学监测的常见并发症如下。

①静脉损伤：多发生在腋静脉或锁骨下静脉与腔静脉交界处，与操作过猛有关，受损局部可发生血肿或静脉淤血。

②导管打结：导管缠绕心内结构可造成组织损伤。若在气囊充盈状态下拔出导管可损伤肺动脉瓣或三尖瓣，因此在退出导管时应先放尽气囊中气体。插入导管时须在压力监测下充盈气囊，缓缓推进。如已送入较长部分导管，而压力监测仍为同一部位压力图形，则应怀疑导管是否在该部位打圈，此时应放尽气囊内气体，缓缓回撤导管，避免导管打结。如已打结，则须在 X 线透视下操作，使导管系结松解。

③导管折断：多由导管质量问题、操作过猛所致，术前应仔细检查导管性能，术中操作应轻柔、准确。

④气囊破裂：导管放置时间过久以致气囊老化是其主要原因。此外，注入过量气体使气囊过度膨胀也易造成气囊破裂。术前应仔细检查气囊，术中尽量使用二氧化碳充盈气囊，勿过量充气。

⑤心律失常：导管通过右心室时可发生心律失常，常见为室性期前收缩、室性心动过速等，这是因为导管尖端触到室壁所致。此时，可将气囊内气体充足，以减少对室壁的作用。除产生室性心律失常外，还可出现右束支传导阻滞，如原先有左束支传导阻滞者，则有出现完全性房室传导阻滞的可能，此时，应立即退出导管或预置临时心脏起搏器备用。

⑥血栓形成和肺梗死：血栓形成可发生在导管周围并堵塞静脉，亦可发生在深静脉或上腔静脉内。当静脉栓子脱落进入肺循环或导管持久地嵌入肺小动脉、插管时间过长以致导管变软且随心搏向前推进时，可能发生肺动脉被堵塞而致肺梗死。因此，除静脉内持续注入0.01％肝素钠抗凝外，还应在监护中严密观察肺动脉压图形，若发现图形改变，必要时应调整导管位置。

⑦静脉炎：漂浮导管置入后静脉炎的发生率较高，这与导管对局部刺激有关。轻者可不做处理，重者宜拔出导管后做局部处理。

⑧感染：全身或局部感染均可能发生，因此漂浮导管置入后应常规使用抗生素预防感染。置管的局部要保持清洁、干燥，皮肤穿刺处每天用安尔碘消毒并更换敷料。

四、脉搏血氧饱和度监测

脉搏血氧饱和度（pulse oxygen saturation，SpO_2）监测是通过动脉脉搏波动分析来测定血液在一定氧分压下氧合血红蛋白占全部血红蛋白的百分比，目前已广泛应用于临床危重症患者的监护和手术中麻醉的监护及手术后患者的恢复情况、呼吸睡眠的研究、社区医疗监护等方面，它具有安全可靠、连续实时及无创伤的特点。

1. SpO_2 监测原理 血红蛋白具有光吸收的特性，但氧合血红蛋白与游离血红蛋白吸收不同波长的光线,利用分光光度计比色的原理,可以测得随着动脉搏动血液中氧合血红蛋白对不同波长光线的吸收光量,从而间接了解患者血氧分压的高低,判断氧供情况。

2. SpO₂监测方法 成人多用指夹法,如果患者指甲较厚或末梢循环较差时应选用耳夹法。小儿多采用耳夹法。

3. SpO₂监测的临床意义 SpO₂的正常值为96%～100%,SpO₂低于90%时常提示低氧血症。但一氧化碳中毒时由于碳氧血红蛋白与氧合血红蛋白的吸收光谱非常近似,可能会因正常的SpO₂监测结果而掩盖严重的低氧血症,因此,一氧化碳中毒时不能以SpO₂监测结果来判断是否存在低氧血症。

五、输液泵及微量注射泵的使用

智能输液泵是一种在微电脑控制下能精确控制输液速度和输液总量,并能对输液过程中的气泡、阻塞等异常情况进行监测和报警的仪器,在现代急救及危重患者抢救过程中是不可缺少的医疗器械。

（一）应用范围

1. 某些药物的精确输入 需持续静脉滴入的药物如儿茶酚胺类药物（肾上腺素、异丙肾上腺素、多巴胺、多巴酚丁胺）、血管扩张药（硝普钠、酚妥拉明）及需要精确控制剂量的药物如胰岛素、利多卡因等能以精确的速度输入,使之保持有效的血药浓度,减少因输液速度难以控制导致药物浓度在体内忽高忽低出现的不良反应。

2. 精确地计算出入量 用以防止输液过多过快,这对新生儿、婴幼儿及肾功能不全的患者尤为重要。

3. 保证血管通畅 特别是置入动脉导管及中心静脉导管者。

4. 肠外营养 通过匀速泵入营养液,减少对肠道的容量性刺激,可以达到精确的输注速度,不增加肠道负担。

5. 经输液泵持续滴入气道湿化 具有一般输液器持续滴入的优点,同时输液泵是一种智能化的自动输液装置,用微电脑实施全面控制,有报警功能,准确率高,使血药浓度稳定,克服了一般输液器持续滴入存在的不稳定因素,保证了湿化液的准确滴入,既达到湿化的要求,又可以防止湿化过度,适用于大多数气管切开患者。

（二）种类

输液泵种类繁多,大致可分为两类:直推式微量泵（微量注射泵）（图11-4）及容量输液泵（图11-5）。

1. 直推式微量泵 以交流电或直流电为动力,对注射器的活塞施以持续恒定的压力以推动其前进的装置。它有单管及双管两种,由微电脑控制,并装有定压及声光报警装置。

2. 容量输液泵 多数容量输液泵是利用滚筒装置顺序地压挤输液管道使液体被蠕动式地推动前进。输液泵装有蓄电池,可用交、直流电维持功能。某些输液泵在输液容器及输液管道间安装一个有刻度的容量计,可每1～2 h放入一定的液体,一旦输液泵发生故障,不至于输入过多液体。

（三）应用原理

输液泵装有微电脑及光电检滴器,每当一滴液体滴下时,光线被液滴遮断,感光装置就可以感知液体落下并发出声光信号,光电检滴器将记录下所注入液体的滴数、速度及总液量输入

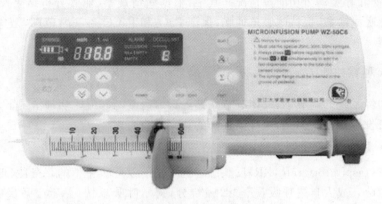

图 11-4 直推式微量泵

微电脑。泵内装有声光报警系统,当输液管道内出现空气、堵塞、电池电压不足、输液完毕时都能发生声光信号以便医护人员及时察觉。输液装置不能检出漏液及液体输入皮下,故在使用时仍需小心,注意观察患者情况,以免液体外溢引起组织水肿乃至皮肤坏死。若需同时输入多种液体,可将不同液体经三通或 Y 形管道输入。

（四）注意事项

（1）在应用多巴胺、多巴酚丁胺、肾上腺素、异丙肾上腺素、硝普钠、利多卡因、硝酸甘油、肝素等药物的过程中,监护人员必须严密观察患者的神志、心率、血压等情况,要根据病情变化及时调整滴速和药物浓度,并认真做好监护记录。

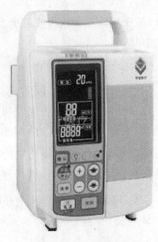

图 11-5 容量输液泵

（2）快速补液时,要严防液体完全流空而进入气体,确保患者生命安全。

（3）长期保留静脉通道,持续或定时用药时,输液器应每 24 h 更换一次,以防感染,更换输液器时注意调整好滴速,避免引起病情变化。

（4）为保证输液泵的良性运转,应指定专人使用、专人管理、专人保养,护理人员应熟练掌握输液泵的性能和操作使用方法,以免使用不当造成不良后果。

（5）输液过程中,当输液故障而发生报警信号时,电磁开关即自动关闭输液管道。故一旦听到报警后应迅速查明故障原因,一般常见原因有出现空气、管道扭曲、血液回流及堵塞等。

（6）使用微量泵时,最好选用较粗大的静脉如颈外静脉、锁骨下静脉、大隐静脉,以免发生堵塞。

第二节 呼吸功能监测及护理

呼吸功能障碍不同程度地影响机体的生命活动,使病情恶化,死亡率增加。急危重症患者多伴有呼吸功能异常,进行呼吸监测、及时判断呼吸功能状况并采取有效治疗,对于早期纠正呼吸功能异常、防治并发症和降低病死率有重要意义。呼吸功能监测主要包括监测患者的呼吸运动、肺功能和呼吸动力功能等情况。其中,根据病情观察、血气分析结果及呼吸功能监测指标来调节呼吸机参数,保持呼吸道通畅,保证 PaO_2 和 $PaCO_2$ 在正常范围,是急危重症护理的重要工作内容。

一、临床观察

在中枢神经系统的调节下,人体有节律地进行着吸气与呼气。病理情况下,呼吸运动的频率和节律均可发生改变。因此,对呼吸运动的观察最为直观。

(一)呼吸频率

呼吸频率(respiratory rate,RR)反映患者通气功能及呼吸中枢的兴奋性,正常成人呼吸频率 16～20 次/分。成人自主呼吸频率>24 次/分,提示呼吸增快,见于心肺疾病、急性呼吸功能不全、心功能不全等;呼吸频率>35 次/分时结合其他指标应考虑机械通气。机械通气过程中当自主呼吸频率仍大于 25 次/分,呼吸机不能撤离。成人呼吸频率<12 次/分,称为呼吸减慢,见于吸毒、镇静药或麻醉药过量、颅内压增高等。但正常儿童呼吸频率高于成人,年龄越小频率越高。

(二)呼吸节律

观察呼吸频率的同时,应注意呼吸节律是否规则,如呼吸深、大见于酸中毒,呼吸浅、快见于限制性呼吸困难,潮式呼吸见于颅内压增高。还应观察呼吸幅度大小、双侧胸廓运动是否对称、胸廓起伏活动是否协调等。上呼吸道阻塞时出现呼吸费力、三凹征;下呼吸道阻塞时胸廓运动减弱;气胸时胸廓运动不对称;呼吸音减弱甚至消失见于气胸、胸腔积液。

(三)常见的异常呼吸类型

1. 哮喘性呼吸 发生在哮喘、肺气肿及其他喉部以下有阻塞者,其呼气时间较吸气时间明显延长,并有哮鸣音。心源性哮喘是哮喘性呼吸困难的一种,表现为阵发性端坐呼吸,呼吸困难常在夜间及劳累后出现,可持续数分钟到数小时之久。

2. 紧促式呼吸 呼吸运动浅促而带有弹性,多见于肺部疾病如呼吸肌麻痹、肺炎、胸膜炎、胸腔积液、气胸等。

3. 深浅不规则呼吸 常以深浅不规则的方式进行呼吸,多见于周围循环衰竭、脑膜炎或各种因素引起的意识丧失。

4. 潮式呼吸 一种交替出现的阵发性的急促深呼吸及此后出现的一段呼吸暂停。见于脑炎、颅内压增高、肾衰竭等。

5. 间歇呼吸 有规律呼吸几次后,呼吸暂停一段时间又周而复始出现。见于中枢神经系统疾病、巴比妥类药物中毒等,多在临终前发生。

6. 鼾音性呼吸 因上呼吸道积聚大量分泌物所致,呼吸中发出类似熟睡时的鼾音。见于昏迷或咳嗽无力者。

7. 蝉鸣样呼吸 因会厌部发生部分阻塞,空气吸入发生困难使患者在吸气时发生高音调啼鸣声。

8. 叹气样呼吸 呼吸呈叹息状,多见于神经质、过度疲劳等患者,有时亦可见于周围循环衰竭者。

二、肺功能测定

主要包括肺容量、通气功能和换气功能的监测。

（一）肺容量监测

在肺容量的监测项目中，具有指导意义的是潮气量和肺活量，这也是临床上应用机械通气时常调整的参数。功能残气量可根据需要进行监测。

1. 潮气量(TV) 静息状态下每次吸入或呼出的气量称为潮气量。成人一般为 400～500 mL。临床通过潮气量计测得，也是任何一台床边呼吸机所必备的监测项目。临床上潮气量增大多见于中枢神经疾病或酸血症致过度通气。潮气量减少多见于间质性肺炎、肺纤维化、肺梗死、肺淤血等。

2. 肺活量(VC) 一次尽力吸气后，再尽力呼出的气体总量。正常值为 30～70 mL/kg。肺活量主要用于判断肺和胸廓的膨胀度，用呼气流量表、呼吸监测仪或肺活量计测定。临床上小于 15 mL/kg 为应用呼吸机指征，大于 15 mL/kg 为撤离呼吸机的指标之一。

3. 功能残气量(FRC) 平静呼吸后肺脏所含气量，是肺内气体交换的重要指标。功能残气量在生理上起着稳定肺泡气体分压的缓冲作用，减少了呼吸间歇对肺泡内气体交换的影响。正常成人残气量占肺活量的 20%～30%。在功能残气量严重降低的情况下呼吸，可导致小气道狭窄，甚至关闭，结果使通气/血流(V/Q)失衡，肺内气流量增加，导致低氧血症发生，如不及时纠正，可发生肺萎缩和肺不张。

（二）肺通气功能测定

主要是指肺通气量的测定，通过测定单位时间内进出肺的气体量，可反映肺通气功能的动态变化，比肺容量的测定意义大。

每分静息通气量(minute ventilation, VE)：平静状态下每分钟吸入或呼出的气量。VE 等于潮气量与呼吸频率的乘积，是肺通气功能最常用的测定项目之一，可用肺活量计测定。正常值为 6～8 L，VE>10 L 为通气过度，VE <3 L 为通气不足。

（三）肺换气功能监则

1. 肺泡-动脉血氧分压差[P(A-a)O$_2$或(A-a)DO$_2$] 肺泡氧分压与动脉血氧分压之间的差值，是判断肺换气功能正常与否的一个依据，反映氧的交换效率，其正常值在吸空气时为 7～15 mmHg，吸纯氧时为(50±20) mmHg。P(A-a)O$_2$ 增大伴 $PaCO_2$ 增高，提示通气不足，见于严重慢性阻塞性肺疾病；如 P(A-a)O$_2$ 增大而 $PaCO_2$ 正常，则提示弥散障碍，见于肺间质纤维化、肺水肿等。

2. 通气/血流(V/Q)值 肺泡通气量与肺血流量的比值。静息状态下 V/Q 正常值为0.8。若 $V/Q<0.8$，表示通气不足，可产生动静脉分流；若 $V/Q>0.8$，进入肺泡的部分气体没有机会与血流进行充分换气，因而造成无效通气，说明肺部血流灌注不足。

3. 氧合指数(OI)与呼吸指数(RI) 可作为氧合功能指标。氧合指数指动脉血氧分压(PaO_2)与吸氧浓度(FiO_2)的比值，正常值为 400～500，小于 300 提示呼吸衰竭；呼吸指数为 P(A-a)O$_2$ 与动脉血氧分压的比值，正常值为 0.1～0.37，大于 1 表示氧合功能明显减退，小于 2 则提示应给予机械通气。

三、动脉血气分析

动脉血气分析可作为重症心、肺疾病和各种危重症患者监护的重要内容。动脉血气分析测定主要包括酸碱度(pH 值)、动脉血氧分压(PaO_2)、动脉血二氧化碳分压($PaCO_2$)、剩余碱(BE)、动脉血氧饱和度(SaO_2)，这几项指标反映的是患者的呼吸气体交换和酸碱平衡状况。

1. pH 值 血液酸碱度是[H^+]负对数。动脉血中的 pH 正常值为 7.35～7.45,平均 7.40。pH<7.35 为失代偿性酸中毒或酸血症,pH>7.45 为失代偿性碱中毒或碱血症。pH 为 7.35～7.45 有三种情况:正常,无酸碱失衡;代偿了的酸碱紊乱;互相抵消的酸碱紊乱。

2. $PaCO_2$ 物理溶解在动脉血中的 CO_2 所产生的张力。正常值为 35～45 mmHg,平均 40 mmHg。$PaCO_2$ 是衡量肺泡通气最直接的指标。低于正常见于代谢性酸中毒时代偿性通 气过度和呼吸性碱中毒;高于正常则见于呼吸肌疲劳、气道阻塞或限制性通气功能障碍所致呼 吸性酸中毒和代谢性碱中毒时代偿性低通气。

3. PaO_2 物理溶解于动脉血中 O_2 产生的张力。正常值为 80～100 mmHg。PaO_2 可衡量 机体有无缺氧及缺氧的程度。低氧血症多采用以下标准分级:60～80 mmHg,轻度缺氧;40～ 60 mmHg,中度缺氧;20～40 mmHg,重度缺氧。

4. 动脉血氧饱和度(SaO_2) 动脉血中单位血红蛋白含氧的百分比。正常值为 96%～ 100%。SaO_2 与血红蛋白的多少无关,而与 PaO_2 高低、血红蛋白与氧的亲和力有关。

5. 标准碳酸氢盐(SB)和实际碳酸氢盐(AB) SB 是指在标准状态下($PaCO_2$ 为 40 mmHg,温度为 37 ℃,血红蛋白 100%饱和)测得的血浆 HCO_3^- 的含量,不受呼吸因素影响。 AB 是直接从血浆中测得的 HCO_3^- 的真实含量,受代谢和呼吸因素的双重影响。两者正常值 均为(25±3) mmol/L。

6. 剩余碱(BE) 在标准状态下(条件同 SB)将每升动脉血的 pH 值滴定到 7.40 时所需 要的酸或碱量。若滴定所需要的是酸,说明血内为碱性,BE 为正值;若滴定所需要的是碱,说 明血内是酸性的,BE 为负值。正常值为(0±2.3) mmol/L。BE 的正值增大,提示代谢性碱 中毒;BE 的负值增大,提示代谢性酸中毒。

四、呼吸动力功能监测

呼吸动力功能监测即呼吸力学测定,是从力学的观点对呼吸运动进行分析,有助于更全面 地了解呼吸的生理和病理生理。呼吸动力功能监测包括肺顺应性、气道阻力等的监测。

1. 肺顺应性(C) 单位压力改变所引起的肺容积的改变,是反映弹性回缩力大小的指标。 肺动态顺应性正常值为 50～800 mL/cmH_2O,肺静态顺应性为 100 mL/cmH_2O。

2. 气道阻力(AR) 气流通过气道进出肺泡所消耗的压力,用单位流量所需的压力差来 表示。吸气阻力正常值为 5～15 cmH_2O/(L·sec),呼气阻力正常值为 3～12 cmH_2O/(L·sec)。 气道阻力增加的常见原因为气管内径缩小、气管导管内径过小或接头过细、过长。

五、机械通气及护理

机械通气(mechanical ventilation)是在患者自然通气和(或)氧合功能出现障碍时,运用呼 吸机使患者恢复有效通气并改善氧合的方法。近年来,该技术不断发展完善,现已广泛应用于 临床,对于急危重症患者的抢救起着不可缺少的重要作用。根据是否建立人工气道分为有创 机械通气和无创机械通气。有创机械通气是指通过建立人工气道(经鼻或口气管插管、气管切 开)进行的机械通气方式。无创通气是指无需建立人工气道的机械通气方法,包括气道内正压 通气和胸外负压通气等。

(一)机械通气的监测

1. 呼吸机参数及功能的监测 定时检查呼吸机各项通气参数包括潮气量、通气频率、吸气压力、呼气压力等参数的设置是否与医嘱要求设定的参数值相一致、各项报警参数的设置是否恰当,报警器是否处于开启状态,是否有漏气及人机同步性等。报警时,及时分析报警的原因并及时有效的处理。如气道压力突然升高报警常见于咳嗽、痰液过多或黏稠阻塞气道、输入气体管道扭曲、受压等;气道压力过低报警多与气体管道衔接不紧、气囊漏气或充盈不足有关。

2. 病情监测

(1)生命体征监测:注意监测体温、脉搏、呼吸、血压、心率的变化。观察有无自主呼吸,自主呼吸是否与呼吸机同步,观察呼吸的频率、幅度、类型,双侧呼吸运动是否对称,有无啰音。

(2)意识状态:注意观察患者有无烦躁不安,意识障碍的程度是否随着通气状况的改善逐渐减轻,是否存在自主呼吸与呼吸机不同步,有无兴奋、多语、抽搐等呼吸性碱中毒表现。

(3)观察皮肤黏膜及周围循环情况:如皮肤黏膜有无苍白、四肢是否湿冷等低血压、休克表现,有无皮肤潮红、多汗和体表静脉充盈等 CO_2 潴留的表现。

(4)其他:注意检查患者有无腹胀,肠鸣音有无减弱;注意观察大、小便的变化,准确记录出入量。

3. 实验室及特殊检查的监测

(1)应严密监测血气变化:机械通气患者应在上呼吸机后 20~30 min 查血气,理想的指标是Ⅰ型呼吸衰竭患者二氧化碳分压降至正常范围,Ⅱ型呼吸衰竭患者的二氧化碳分压逐渐下降;pH 值达到正常范围;氧分压维持在 10.6~13.3 kPa。

(2)床旁进行胸部 X 线检查可及时了解气管插管的位置,及时发现肺部的并发症,如感染、气胸。

(3)密切观察呼吸机及各种监测仪器的工作情况,是否正常运转,记录重要参数值有无过高或过低,发现变化应及时通知医生。

(4)遵医嘱按时完成补液计划,准确记录出入量,以维持患者的水、电解质平衡,并保证患者的营养需求。

(二)机械通气的并发症及护理

机械通气应用不当可产生一系列并发症,多与气管插管、气管切开、通气量不当、通气压力过高及护理不善有关。

1. 喉及气管损伤 气管插管持续使用超过 72 h,充气套囊长时间压迫等可导致喉及气管损伤。应注意尽量缩短气管插管的保留时间,充气套囊应定时放气。

2. 气道阻塞 气管套管位置不当,气管外套囊脱落,坏死黏膜组织、黏痰、呕吐物及异物等进入气道内可导致气道阻塞。发生阻塞时应及时查明原因并做相应处理,否则将产生严重后果。

3. 继发感染 继发感染是机械通气常见而严重的并发症,常因此而导致抢救的失败。其原因主要是未遵守无菌操作,呼吸机消毒不严,气管切开创口未能及时消毒换药,气道湿化排痰不利,未能有效使用全身及局部抗生素等。因此,在加强抗生素使用同时还应注意昏迷患者的护理、气管切开的护理、眼和口腔的护理、呼吸机的定时消毒;病室及床边用具的定时消毒;尽量减少陪客及探视人员等。

4. 氧中毒 长时间高浓度供氧可导致氧中毒。应注意机械通气时供氧浓度,一般应小于60%。已发生者应进行 PEEP 机械通气及相应治疗措施。

5. 气胸及纵隔气肿 原有肺大疱、肺囊肿或心内注射药物的患者,进气压力过大时可以发生气胸及纵隔气肿,应及时行闭式引流术并减少进气量。

6. 碱中毒　由于通气量过大，二氧化碳快速排出，肾脏来不及代偿而导致呼吸性碱中毒。慢性呼吸衰竭、呼吸性酸中毒部分代偿的患者，由于二氧化碳快速排出，可造成呼吸性酸中毒合并代谢性碱中毒或呼吸性碱中毒合并代谢性碱中毒。因此，使用呼吸机时应给予适合的通气量，一般不宜过大。

7. 胃肠道并发症　胃肠道充气、膨胀及胃扩张等较易发生，影响消化吸收功能，产生的原因不明。可能与吞咽反射及反射性抑制胃肠蠕动有关，一般几天内可自行缓解。

六、纤维支气管镜的操作及护理

纤维支气管镜检查是利用光学纤维内镜对气管支气管管腔进行的检查。纤维支气管镜可经口腔、鼻腔、气管导管或气管切开套管插入段、亚段支气管，甚至更细的支气管，在直视下行活检或刷检、钳取异物、吸引或清除阻塞物，并可做支气管肺泡灌洗，行细胞学或液体成分的分析。近年来，借助纤维支气管镜行早期肺癌及对气道梗阻的晚期肺癌的治疗，已取得了满意的效果。

（一）操作前护理

询问患者病史，有无麻醉药过敏、高血压病、鼻息肉及鼻中隔偏曲等病情。患者术前 4 h 禁食禁水，以防误吸。术前 30 min 皮下注射阿托品 1 mg 或地西泮 10 mg 以减少呼吸道分泌物或镇静。向患者解释纤维支气管镜的检查目的、配合事项，检查患者的血小板及出血、凝血时间，胸片，心电图、血气等。为了防止检查时发生并发症，备好抢救药物及抢救器械。

（二）操作中护理

患者取合适体位，一般取仰卧位，不能平卧者，可取坐位或半坐位。护士指导患者深呼吸，以便导管插入。为避免影响镜下视野，患者出现大量的分泌物时，可让患者咳出或通过吸管吸出，以免影响镜下视野，同时要密切观察患者面色、血氧饱和度、心率、呼吸、脉搏、喉痉挛等变化，发现异常情况及时告知医生并做好抢救准备，并根据需要配合医生做好吸引、灌洗、活检、治疗等相关操作。

（三）操作后护理

密切观察患者有无鼻出血或咯血、胸痛、呼吸困难、发热等现象。向患者说明，术后痰中带血或者出现少量咯血现象，不必担心，如果出现大量咯血，应通知医生，并注意窒息的发生。术后 2 h 内禁食禁水，避免麻醉作用未完全消失导致误吸。同时，术后数小时内避免吸烟、说话和咳嗽，减少对声带的刺激。

第三节　肾功能监测及护理

肾脏是调节体液的重要器官，生理功能是清除体内代谢产物及某些废物、毒物，同时维持水、电解质及细胞内外渗透压平衡，保证机体内环境相对恒定。然而，肾脏也是最易受损的器官之一，严重的循环功能障碍和呼吸功能不全所造成的低血压，以及低氧血症、酸中毒等均可对肾脏造成严重的损害，甚至发生肾衰竭。肾功能监测的主要目的是防止患者发生急性肾功能不全或急性肾衰竭，以及在发生急性肾衰竭后能给予及时而正确的治疗。

一、尿液监测

尿液分析是急性肾衰竭的重要诊断手段。

1. 尿量 肾脏滤过率最直接的反映。正常人每小时尿量在 30 mL 以上,昼夜尿量为 1000~2000 mL。24 h 尿量大于 2500 mL 为多尿,少于 400 mL 为少尿,少于 100 mL 为无尿。肾衰竭少尿或无尿期出现进行性氮质血症,尿量骤减或逐渐减少。多尿期尿量进行性增多,每天可高达 2000 mL 以上,是肾功能恢复的一个标志。恢复期尿量逐渐恢复正常。夜尿增多常是肾衰竭的早期表现。

2. 尿色 红色见于血尿、血红蛋白尿等,前者混浊,后者放置后澄清。

3. 尿沉渣 大量红细胞管型见于急性、急进性肾小球肾炎,粗大上皮管型见于急性肾小管坏死等。

4. 尿比重 正常尿液呈淡黄色,澄清而透明,尿比重正常值为 1.015~1.025。尿比重>1.025 为高比重尿,提示尿液浓缩,肾脏本身功能尚好;尿比重<1.015 为低比重尿,提示肾脏浓缩功能降低,见于肾功能不全恢复期、尿崩症、利尿剂治疗后、慢性肾炎及肾小管浓缩功能障碍等情况。

5. 尿渗透压测定 尿渗透压随尿量的多少而有相应的变化:尿量多,尿渗透压较小;尿量少,则尿渗透压较大。尿渗透压的正常值为 600~1000 mOsm/L,血渗透压的正常值为 280~310 mOsm/L,尿/血渗透压值为 2.5±0.8。急性肾衰竭时尿/血渗透压值可小于 1.1。

6. 留取尿标本的注意事项

(1) 应留取新鲜尿,以清晨第一次尿为宜。此时的尿液较为浓缩,条件恒定,便于对比。急诊患者可随时留取。收集计时尿液标本时应告知患者时间段的起点和终点。婴幼儿尿液标本的收集,可用黏附剂将收集袋黏附于婴幼儿的阴部皮肤。

(2) 使用清洁有盖容器(一次性容器为好),由透明且不与尿液发生反应的惰性材料制成。容器不可重复使用。运送容器应有安全稳妥的密封装置,其密封装置易于操作和开启。

(3) 尿标本应避免经血、白带、粪便等混入。标本留取后,应及时送检,以免细菌繁殖、细胞溶解等。

二、肾功能血生化监测

1. 血清肌酐(Cr) 临床了解肾功能的主要方法之一。

(1) 正常参考值:83~177 μmol/L。

(2) 临床意义:血清肌酐浓度升高反映肾实质受损、肾小球滤过功能减退。各种类型的肾功能不全时,血清肌酐明显增高。

2. 血清尿素氮(BUN) 肾功能主要指标之一。

(1) 正常参考值:2.9~6.4 mmol/L(8~20 g/dL)。

(2) 临床意义:尿素氮增高的程度与病情严重性成正比,故尿素氮对肾衰竭和尿毒症的诊断、病情评估和预后判断具有重要意义。血中尿素氮含量增高的病理因素可分为肾前性、肾性及肾后性三个方面:①肾前性:最重要的原因是失水,见于剧烈呕吐、幽门梗阻、肠梗阻、长期腹泻等。②肾性:见于急性肾小球肾炎、肾病晚期、肾衰竭、慢性肾盂肾炎及中毒性肾炎等。③肾后性:见于前列腺肿大、尿路结石、尿道狭窄、膀胱肿瘤等。血清尿素氮含量减少较为少见,常表示严重的肝病,如肝炎合并广泛性肝坏死。

3. 内生肌酐清除率(Ccr) 内生肌酐清除率可近似代表肾小球滤过率。

(1) 正常参考值:80~100 mL/min。

(2) 临床意义:内生肌酐清除率升高常见于高心排血量、妊娠、烫伤、一氧化碳中毒、高蛋白质食物、分解代谢过度、贫血等;内生肌酐清除率降低常见于休克、出血、脱水、充血性心力衰竭、肾病综合征、肾小球性肾炎、肾盂肾炎、淀粉样变性、急性肾小管功能不良、肾后尿路梗阻等。另外,疟疾、多发性骨髓瘤、肾上腺皮质功能减退症、肝功能衰竭等也使内生肌酐清除率降低。

三、血液透析

血液透析(hemodialysis,HD),简称血透,是利用半透膜原理,通过扩散、对流、超滤和吸附等方式,使体内各种有害物质、过多的水分和电解质排出体外,达到净化血液的目的。随着透析机、透析器和相应的透析技术的日臻完善,近年来 HD 发展迅速,已成为临床急救的重要手段之一。

1. 透析前护理 遵医嘱查患者肝肾功能、电解质、血糖、血色素和胸部 X 片等,第一次透析上机前查丙型肝炎、乙型肝炎两对半、梅毒、艾滋病等。测量患者生命体征,对有传染病的患者分区透析,分区护理,严格执行消毒隔离制度。

2. 生命体征监测 使用心电监护仪持续监测患者的血压、心率、呼吸等情况。密切观察患者血氧饱和度、意识变化和体温情况。如出现血压过低或过高、心律失常、发热、肌肉痉挛、恶心、呕吐等并发症,应立即向医生报告并配合紧急处理。

3. 压力监测 体外循环安全的重要保证。通常直接监测的压力包括:动脉压(PA)、滤器前压(PBF)、静脉压(PV)、超滤液侧压(PF)等。通过直接测量的值计算的压力参数包括跨膜压(TMP)、滤器压力降(PFD)。

4. 安全性监测 包括空气监测、漏血监测、容量平衡监测、温度监测和漏电保护监测等。

5. 液体出入量监测 准确记录出入液量,根据患者的心、肺、肾的功能和状态制订相应的计划,正确设置血流量、每小时脱水量、置换液速率等,根据病情及血流动力学监测指标及时调节各流速,达到良好的治疗效果。

6. 血电解质和血气的监测 大多数患者均存在少尿或无尿症状和水、电解质、酸碱平衡失调,因此,肾功能、电解质、酸碱平衡的监测十分重要,应严密监测患者的血生化、血气分析等指标。

7. 出血的预防和监测 体外循环中抗凝剂的应用可增加出血危险。密切观察患者各种引流液、大便颜色、伤口渗血等情况,严密监测活化凝血时间(ACT)或部分凝血活酶时间(APTT)等凝血指标,及早发现出血并发症,调整抗凝剂的用量或方法。

8. 血管通路的护理 血管通路是血液透析治疗的重要保证。严格执行无菌操作,治疗期间固定血管通路,防止脱管。治疗结束后严格消毒接口处,妥善封管,用无菌敷料覆盖固定,防止扭曲、污染、漏血。

9. 饮食护理 影响患者血液透析预后的重要因素是饮食护理,合理的饮食可以预防高钾血症、充血性心力衰竭、贫血、肾衰竭等并发症。患者透析期间,需要严格控制体重增长,嘱患者注意限制水、钠摄入,使两次透析期间体重增加量不超过原体重的 4%~5%。

四、血液滤过

连续性动(静)静脉血液滤过作为一种持续的肾脏替代疗法,由于其操作技术简单,实施方便,且不受设备、地点、时间的限制,可随时在患者床旁进行,对于机械通气维持呼吸和不宜搬动的患者极为简便易行。采用连续性动(静)静脉血液滤过,能够迅速降低体内的代谢产物,清除体内过多液体、过多产生的炎性介质及其他有害物质等,具有对血流动力学影响小,使机体内环境处于稳定状态,并使胃肠内、外营养支持成为可能,以及应用有效抗生素不受限制等优点,对于重症急性肾衰竭(ARF)、败血症、休克、多脏器功能不全及成人呼吸窘迫综合征具有良好的治疗效果。血液滤过对中分子物质清除率高于血液透析,但其耗费人力、物力较多,而且易发生滤器内凝血、超滤下降及液体失衡等缺点,还需要进一步完善。护理人员在治疗过程中必须严密观察生命体征,严防各种并发症发生。

五、血浆置换

血浆置换是将患者的血浆引出体外,应用血细胞分离机,将患者含毒素或病理成分的血浆从全血中分离出来弃去,同时经另一通路补充等量的新鲜冷冻血浆或人血白蛋白等置换液,达到清除患者体内的毒素,阻断恶性循环,并补充血浆蛋白、凝血因子等生物活性物质以改善内环境,从而起到血液净化的作用。由于血浆置换法不仅可以清除体内中、小分子的代谢毒素,还清除了蛋白、免疫复合物等大分子物质,因此对有害物质的清除率远比血液透析、血液滤过、血液灌流高。同时,通过补充体内所缺乏的白蛋白、凝血因子等必需物质,较好地替代了肝脏的某些功能。

第四节 神经系统功能监测及护理

危重患者尤其是颅脑损伤患者神经系统功能监测非常重要,必须将临床表现、神经系统检查、仪器检测等结果综合分析,才能作出及时准确的判断。

一、临床观察

1. 意识 反映中枢神经系统功能的重要指标,意识障碍程度和持续时间的长短是判断颅脑损伤等疾病最可靠、最敏感的指标。根据患者对刺激的反应程度、清醒水平及维持清醒的时间来判断意识状态。一般将意识障碍分为嗜睡、昏睡、昏迷三个级别。特殊意识状态包括谵妄、去皮质状态、去大脑状态、无动性缄默、植物状态。

2. 瞳孔 观察瞳孔散大、缩小、双侧是否等大等圆、光反射障碍等。双侧瞳孔散大常见于深昏迷、阿托品类药物中毒等;双侧瞳孔缩小可见于氯丙嗪、吗啡类、有机磷药物中毒、脑桥出血等;一侧瞳孔散大可见于动眼神经麻痹、小脑幕切迹疝;一侧瞳孔缩小可见于脑疝发生早期、颈交感神经麻痹。

3. 神经反射 主要包括正常的生理性反射及异常的病理性反射两部分。生理性反射的减弱或消失及病理性反射的出现均提示神经系统功能发生改变。通过检查神经反射可以帮助判断疾病的性质、严重程度及预后。

4. 生命体征 生命体征紊乱是脑干受损的征象。患者出现血压逐渐上升、脉压增大,脉搏减慢、搏动强而有力提示颅内压增高,要引起注意。当颅内压继续上升接近衰竭期时,脉搏渐增快、心搏减弱、血压下降、呼吸不规则或出现潮式呼吸,最后自主呼吸停止。对有枕骨骨折的伤员应特别注意呼吸的变化,呼吸变慢、变深常提示有后颅内血肿及枕骨大孔疝的可能。在意识障碍和瞳孔变化的同时出现进行性心率减慢和血压升高为小脑幕切迹疝所致。

二、Glasgow 昏迷评分法(GCS)

Glasgow 昏迷评定量表能客观反映颅脑损伤的严重程度,便于判断病情及分析预后,对脑功能的判定有较高的可信度,但要参照其他参数全面分析。它根据患者的睁眼反应、语言反应、运动反应三项指标的 15 项检查计分结果来判断患者的昏迷程度及意识障碍程度。最高15 分,最低 3 分。通常 8 分以上恢复机会较大,7 分以下预后不良,3~5 分患者有潜在死亡危险。

三、颅内压监测

颅内压(intracranial pressure,ICP)是指颅内容物对颅腔壁的压力。当脑细胞广泛受损,可出现脑细胞广泛水肿,颅内压增高,使脑血流量下降,若进一步加重可出现脑组织移位或突出,产生脑疝等严重后果,可用颅内监护仪进行连续性颅内压监测。正常成人平卧时颅内压力为 10~15 mmHg(1.33~2 kPa),颅内压持续超过 15 mmHg 称为颅内压增高。按 Lundberg分级为:轻度增高,颅内压为 15~20 mmHg(2~2.7 kPa);中度增高,颅内压为 20~40 mmHg(2.7~5.3 kPa);重度增高,颅内压>40 mmHg(>5.3 kPa)。

测压方法有脑室内插管法、硬脑膜外传感器法、蛛网膜下腔螺栓法、光纤探头法等。

1. 脑室内插管法 采用液压传感器进行脑室内插管监测 ICP 是最早使用的方法,目前认为其所测数值是最精确可靠的,称为 ICP 监测的"金标准"。其缺点是容易造成颅内感染,且当 ICP 增高脑室受压变窄或移位时,脑室穿刺及安插引流管较为困难。

2. 硬脑膜外传感器法 一般采用非液压传感器(光学传感器或电子传感器)直接置于硬脑膜外进行 ICP 监测。其最大优点在于不需切开硬脑膜,因而颅内感染率低,可延长监护时间,而且在监测过程中不受患者活动的影响。不足之处为,与蛛网膜下腔间隔有硬膜,故精确性较差,稳定性也较差,易发生移位或基线偏差(>5 mmHg)。此法不能排放脑脊液以降低颅内压,也不能进行压力-容积试验,目前临床上很少使用。

3. 蛛网膜下腔螺栓法 经颅骨钻孔置入一中空螺栓,基底部用腰穿针穿破,使脑脊液充满螺栓,再将压力管道系统与压力监测系统相通,从而实现 ICP 监测。此法感染率低,但误差较大,因为螺栓易倾斜,过深或过浅均会影响压力的准确性,而且螺栓易脱落或被碎屑堵塞,故在临床很少使用。

4. 光纤探头法 目前为止性能较为理想的颅内压监测装置,由光导纤维颅内压监护仪、光纤纤维传感器(光纤探头)和记录仪组成。光纤探头可置于脑室内、硬脑膜下、脑实质内和硬脑膜外。光纤 ICP 监测的优点是操作简单、使用方便、感染率低、监护时间长,目前国外已普遍应用,但因价格昂贵,国内未得到广泛应用。

此外,无创性 ICP 监测技术近年来也有了很大进展,包括经颅多普勒法、闪光视觉诱发电位法、鼓膜移位法、视网膜静脉压法、生物电阻抗法、前囟测压法等。

四、脑电图监测

脑电图(electroencephalogram,EEG)是用现代电子放大技术,从放置在头皮上的电极描记出脑神经细胞的自发生物电活动,通过脑电图仪加以放大后记录脑电波形,主要反映脑神经细胞的电生理功能。近十余年来,CT 和 MRI 等神经影像技术快速发展,极大地提高了临床医生对患者颅内器质性病变的诊断能力,但脑电图检查对患者脑功能的判断依然有着无法替代的地位。

（一）正常人的脑电图波形

根据振幅和频率不同可分为四类。

1. α 波 频率每秒 8～13 Hz,振幅 25～75 μV。正常安静、清醒闭目时出现。睁开眼睛或接受其他刺激时,立即消失而呈现快波,称为 α 波阻断。

2. β 波 频率每秒 18～30 Hz,振幅 25 μV,情绪紧张、激动和服用巴比妥类药物时增加。一般认为 β 波是大脑皮层兴奋的表现。

3. θ 波 频率每秒 4～7 Hz,振幅 20～50 μV。见于浅睡眠时。

4. δ 波 频率低于 4 Hz,振幅小于 75 μV。成人睡眠时可出现,清醒时无此波;在深度麻醉和缺氧亦可时出现。

（二）在危重症监护中的应用

1. 脑缺血缺氧的监测 EEG 对脑缺血缺氧十分敏感。缺血缺氧早期,出现短暂的 EEG 快波,当脑血流继续减少,EEG 波幅开始逐渐降低,频率逐渐减慢,最后呈等电位线。

2. 昏迷患者的监测 EEG 是昏迷患者脑功能监测的重要指标,可协助判断病情及预后。昏迷时 EEG 一般常呈现 δ 波,若恢复到 θ 波或 α 波,表明病情有所改善;反之,若病情恶化,δ波将逐渐转为平坦波形。

五、脑血流监测

单位时间内流经全脑的血液流量约占心总排血量的 1/5,脑组织对缺氧高度敏感且耐受性差,短暂的缺氧就可能引起脑组织的损害并产生脑功能的改变。脑组织氧供与脑血流密切相关,故通过监测脑血流可以间接了解脑氧供及其功能状况。常用的脑血流监测方法主要有经颅多普勒彩色超声(TCD)、氙 CT 扫描、高灵敏度红外线图像、体感诱发电位(SSEP)、正电子发射断层扫描及运动神经元诱发电位法(MEP)等。

小结

本章讲述了重要脏器功能的监测及护理,要求学生掌握循环系统、呼吸系统、肾脏及神经系统等各系统、脏器功能监测的内容及护理。循环功能监测主要包括心电监护、动脉血压监测、无创心排血量监测、中心静脉压监测等。呼吸功能可通过临床观察、肺功能、动脉血气分析、呼吸动力功能来监测,机械通气是治疗呼吸衰竭、纠正机体缺氧和二氧化碳潴留的重要抢救技术。肾功能监测的主要目的是防止患者发生肾衰竭及在发生肾衰竭后能给予及时正确的治疗,主要包括尿液监测和血生化监测。脑功能监测主要依据临床观察和 Glasgow 昏迷评分法进行监测。

（钱 荣）

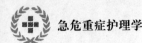

思考题

一、简答题

1. 危重症患者系统功能监测包括哪些内容?

2. 简述中心静脉压监测的临床意义。

3. 简述呼吸功能监测的主要内容。

二、案例分析题

患者,女性,48岁,于2 h前无明显诱因突然出现呕吐,10 min后出现意识不清,呼之不应,被家人送往医院,颅脑CT显示:右侧丘脑出血破入侧脑室。以"脑出血"收入ICU。查体:T 36.6 ℃,P 88次/分,R 20次/分,BP 138/90 mmHg。全身皮肤黏膜无紫斑及黄染,头颅无畸形,双侧瞳孔等大等圆,直径约2 mm,对光反射消失,耳、鼻、口腔未见异常溢液,双肺呼吸音粗,无啰音,心脏律齐,腹部无异常,脊柱无畸形,四肢无自主活动,双下肢强直,双侧巴氏征(+)。因CT显示出血量较大,给予急诊手术,在全麻下行"双侧侧脑室穿刺置管体外引流术",术后经口气管插管接呼吸机辅助呼吸。

术后应如何监护这位患者?

第十二章 机械通气

导学案例

患者,男,56 岁,被家人发现昏迷 10 min,伴喷射性呕吐,家人送其急诊入院,入院查体:浅昏迷,口唇面色发绀,双侧瞳孔等大等圆,约 5 mm,光反射迟钝,颈软,呼吸浅促,约 35 次/分,可闻及喉头痰鸣音,心率 120 次/分,律不齐,心电监护示房颤,腹软,四肢肌张力低,右侧巴氏征(十),立即转入 RICU 给予气管插管机械通气治疗。请问:

1. 你作为 RICU 护士,机械通气前如何检查呼吸机?
2. 机械通气治疗后,作为值班护士如何监测呼吸系统?

第一节 概 述

机械通气是在患者自然通气和(或)氧合功能出现障碍时,运用器械(主要是呼吸机)使患者恢复有效通气并改善氧合的方法。

一、呼吸机的结构和工作原理

(一)呼吸机的结构

随着医学电子技术的发展,呼吸机的种类和形式越来越多,但它们一般的主要结构基本相似,分述如下。

1. 气源 大多数呼吸机需要高压氧和高压空气。氧气源可以来自中心供氧系统,也可使用氧气钢筒。高压空气可以来自中心供气系统,或使用医用空气压缩机。氧气和压缩空气的输出压力不应大于 5 kg/cm²,因此,使用中心供氧、中心供气或高压氧气钢筒时,均应装配减压和调压装置。

医用空气压缩机可提供干燥和清洁的冷空气。使用时应注意每天清洗进气口的海绵及排除储水器的积水。并观察计时器工作,一般满 2000～3000 h 应检修一次。

2. 供气和驱动装置

(1)供气装置:主要作用是提供吸气压力,让患者吸入一定量的潮气量,并提供不同吸入氧浓度的新鲜气体。一般采用橡胶折叠气囊或气缸,在其外部有驱动装置。使用橡胶折叠气囊时呼吸机顺应性较大,成本低,无泄漏。采用气缸作为供气装置时,呼吸机自身顺应性小,但有少量泄漏。近年来有采用滚膜式气缸作为供气装置,呼吸机顺应性小且无泄漏。

(2)驱动装置:主要作用是提供通气驱动力,使呼吸机产生吸气压力。在呼吸机发展的历史上曾有 7 种驱动装置:①重力风箱。②负荷弹簧风箱。③线性驱动活塞。④非线性驱动装置。⑤吹风机。⑥喷射器。⑦可调式减压阀。

3. 空氧混合器 现代呼吸机都配置有精密的空氧混合器,可向患者提供不同氧浓度的气体。其可调范围为 21%～100%。空氧混合器一般由三部分构成,即平衡阀、配比阀、安全装置。

4. 呼吸机的调控系统 现代呼吸机大多数采用各种传感器,来"感知"呼吸力学等情况的变化,并经过微电脑分析处理后,发出指令来自动调节 TV、气道压力(Paw)、吸呼时间比(I/E)等参数。同时,还装备各种监测和报警系统以各种形式显示其数值,显示呼吸机当前状态和调整参数情况。

5. 呼吸阀 呼气阀在吸气相时关闭,在呼气相时开启且阻力较小,为患者提供通畅的呼气通道。目前较常用的呼气阀装置有三种:活瓣式呼气阀、电磁比例阀和先导式呼气阀。PEEP 时,所采用的阀(亦称 PEEP 阀),目前多采用电磁比例阀,持续气道正压时,则由呼吸机向气路提供一个恒定的正压,使整个呼吸周期内,气道保持在正压水平。

6. 监测和报警系统 呼吸机监测系统的作用有两个方面,一是监测患者的呼吸状况,二是监测呼吸机的功能状况。呼吸机的监测系统包括:压力、流量、吸入氧浓度、呼出气 CO_2 浓度,经皮 O_2 分压、CO_2 分压,血氧饱和度等。

7. 呼吸回路 呼吸机一般应用管道呼吸回路,吸气管一端接呼吸机气体输出管,另一端与湿化器相连,有时可接雾化器和温度探头。呼气管一端有气动呼气活瓣,中段有储水器。呼气管与吸气管由 Y 形管连接,Y 形管与患者气管导管或气管切开导管相连处是机械无效腔。

8. 湿化器与雾化器

(1)湿化器是对吸入的气体加温和湿化,以使气道内不易产生痰栓和痰痂,并可降低分泌物的黏稠度,促进排痰。较长时间使用呼吸机时,良好的湿化可预防和减少呼吸道的继发感染,同时还能减少热量和呼吸道水分的消耗。湿化罐中的水,在加温后蒸发,进入吸入的气体中,最终达到使吸入气加温和湿化的作用。

(2)雾化器是利用压缩气源作动力进行喷雾,雾化的生理盐水可增加湿化的效果,也可用作某些药物的雾化吸入。雾化器产生的雾滴一般小于 5 μm,而湿化器产生的水蒸气以分子结构存在于气体中;前者的水分子以分子团结构运动,容易沉淀到呼吸道壁,不易进入肺的下肺单位,后者的水分子不易携带药物;雾化器容易让患者吸入过量的水分,湿化器不会让患者吸入过量水分,通常还需在呼吸道内滴入适宜的生理盐水以补充其不足。

(二)呼吸机工作原理

自主通气时吸气动作产生胸腔负压,肺被动扩张出现肺泡和气道负压;吸气后胸廓及肺弹性回缩,产生相反的压力差完成呼气。因此,正常呼吸是由于机体通过呼吸动作产生肺泡与气道口"主动性负压力差"而完成吸气,吸气后的胸廓及肺弹性回缩产生肺泡与气道口被动性正压力差而呼气。而呼吸机通气是由体外机械驱动使气道口和肺泡产生正压力差,气体压入肺内,而呼气是在撤去体外机械驱动后胸廓及肺弹性回缩产生肺泡与气道口被动性正压力差而呼气,即呼吸周期均存在"被动性正压力差"而完成呼吸。

呼吸机气体控制流程:空气与氧气通过空氧混合器按一定比例混合后进入恒压缓冲装置→以设定的通气模式和可在一定范围内调节的潮气量、每分通气量、通气时序(通气频率、吸气时间、屏气时间)控制呼吸机的呼吸阀→将混合气体送入吸气管路→经过湿化器加温加湿后→经人工气道将气体送到患者肺部(气体交换)→再通过呼吸阀将废气排出。

二、呼吸机的类型

(一)与患者连接方式

1. 无创呼吸机 无需建立人工气道(如气管插管等)的机械通气方法,包括气道内正压通气和胸外负压通气等。

2. 有创呼吸机 需要建立人工气道(如气管插管等)的机械通气方法。

(二)按驱动方式分类

1. 气动气控呼吸机 通气源和控制系统均以氧气为动力来源。多为便携式式急救呼吸机。

2. 电动电控呼吸机 单靠电力来驱动并控制通气的呼吸机,需要应用压缩氧气,但只是为了调节吸入气的氧浓度。内部包括气缸、活塞泵等。

3. 气动电控呼吸机 只有在压缩气体及电力二者同时提供动力的情况下才能正常工作与运转。通常情况是,压缩空气及压缩氧气按不同比例混合后,既提供了适当氧浓度的吸入气体,也供给了产生机械通气的动力。但通气的控制、调节及各种监测、警报系统的动力则来自电力。比较复杂的多功能定容呼吸机大多都采用这种动力提供方式。

三、机械通气对生理的影响

由于目前临床上应用多为正压通气的呼吸机,可使肺泡内压及胸腔内压明显升高,因此对呼吸和循环系统都会产生一定的影响。

(一)对呼吸系统的影响

1. 呼吸肌 通过替代呼吸肌做功使之得到休息,同时通过纠正缺氧和二氧化碳潴留而改善呼吸肌做功环境;如果长期使用呼吸肌会出现失用性萎缩,导致呼吸机依赖。

2. 肺泡 使萎陷的肺泡复张、减轻肺水肿、增加肺表面活性物质的生成、改善肺顺应性。

3. 气道 可以扩张气道,降低气道阻力。

4. 呼吸机制 肺扩张及缺氧和二氧化碳潴留的改善,使肺牵张感受器和化学感受器传入呼吸中枢的冲动减少,抑制自主呼吸。

5. V/Q 值 不定,一方面通过改善肺泡通气和复张萎陷肺泡,减少分流无效腔样通气,从而改善气体交换;另一方面,由于气体容易进入比较健康的肺区使该区肺泡过度通气,导致毛细血管受压、血流减少,使 V/Q 值失调。

6. 弥散功能 一方面通过改善肺水肿、增加功能残气量和增加呼吸膜两侧的压力梯度而改善弥散功能;另一方面,由于减少回心血量、减少肺血管床容积,使弥散功能降低。

（二）对循环系统的影响

正压通气可使回心血量减少，心排血量下降，严重时血压下降。通常认为平均气道压＞7 cmH_2O 或 PEEP＞5 cmH_2O 即可引起血流动力学的变化。

（三）对其他脏器影响

1. 对脑功能影响　由于二氧化碳可以扩张脑血管，而机械通气使二氧化碳分压下降，从而使脑血流减少，水肿减轻，压力减轻。机械通气使氧分压升高改善脑缺氧。另外，PEEP 等会使颈静脉压力升高从而使颅压升高。机械通气过度使二氧化碳分压降低，使脑血管收缩，血流减少，加重脑缺氧。

2. 对肾功能影响　机械通气使二氧化碳分压下降使氧分压升高，可改善肾功能，但机械通气可影响血流动力学，使肾血流减少，会加重肾功能损害。

3. 对肝功能及消化道影响　机械通气改善缺氧和二氧化碳潴留，有利于肺功能恢复，改善消化系统症状。但机械通气影响血流动力学，再加上影响静脉回流使肝脏淤血，会加重肝功能破坏。此外，门静脉压力增加会引起消化道出血，再加上机械通气会引起应激性溃疡。

4. 对周围组织循环影响　机械通气改善缺氧和二氧化碳潴留及酸中毒会使周围循环改善，但由于影响血流动力学，使周围组织供血不足引起缺氧。

四、机械通气的适应证和禁忌证

1. 适应证

（1）阻塞性通气功能障碍：如 COPD 急性加重、哮喘急性发作等。

（2）限制性通气功能障碍：如神经肌肉病变、间质性肺疾病、胸廓畸形等。

（3）肺实质病变：如 ARDS、重症肺炎、严重的心源性肺水肿。

（4）心肺复苏：任何原因引起的心搏、呼吸骤停进行心肺复苏时。

（5）需强化气道管理：如需保持呼吸道通畅、防止窒息和使用某些呼吸抑制药物时。

（6）预防性使用：如心、胸外科手术短期保留机械通气以帮助患者减轻因手术创伤而加重的呼吸负担，减轻心肺和体力上的负担，促进术后恢复。

2. 使用指征　尚无统一的标准。有下列情况存在时，宜尽早建立人工气道，进行人工通气。不要等到呼吸、心搏濒临停止甚至停止后再考虑机械通气。

（1）严重的呼吸衰竭和 ARDS 患者经积极治疗，情况无改善甚至恶化者。

（2）呼吸型态严重异常：成人呼吸频率大于 35～40 次/分或小于 6～8 次/分，或呼吸不规则、自主呼吸微弱或消失。

（3）意识障碍。

（4）严重低氧血症，PaO_2≤50 mmHg，且经过高浓度氧疗仍≤50 mmHg。

（5）$PaCO_2$ 进行性升高，pH 值动态下降。

3. 禁忌证　机械通气治疗无绝对禁忌证。正压通气的相对禁忌证如下。

（1）伴有肺大疱的呼吸衰竭。

（2）未经引流的气胸和纵隔气肿。

（3）严重肺出血。

（4）急性心肌梗死。

（5）低血容量休克未补足血容量者。

第二节　机械通气方式

一、通气类型

1. 根据替代自主呼吸形式分类

（1）完全支持通气：呼吸功全部由呼吸机完成，如持续强制通气（CMV）模式，适用于呼吸中枢和外周驱动能力很差的患者。

（2）部分支持通气：呼吸功由呼吸机和自主呼吸共同完成，如同步间歇强制通气（SIMV）、压力支持通气（PSV）模式等，适用于有一定自主呼吸能力的患者。部分支持通气较完全支持通气具有一定的优越性：可避免呼吸肌萎缩，呼吸机易于和自主呼吸同步，减少血流动力学的影响，减少气压伤及通气不足或过度的发生，并能逐渐过渡到撤机。

2. 按通气目标分类

（1）压力目标通气：在吸气开始后提供的高速气流使气道压很快达到目标压力水平，之后根据自主呼吸用力和呼吸力学状况调整流速，使气道压维持在目标压力水平，与容积目标通气相比，在改善气体分布和 V/Q 值、增加人机协调和降低气道峰压方面有一定的优越性；但不能保证潮气量的恒定供给。如定压控制通气（PCV）、PSV、双水平气道正压（BIPAP）模式等。近年发展起来的一些新型通气模式，如压力调节容量控制通气（PRVCV）、容量支持通气（VSV）模式等，则将两者的长处集于一身。

（2）容积目标通气：通过正压将预定的潮气量送入呼吸道或肺内，并将压力控制在一定范围内。当达到预定的潮气量后，呼吸机停止供气，气流中断，进入屏气或直接进入呼气状态，如VCV、间歇强制通气（IMV）模式等。

二、通气模式

通气模式是指呼吸机在每一个呼吸周期中气流发生的特点，主要体现在吸气触发方式、吸-呼切换方式、潮气量大小和流速波形。通常的通气模式有如下几种。

（1）持续强制通气（continuous mandatory ventilation，CMV）：呼吸机完全替代患者自主呼吸的通气模式，包括容量控制和压力控制两种。

（2）间歇强制通气（intermittent mandatory ventilation，IMV）和同步间歇强制通气（synchronized intermittent mandatory ventilation，SIMV）：IMV 是指呼吸机按预设的呼吸频率给予CMV，也允许患者进行自主呼吸，但由于呼吸机以固定频率进行呼吸，因此可以影响患者的自主呼吸，出现人机对抗。SIMV 弥补了这一缺陷，即呼吸机预设的呼吸频率由患者触发，若患者在预设的时间内没有出现吸气动作，则呼吸机按预设参数送气，增加人机协调，在呼吸机提供的每次强制性通气之间允许患者进行自主呼吸，以达到锻炼呼吸肌的目的，是目前临床最常用的通气模式。

（3）压力支持通气（pressure support ventilation，PSV）：一种由患者自主呼吸触发，并决定呼吸频率和吸呼时间比（I/E）的通气模式。当患者的吸气努力达到触发标准后，呼吸机提供一高速气流，使气道很快达到预设的辅助压力水平，以克服吸气阻力、扩张双肺。用于有一定自主呼吸能力、呼吸中枢驱动稳定的患者或用于准备撤机的患者。

（4）持续气道正压(continuous positive airway pressure,CPAP)：CPAP 是指气道压在吸气相和呼气相都保持相同水平的正压。由于气道处于持续正压状态，可以防止肺与气道萎缩，改善肺顺应性，减少吸气阻力。

第三节　呼吸机的使用和护理

一、呼吸机的使用

1. 人机连接方式

（1）气管插管：气管插管按路径不同分为经口和经鼻气管插管两种途径，两者的优缺点见表 12-1。

表 12-1　经口和经鼻气管插管优点及缺点

	经 口 插 管	经 鼻 插 管
优点	易于插入，适用于急救 管腔大，便于吸痰，气道阻力小	不通过咽喉部三角区，不刺激咽反射 患者易于接受，可在清醒状态下进行 可留置较长时间，一般 7～14 天，最长可达 2 个月 易于固定，不易脱出，便于口腔护理
缺点	容易移位、脱出 不易耐受，不宜长时间使用，一般留置 3～7 天 不便于口腔护理 可引起牙齿和口腔出血	管腔较小，吸痰不方便 不易迅速插入，不宜用于急救 易发生鼻出血、鼻骨折 可并发鼻窦炎、中耳炎等

（2）气管切开：利用气管切口的方式在气管上造口并置入气管套管，适用于需长期使用机械通气或头部外伤、上呼吸道狭窄或阻塞、解剖无效腔占潮气量比例较大而需使用机械通气者。缺点：①创伤较大，可发生切口出血或感染；②操作复杂，不适用于紧急抢救；③对护理要求较高，且痊愈后颈部留有瘢痕，可能造成气道狭窄等。一般不作为机械通气的首选。

2. 呼吸机使用前的检查
呼吸机使用前要先接通气源和电源，检查好外部管道和模拟肺，接通电源试机，观察机器有无故障，管道有无漏气，参数能否根据需要设置，参数显示是否准确，并运行 30 min 左右，查看设置参数和显示参数是否一致，是否稳定，有无漂移，以便决定机器是否可以使用。

（1）气密性检查：接上呼吸机的气源，连接好患者外部管道，包括湿化器，设定强制通气方式，将吸气时间设为最大，压力设在工作压力以上，测试时用手堵住 Y 形管的出口，观察气道压力表，如果气密性好，气道压力表在吸气相表头指针应保持基本恒定，如有漏气则指针会下降。

（2）气源供气检查：将呼吸及管路连接好，接上模拟肺，设定需要的每分通气量、潮气量，然后用控制通气方式通气，观察呼吸机工作压力有无下降，如果压力表下降幅度很大，超过 5%，则需要进一步检查气源。

（3）呼吸机设置参数检查：主要检查各种报警，如压力上、下限报警，窒息报警和触发灵敏度等实际值与设置值是否一致。

3. 呼吸机使用步骤

（1）根据呼吸机种类不同按照说明书安装，将湿化器安装在湿化器架上，倒入无菌蒸馏水至所需刻度，呼吸机管道按照送气、呼气的顺序连接好并接好温度传感器和二氧化碳浓度探头。

（2）连接好呼吸机主机、空气压缩泵、湿化器电源并开机。

（3）连接好氧源及压缩空气（或开压缩机开关）。

（4）根据病情调节好呼吸机的各参数，确定各报警限。

（5）调节湿化器，试机并确认呼吸机工作状态。

（6）随时监测患者心率、心律、血压、血氧饱和度、潮气量、每分通气量、呼吸频率及气道压力等变化。

（7）听诊双肺呼吸音，检查通气效果，30 min 后进行血气分析并根据结果调整通气参数。

二、呼吸机参数的设置

1. 吸入氧分数（fraction of inspired oxygen，FiO_2）   选择范围 $21\% \sim 100\%$，但当 FiO_2 大于 50% 时，应警惕氧中毒。因此调节 FiO_2 的原则是在保证氧合的前提下，尽量使用较低的 FiO_2。

2. 潮气量（TV）   为避免呼吸机相关肺损伤的发生，目前倾向于选择较小的潮气量，一般 $8 \sim 10$ mL/kg。

3. 呼吸频率（RR）   与潮气量配合以保证足够的每分通气量。根据病情选择。阻塞性通气障碍的患者宜用缓慢的频率，一般 $12 \sim 20$ 次/分，有利于呼气；而 ARDS 等限制性通气障碍的患者选用较快的 RR，配以较小的潮气量，有利于减少由克服弹性阻力所做的功和对心血管系统的不良影响。

4. 吸呼时间比（I/E）   一般为 $1/2$，阻塞性通气障碍的患者可延长呼气时间，使 I/E 小于 $1/2$，有利于气体排出；而 ARDS 患者可增大 I/E，甚至采用反比通气（$I/E > 1$，即吸气时间长于呼气时间）。

5. 呼气末正压通气（PEEP）   为避免因胸腔内压上升而致回心血量减少，心排血量下降，因此需选择使肺顺应性和氧运输达到最大、FiO_2 达到最低、对循环无不良影响的最小 PEEP 值。一般在 $5 \sim 10$ cmH_2O 左右。

三、常见并发症

1. 呼吸机相关肺损伤（ventilator-induced lung injury，VILI）   包括气压-容积伤、剪切伤和生物伤。VILI 的典型临床表现包括纵隔气肿、皮下气肿、气胸、张力性肺大疱等，早期表现常难以发现，临床上强调观察和预防 VILI 的发生。

2. 呼吸机相关肺炎（ventilator associated pneumonia，VAP）   机械通气患者常见的并发症，占机械通气患者的 $10\% \sim 48\%$，是最常见的医院内感染，可成为机械通气失败的主要原因，并且是 ICU 患者的重要死因。VAP 的危险因素包括严重头颈部外伤、气管切开、多次中心静脉插管、肠内营养等。

3. 氧中毒   长时间吸入高浓度氧气使体内氧自由基产生过多，导致组织细胞损伤和功能障碍，称为氧中毒。主要表现为呼吸系统毒性作用，通常在吸入 $FiO_2 > 50\%$ 的氧气 $6 \sim 30$ h 后患者出现咳嗽、胸闷、PaO_2 下降等表现，$48 \sim 60$ h 后可致肺活量和肺顺应性下降，X 线胸片可出现斑片状模糊浸润影,因此,应尽早将 FiO_2 降至 50%以下。

4. 呼吸性碱中毒 当辅助通气水平过高,或采用辅助控制通气模式的患者自主呼吸频率过快时可导致过度通气,出现呼吸性碱中毒,对于 Ⅱ 型呼吸衰竭的患者应特别注意。

5. 血流动力学紊乱 持续正压通气可使胸腔内压力升高,回心血量减少,从而导致心排血量减少,血压下降。

6. 气管-食管瘘 由气囊压迫所致。

7. 呼吸机故障所致的并发症

(1)气管插管脱出和管道脱开:最常见且比较严重的故障。患者可因自主呼吸过弱或因带呼吸机管道呼吸,无效腔过大,形成严重的重复呼吸而窒息。气管导管脱出最常见的原因是患者自己将气管插管拔除,少数患者可由导管固定不牢、躁动和头颈部活动幅度过大或医护人员操作不当引起。管道脱开最常见的位置为 Y 形管与气管插管或气管切开套管之间的连接处。

(2)气管插管滑入右主支气管:可因各项操作、搬动患者、患者自身的活动或固定不当等导致气管插管过深,滑入右侧主支气管,造成单纯右肺通气,导致右肺高容通气造成气压-容积伤,而左肺无通气造成肺不张。

(3)人工气道堵塞:常因黏痰、痰痂、呕吐物堵塞所致,也可因导管套囊滑脱堵塞而引起,导致通气不足甚至窒息。

(4)呼吸机管道堵塞:呼吸机管道可因积水、扭曲、连接不当或单向活瓣方向装反等原因造成堵塞,如不及时处理即可造成窒息。

(5)其他:包括断电、呼吸切换障碍、机械故障等。

四、人机对抗的对策

1. 争取患者积极合作 对于神志清楚的患者,在应用呼吸机之前应详细说明治疗的目的、意义、方法及合作的要求,力争患者积极配合治疗。

2. 逐渐过渡 对于呼吸急促、躁动不安、不能合作的患者,可采取以下两种方法之一,逐渐过渡到机械通气。

(1)利用简易呼吸器接于患者,按其自发呼吸的频率及幅度手工辅助呼吸,并逐渐增大挤压的气量。待缺氧和高 $PaCO_2$ 渐缓解,且 $PaCO_2$ 降到一定的程度,并通过肺的黑-白氏反射,使呼吸中枢受到抑制,自发呼吸减弱至消失。然后接用呼吸机,并调整到适当的参数。

(2)将呼吸机接于患者后,先采用慢频率3~5 次/分,低潮气量5~6 mL/kg 辅助呼吸,随着患者的适应,逐渐增加频率和潮气量,最后达到预定的参数。一般开始应用呼吸机时先不加用 PEEP,可用 100%氧吸入 5~10 min,以利于自主呼吸。

3. 排除患者以外的原因 应用呼吸机前要检查呼吸机的管道安装是否有误、接口是否紧闭、呼气活瓣是否开放灵活、PEEP 是否放在零位等。在用呼吸机中发生人机对抗,不能够确定是否原因出在患者以外时,应先停用呼吸机,用简易呼吸器暂替代,查明呼吸机本身的原因。

4. 针对原因处理

(1)对于因呼吸机耗氧增加及 CO_2 产生增多引起的人机对抗,可通过适当增加呼吸机通气量和 FiO_2,调节吸气速度、I/E、PEEP 值等来解决。

(2)对于烦躁、疼痛、精神紧张引起的对抗,可给予镇静、止痛剂。如安定 0.2~0.4 mg/kg静脉注射、吗啡 5~10 mg 静脉注射、哌替啶 25~50 mg 静脉注射等。

（3）对于痰阻塞、管道不畅者，应给予吸痰等处理。

（4）对于气胸、肺不张引起的人机对抗，应对症处理。

（5）对于气管内刺激呛咳反射严重的患者，除了给予镇静剂外，可向气管内注入1%地卡因1～2 mL或2%～4%利多卡因1～2 mL，行表面麻醉。

（6）选用适当的通气方式：SIMV、SIMV＋PSV、CPAP不易发生人机对抗，而间歇正压通气（IPPV）容易发生。

（7）选用同步性能好的呼吸机，流速触发比压力触发灵敏度高，不易发生人机对抗。

五、呼吸机报警参数

设置警报参数可以保证呼吸机使用的安全，常用的报警参数如下。

1. 无呼吸报警 当过了预设时间（通常为10～20 s）而呼吸机未感知到呼吸时，无呼吸报警即启动，可能的情况有呼吸机管路脱开、气道或管道阻塞、患者无呼吸努力等。

2. 高呼吸频率报警 当患者自主呼吸过快时，需及时处理，防止过度通气。

3. 低容量报警 当呼出气体量少于预设水平时报警。

4. 压力限制报警 此参数既作为报警参数，又可确保预防两肺压力过高。患者的吸气峰压一般为15～20 cmH$_2$O，有时可达到30 cmH$_2$O，吸气峰压过高容易造成肺的气压伤，并对循环产生不良影响，因此需设置压力上限报警，通常设置在高于患者的吸气峰压。

六、应用呼吸机患者的护理

（一）气管插管和机械通气的准备

1. 确保氧供 多数需进行机械通气的患者常在紧急情况下实施，患者常处于严重低氧血症甚至生命垂危状态，因此在等待气管插管建立人工气道和机械通气之前，需保持气道通畅（体位或放置口咽通气道），如普通高浓度氧疗不能使患者的PaO$_2$或SaO$_2$达到维持生命的水平，需用面罩和简易呼吸器接100%的纯氧进行手动通气，以维持适当氧供和通气，确保生命安全。

2. 物品准备 床边备齐气管插管用品、呼吸机，呼吸机用供氧、供气设备，抢救车、吸引器，确保用物完整、功能良好。按规章连接呼吸机导管，并接模拟肺，开机检查呼吸机功能完好后，按病情需要和医嘱设置通气参数。

3. 患者准备

（1）心理准备：由于严重呼吸困难、生命垂危、对机械通气的效果和安全性不了解等因素，清醒患者常有焦虑和恐惧心理，因此，需用简单易懂的语言向患者解释气管插管和机械通气的重要性，并指导患者如何配合及如何以非语言方式表达其需要。有家属在场时，需注意向家属进行必要的解释，缓解家属的焦虑情绪。

（2）体位准备：将床头移开距墙60～80 cm，取下床头板，使插管医生能够站在患者的头侧进行气管插管操作。给患者取平卧位，去枕后仰，必要时肩下垫小垫枕，使口轴线、咽轴线和喉轴线尽量呈一直线。

4. 气管插管时的配合

（1）监测：监测患者的生命体征和缺氧状况，注意有无心律失常和误吸发生。

（2）确保通气和氧供：如插管时间超过30 s尚未成功，需提醒插管医生暂停插管，用简易呼吸器和面罩进行人工给氧和人工通气，防止因严重低氧血症导致心搏、呼吸骤停。

（3）吸痰：插管过程中的分泌物影响插管和通气时，应及时协助吸引。

（4）判断气管插管位置：气管插管插入后，需立即检查气管插管的位置是否正确、恰当。最常用的方法是听诊法，用简易呼吸器加压送气，先听诊胃部是否有气过水声（如有，说明误插入食管），需防止反复送气听诊造成胃过度充气。如无气过水声，再听诊双肺有无呼吸音、是否对称。判断气管插管位置最准确的方法是监测呼出二氧化碳波形的改变。

（5）固定和连机：确保气管插管位置正确后，放入牙垫，妥善固定插管，清除气道内分泌物，接上呼吸机开始机械通气。测量插管末端到牙齿的距离，并记录。

（6）X线胸片证实插管位置：患者的通气和氧供得到保障后，需拍摄床边X线胸片，确定插管位置是否在隆突上1～2 cm。

（二）机械通气患者的护理

主要包括监测和评价患者对呼吸机的反应、安全管理机械通气系统、预防并发症、满足患者的基本需要。

1. 患者监护

（1）呼吸系统：①监测血氧饱和度以了解机械通气的效果。②监测有无自主呼吸，自主呼吸与呼吸机是否同步，呼吸的频率、节律、幅度、类型及两侧呼吸运动的对称性；开始应每隔30～60 min听诊肺部，如一侧胸廓起伏减弱、呼吸音消失，可能为气管插管过深造成单侧肺（常为右侧）通气；也可能为并发气胸。③呼吸道分泌物：仔细观察分泌物的色、质、量和黏稠度，为肺部感染的治疗和气道护理提供主要依据。④胸部X线检查：可及时发现肺不张、VILI、VAP等机械通气引起的并发症，亦可了解气管插管的位置。⑤血气分析：监测机械通气治疗效果最重要的指标之一，有助于判断血液的氧合状态、指导呼吸机参数的合理调节和判断机体酸碱平衡情况，结合呼吸状态的监测可判断肺内气体交换情况。⑥呼气末CO_2浓度：用于评价通气效果。呼出气CO_2浓度在呼气末最高，接近肺泡气水平。如呼气末CO_2浓度为4.5％～5％，表示通气恰当；<4.5％为通气过度；>5％则表示通气不足。

（2）循环系统：正压通气使肺扩张可反射性引起副交感神经兴奋、心排血量下降，导致血压下降，心率加快，甚至心律失常。因此，机械通气的患者应注意监测心率、心律和血压的变化。

（3）体温：机械通气的患者因感染机会增加，常可并发感染，使体温升高。由于发热又可增加氧耗和CO_2的产生，故应根据体温升高的程度酌情调节通气参数，并适当降低湿化器的温度以增加呼吸道的散热作用。

（4）意识状态：机械通气后患者意识障碍程度减轻，表明通气状况改善；若有烦躁不安、自主呼吸与呼吸机不同步，多为通气不足；如患者病情一度好转后突然出现兴奋、多语甚至抽搐应警惕呼吸性碱中毒。

（5）皮肤、黏膜：观察气管插管或气管切开周围皮肤、黏膜的颜色、疼痛情况、皮肤刺激征象和局部引流情况，及时发现并处理口腔溃疡、继发性真菌感染或伤口感染。注意皮肤的色泽、弹性及温度，了解缺氧和CO_2潴留改善情况，如皮肤潮红、多汗、浅表静脉充盈，提示仍有CO_2潴留；观察有无皮下气肿，出现时常与气胸、气管切开有关。

（6）腹部情况：可因气囊漏气使气体反流入胃或长时间卧床不动、使用镇静剂或低钾血症等造成肠蠕动减慢，导致腹胀，应观察有无腹部胀气和肠鸣音减弱。腹胀严重需遵医嘱给予胃肠减压。同时要观察呕吐情况，若呕吐咖啡色胃内容物或出现黑便，要警惕应激性溃疡引起上消化道出血。

（7）液体出入量：观察和记录24 h液体出入量，如尿量增多，水肿逐渐消退，说明经机械通气后低氧血症和高碳酸血症缓解，肾功能改善。若尿量减少或无尿，要考虑体液不足、低血压和肾功能不全等原因。

2. 呼吸机参数及功能的监测 定时检查呼吸机各项通气参数是否与医嘱要设定的参数值相一致、各项报警参数的设置是否恰当，报警器是否处于开启状态。报警时，及时分析报警的原因并进行及时有效的处理。如气道压力突然升高常见于咳嗽、痰液过多或黏稠阻塞气道，或输入气体管道扭曲、受压等；气道压力过低报警多与气体管道衔接不紧、气囊漏气或充盈不足有关。

3. 气道护理

(1) 吸入气体的加温和湿化：气管插管或气管切开的患者失去了上呼吸道的加温、湿化功能，因此机械通气时需使用加温加湿器，维持吸入气体的温度在 32～36 ℃，相对湿度 100%。常用蒸汽加温湿化的方法，即将水加热后产生蒸汽混入吸入气中，达到加温和加湿作用，一般呼吸机均有此装置。注意湿化罐内只能加无菌蒸馏水，禁用生理盐水或加入药物，因为溶质不蒸发，将在罐内形成沉淀。湿化罐内水量要恰当，尤其要注意防止水蒸干。

(2) 吸痰：应及时通过机械吸引清除气道内分泌物，吸引频率根据分泌物量决定。每次吸痰前后应给予高浓度（$FiO_2 > 70\%$）氧气吸入 2 min，1 次吸痰时间不超过 15 s。

(3) 呼吸治疗：①雾化吸入：通过呼吸机本身雾化装置，雾化给予 β_2 受体激动剂和糖皮质激素等药物，以扩张支气管。②气管内滴入生理盐水或蒸馏水，以稀释和化解痰液。每次注入液体量不超过 3～5 mL，每 30～60 min 1 次。③定期翻身扣背，促进痰液引流，预防肺部并发症的发生。

(4) 气囊充、放气：如气管插管不使用高容低压套囊，需定时放气，防止气囊压迫气管黏膜过久，影响血液循环，造成黏膜损伤，甚至坏死。一般每 6～8 h 放气 1 次，放气时，先抽吸气道内分泌物，再缓慢抽吸囊内气体，尽量减轻套囊压力，每次放气 5～10 min 后再充气。气囊充气要恰当，维持在 20～25 mmHg。充放气时应注意防止插管脱出，充气完成后应确保固定良好，测量末端到牙齿的距离，并与原来的数据比较。

(5) 气管切开的护理：每天更换气管切开处敷料和清洁气管内套管 1～2 次，防止感染。

(6) 防止意外：①妥善固定，防止移位、脱出：气管插管或气管切开套管要固定牢固，每天测量和记录气管插管外露的长度。②及时倾倒呼吸机管道中的积水，防止误吸入气管内引起呛咳和肺部感染。

4. 生活护理 机械通气的患者完全失去生活自理能力，需随时评估并帮助患者满足各项生理需要，如采用鼻饲供给足够的热量，不限水的患者需补足够的水分，做好口腔护理、皮肤护理和排泄护理。

5. 心理社会支持 机械通气患者常会产生无助感，可以加重焦虑，降低对机械通气的耐受性和人机协调性，易发生人机对抗。对意识清醒的患者，应主动关心患者，与其交流，帮助患者学会应用手势、写字等非语言沟通方式表达其需求，以缓解焦虑和无助感，增加人机协调。

第四节 呼吸机的撤离

一、撤离指征

机械通气的撤离简称撤机，是指由机械通气状态恢复到完全自主呼吸的过渡过程。当患者需要进行机械通气的病理基础已基本去除、心血管功能稳定、自主呼吸能维持机体适当的通气时可考虑撤机。对于机械通气时间较长的患者,撤机是一个比较艰难的过程,在撤机前须做好充分的准备,积极创造条件,并通过评估患者的呼吸泵功能和气体交换功能把握撤机时机。

二、撤离呼吸机的方法

撤机的方法包括 T 管间断脱机、CPAP 方式间断脱机、SIMV 方式撤机和 PSV 方式撤机。撤机过程中需严格执行撤机方案,严密观察患者的撤机反应,确保撤机过程的安全。

三、撤离呼吸机的护理

撤机护理是指从准备停机开始,直到完全停机、拔除气管插管(气管切开除外)和拔管后一段时间的护理,做好本阶段的护理可帮助患者安全地撤离呼吸机。

1. 帮助患者树立信心 长期接受呼吸机治疗的患者,由于治疗前病情重,经治疗后病情缓解,患者感觉舒适,对呼吸机产生依赖心理,故非常担心停用呼吸机后病情会反复,精神十分紧张。为此,撤机前要向患者(必要时包括家属)解释撤机的重要性、必要性和安全性。

2. 按步骤有序撤机

(1) 调整呼吸机参数:如逐渐减少进气量、进气压力及 FiO_2。

(2) 间断使用呼吸机或调节呼吸机模式:如可选用 SIMV、PSV 等,锻炼呼吸肌,帮助患者恢复呼吸功能,要特别注意循序渐进,不可操之过急。

(3) 撤机:当患者具备完全撤离呼吸机的能力后,需按 4 个步骤(撤离呼吸机—气囊放气—拔管(气管切开除外)—吸氧)进行。

3. 呼吸机的终末消毒与保养 呼吸机使用后要按要求进行拆卸,彻底清洁和消毒,然后再按原有结构重新安装调试备用。

小结

本章讲述了机械通气的概述、机械通气方式、呼吸机的使用和护理及呼吸机的撤离。要求学生掌握应用呼吸机患者的护理,包括气管插管和机械通气的准备、机械通气患者的护理,护理过程中要注意患者监护、呼吸机参数及功能的监测、气道护理、生活护理及心理社会支持,帮助患者逐步适应呼吸机治疗,减少人机对抗,早日撤离呼吸机。

(胡 静)

思考题

一、简答题

1. 呼吸机使用步骤包括哪些?

2. 呼吸机辅助呼吸时,患者的监测包括哪些?

3. 如何针对原因处理人机对抗?

二、案例分析题

患者,女,68 岁。因乙状结肠癌择期手术在全麻下行乙状结肠癌根治术,术后 3 天合并肺部感染。血气分析:pH 7.301,$PaCO_2$ 45.3 mmHg,PaO_2 55 mmHg,剩余碱(BE) −4.5,患者神志模糊,躁动不安,呼吸急促(40 次/分),不能平卧,给予持续低流量吸氧后症状未见好转,复查血气分析:pH 7.281,$PaCO_2$ 55 mmHg,PaO_2 50 mmHg,BE −5,给予气管插管,呼吸机辅助呼吸。

（1）机械通气期间在护理过程中注意监护哪些内容？

（2）如何进行气道护理？

（3）出现人机对抗时如何处理？

第十三章　多器官功能障碍及衰竭的护理

学习目标

识记：多器官功能障碍综合征的概念、临床特征。

理解：多器官功能障碍及衰竭的病因与发病机制、诊断及治疗。

应用：为多器官功能障碍及衰竭的患者提供有效的护理措施。

导学案例

患者，男，41岁，因车祸受伤，昏迷、血压下降急救收治入院，入院诊断失血性休克、颅骨骨折、脑挫裂伤、左胫腓骨粉碎性骨折，来院后积极进行抢救治疗，伤者第3天出现血压监测不到，P 170次/分、PaO_2 41 mmHg，深昏迷，皮肤无黄染，眼睑及身上可见散在淤斑，针眼处为甚，浅表淋巴结不大，双眼球结膜充血，小片状出血，双肺呼吸音粗，可闻及少量中小水泡音，心律齐，未闻及杂音，腹平，腹肌稍紧，全腹压痛，剑突下压痛明显，肝脾触诊不满意，肝区叩痛阳性，肠鸣音活跃。请问：

1. 根据该患者的表现，目前应补充的诊断是什么？
2. 该患者的诊断依据是什么？
3. 该患者的护理要点是什么？

第一节　概　　述

多器官功能障碍综合征（multiple organ dysfunction syndrome，MODS）是指机体在严重创伤、休克、感染等急性损伤因素打击下24 h后同时或序贯出现2个或2个以上与原发病损有或无直接关系的系统或器官的可逆性功能障碍。

1973年Tilney首先提出了"序贯性系统功能衰竭"的概念，即在严重的创伤、休克或感染等情况下，最初并未被累及的器官或远距离器官可以发生功能衰竭，当初命名为多器官功能衰竭（multiple organ failure，MOF）。随着临床和基础医学的发展，20世纪90年代以来已将MOF改名为MODS，而MOF则视为MODS的终末阶段。在严重的情况下MODS和MOF同时发生，MODS和MOF是疾病的同一连续过程的不同部分，MODS可以进展为MOF，也可以逆转，故应在器官功能障碍之初，尽早进行治疗干预。

一、MODS 的临床类型

1. 速发型 速发型是指原发急症在发病 24 h 后有 2 个或更多的器官或系统同时发生功能衰竭,如急性呼吸窘迫综合征(ARDS)+急性肾衰竭(ARF),ARDS+ARF+急性肝功能衰竭(AHF),弥散性血管内凝血(DIC)+ARDS+ARF。此型发生多由于原发病为急症并甚为严重者。对于 24 h 内因器官衰竭死亡者,一般只归于复苏失败,而不作为 MODS。

2. 迟发型 迟发型是先发生一个重要器官或系统的功能障碍,如心功能障碍、肺功能障碍、肾功能障碍,经过一段较稳定的维持时间,继而发生更多的器官、系统功能障碍,此型多见于继发感染或存在持续的毒素或抗原。

二、MODS 的临床特征

MODS 具有特征性表现:①发病前器官功能正常或器官功能受损但处于相对稳定的生理状态。②从初次打击到器官功能障碍有一定间隔时间,常超过 24 h。③衰竭的器官往往不是原发致病因素直接损害的器官,而发生在原发损害的远隔器官。④器官功能障碍的发生呈序贯性,最先受累的器官常见于肺和消化器官。⑤病理变化缺乏特异性,以细胞组织水肿、炎症细胞浸润和微血栓形成为主,在 MODS 死亡过程中,30%以上尸检无病理改变,器官病理损伤和功能障碍程度不相一致。⑥病情发展迅速,一般抗感染、器官功能支持或对症治疗效果差,死亡率高。⑦器官功能障碍和病理损害是可逆的,治愈后器官功能可望恢复到病前状态,不遗留并发症,不复发。⑧感染、创伤、休克、急性脑功能障碍(心搏、呼吸骤停复苏后的急性大面积脑出血)等是其主要病因。

三、诱发 MODS 的高危险因素

MODS 的发生主要取决于致病原因,但 MODS 诱发因素甚为重要,常见诱发 MODS 的高危因素见表 13-1。

表 13-1 诱发 MODS 的主要高危因素

高 危 因 素	高 危 因 素
复苏不充分或延迟复苏	营养不良
持续存在感染灶尤其双重感染	肠道缺血性损伤
持续存在炎症病灶	外科手术意外事故
基础脏器功能失常	糖尿病
年龄≥55 岁	糖皮质激素应用量大,时间长
嗜酒	恶性肿瘤
大量反复输血	使用抑制胃酸药物
创伤严重度评分(ISS)≥25 分	高血糖、高血钠、高渗血症、高乳酸血症

第二节　多器官功能障碍及衰竭的病因与发病机制

一、病因

1. 组织损伤　严重创伤、大手术、大面积深部烧伤及病理产科。

2. 感染　为主要病因,尤其脓毒血症、腹腔脓肿、急性坏死性胰腺炎、肠道功能紊乱、肠道感染和肺部感染等较为常见。

3. 休克　尤其创伤失血性体克和感染性休克。凡导致组织灌注不良,缺血缺氧均可引起MODS。

4. 心搏、呼吸骤停后　造成各脏器缺血、缺氧,而复苏后又可引起"再灌注"损伤,同样可诱发 MODS。

5. 其他　过量输液、大量输血、营养不良、某些医源性因素。

二、发病机制

1. 微循环障碍学说　严重创伤、休克、感染等均可导致有效循环血量不足,心排血量降低,组织灌注不足,使心、肺、脑、肾等重要器官缺血、缺氧,导致微循环障碍。表现为微循环处于淤血状态,血流淤滞导致组织缺氧出现代谢性酸中毒,进而诱发血管内凝血及微血栓形成。由于组织器官严重缺氧及酸中毒,既可损伤血管内皮细胞功能,又可导致血管舒张功能障碍,使血管通透性增加,造成广泛组织水肿,破坏细胞溶酶体的稳定性,导致溶酶体膜破裂释放溶酶而使细胞自溶坏死,最终导致全身各组织器官功能障碍甚至衰竭。

2. 代谢改变学说　机体受到外援性微生物和非微生物如钝器伤或锐器伤、大手术、胰腺炎等侵袭时,机体细胞、器官和组织对外界刺激做出一种全身炎症和高代谢反应,生成细菌毒素、细胞因子、花生四烯酸盐等代谢产物,引起全身性炎症反应综合征(SIRS),系统炎症反应会使代谢改变,包括基础代谢率增高、蛋白质和脂肪大量分解、负氮平衡、高血糖、肝糖生成增加。基础代谢率超过正常状态的 115%,耗氧增加,处于高代谢状态。危重患者丙酮酸脱氢酶活性下降,导致丙酮酸向丙氨酸及乳酸转换增多,即使没有低氧血症,血液乳酸水平也会增高,同时氨基酸和乳酸增多刺激肝脏糖原异生作用增强,脂肪代谢增高。创伤和感染的最初 10 天内大多数蛋白质丢失发生在骨骼肌,在稍晚时主要发生原因是蛋白质降解增多。几乎所有细胞都在高代谢反应中发生功能改变,其中免疫细胞、肝细胞、肠细胞和肌肉细胞的功能改变较多。最终机体细胞数逐渐减少,发生多器官功能障碍和衰竭。

3. 缺血再灌注和自由基学说　缺血再灌注和自由基学说也是导致 MODS 的重要机制之一。MODS 的自由基学说主要包括 3 方面:①氧输送不足导致组织细胞直接的缺血缺氧性损害;②缺血再灌注促发自由基大量释放;③白细胞与内皮细胞的互相作用,导致组织和器官损伤,最终发生 MODS。从根本上来看,自由基学说也是炎症反应学说的重要组成部分。缺血再灌注学说图解见图 13-1。

4. 炎症失控学说　由于机体受到创伤、休克或感染刺激而产生的炎症反应过于强烈以致失控,从而损伤自身细胞。当机体受细菌毒素或创伤刺激,机体巨噬细胞、单核细胞、中性粒细胞等释放细胞因子和大量炎症介质,使机体发生血管内皮细胞炎性反应,通透性增强,凝血与纤溶异常,心肌抑制,血管张力失控,导致全身内环境紊乱,产生的炎症反应过于强烈以致失

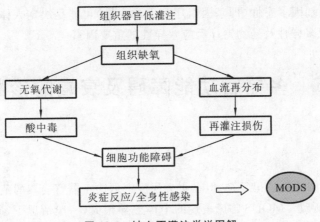

图 13-1　缺血再灌注学说图解

控,从而损伤自身细胞发生多器官障碍和衰竭。

5. 细菌和内毒素移位　正常情况下肠黏膜及淋巴组织起重要屏障作用,肠腔细菌及内毒素不能透过肠黏膜屏障进入血液循环。严重创伤、休克、感染等应激状态下胃肠黏膜供血不足,屏障功能受损,使大量细菌和内毒素吸收入血形成肠源性内毒素血症,介导引发全身炎症反应,最后导致 MODS 形成。

6. 二次打击或双相预激　1985 年 Dietch 提出 MODS 的二次打击学说,将创伤、感染、烧伤、休克等早期直接损伤作为第一次打击,第一次打击所造成的组织器官损伤是轻微的,虽不足以引起明显的临床症状,但最为重要的是,早期损伤激活了机体免疫系统,尽管炎症反应的程度轻微,但炎症细胞已经动员起来,处于预激活状态。此后如病情稳定,则炎症反应逐渐缓解,损伤组织得以修复。如病情进展恶化或继发感染、休克等情况,则构成第二次或第三次打击。第二次打击使已处于预激活状态的机体免疫系统爆发性激活,大量炎症细胞活化、炎症介质释放,结果炎症反应失控,导致组织器官的致命性损害。第二次打击强度本身可能不如第一次打击,但导致炎症反应的爆发性激活,往往是致命的。当第一次打击强度足够大时,可直接强烈激活机体炎症反应,导致 MODS,属于原发性 MODS。但大多数 MODS 是多元性和序贯性损伤的结果,并不是单一打击的结果,这类 MODS 属于继发性 MODS(图 13-2)。

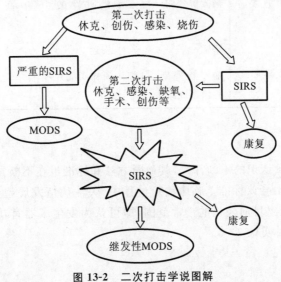

图 13-2　二次打击学说图解

7. 基因调控 基因多态性(即基因组序列上的变异)可能是决定人体对应激打击易感性和耐受性、临床表现多样性及药物治疗反应差异性的重要因素。

第三节　多器官功能障碍及衰竭的诊断标准

一、临床表现

尽管 MODS 的临床表现很复杂,但在很大程度上取决于器官受累的范围及损伤是由一次打击还是多次打击所致。MODS 临床表现的个体差异很大,一般情况下,MODS 病程为 14~21 天,并经历 4 个阶段。每个阶段都有其典型的临床特征(表 13-2),且发展速度极快,患者可能死于 MODS 的任何一个阶段。

表 13-2　MODS 的临床分期和特征

	第 1 阶段	第 2 阶段	第 3 阶段	第 4 阶段
一般情况	正常或轻度烦躁	急性面容,烦躁	一般情况差	濒死感
循环系统	容量需要增加	高动力状态,容量依赖	休克,心输血量下降,水肿	血管活性药物维持血压,水肿,SvO_2 下降
呼吸系统	轻度呼吸性碱中毒	呼吸急促,呼吸性碱中毒,低氧血症	严重低氧血症,ARDS	高碳酸血症,气压伤
肾脏	少尿,利尿剂反应差	肌酐清除率下降,轻度氮质血症	氮质血症,有血液透析指征	少尿,血液透析时循环不稳定
胃肠道	胃肠胀气	不能耐受食物	肠梗阻,应激性溃疡	腹泻,缺血性肠炎
肝脏	正常或轻度胆汁淤积	高胆红素血症,PT延长	临床黄疸	转氨酶升高,严重黄疸
代谢	高血糖,胰岛素需要量增加	高分解代谢	代谢性酸中毒,高血糖	骨骼肌萎缩,乳酸酸中毒
中枢神经系统	意识模糊	嗜睡	昏迷	昏迷
血液系统	正常或轻度异常	血小板降低,白细胞增多或减少	凝血功能异常	不能纠正的凝血障碍

二、诊断

随着人们对 MODS 认识的不断深入,其诊断方法和标准也在不断发生变化,目前,国内常见的标准有 1995 年庐山会议标准。临床治疗过程中,关注病情发展趋势更为重要,只要患者器官功能不断恶化并超出目前公认的正常范围,即可认为发生了器官功能不全。器官功能障碍、功能衰竭的标准具体见表 13-3。

表 13-3 器官功能障碍、功能衰竭的标准

器官或系统	功能障碍	功能衰竭
肺	低氧血症需机械呼吸支持3~5天	进行性 ARDS,需呼气末正压通气(PEEP)>0.981 kPa(10 mmH₂O)和 FiO₂>50%
肝	血清胆红素≥34 μmol/L,AST、ALT 等不少于正常2倍	临床黄疸,胆红素≥272 μmol/L
肾	少尿≤479 mL/24 h,或肌酐上升≥170 μmol/L	需肾透析
肠、胃	腹胀、不能耐受口进饮食>5天	应激性溃疡需输血,无结石性胆囊炎
血液	PT 和部分凝血激活酶时间(PTT)增长>25%或血小板<50×10⁹~80×10⁹/L	DIC
中枢神经	意识混乱,轻度定向力障碍	进行性昏迷
心血管	射血分数降低或毛细血管渗透综合征	心血管系统对正性血管和心肌药物无反应

第四节 多器官功能障碍及衰竭的临床综合治疗对策

一、早期液体复苏与控制治疗原发病、清除氧自由基

1. 早期液体复苏 一旦确诊,立即采用多条静脉通路进行及时、快速、足量的液体复苏,6 h 内达到复苏目的,CVP 0.78~1.18 kPa(8~12 cmH₂O),平均动脉压≥8.7 kPa(65 mmHg),尿量≥0.5 mL/(kg‧h),中心静脉或混合静脉血氧饱和度≥0.7。

2. 有效控制和处理原发病 控制原发病是 MODS 治疗的关键,应及时有效地处理感染、创伤、休克等原发病,减少、阻断炎症介质或毒素的产生与释放,防治休克和缺血再灌注损伤。

3. 清除氧自由基,防止再灌注损伤 早期、足量使用抗氧化剂,足量是指超大剂量,常用药物及推荐剂量:维生素 C 2~10 g/d,β 胡萝卜素>800 mg/d,锌 20 mg/d,硒 40 mg/d,维生素 E 及谷胱甘肽等。

二、呼吸循环支持

迅速地及早给予保持呼吸道通畅,维持组织足够的氧供和使氧能够有效地运行,是维护多脏器功能的关键。氧疗的标准:PaO₂ 在 4.0~6.7 kPa(30~50 mmHg),SaO₂ 在 0.60~0.80 (60%~80%)时,作为必须进行氧疗的标准。

循环支持,血压下降,微循环淤血,动静脉短路开放血流分布异常,组织氧利用障碍,产生毒性代谢产物,会发生序贯肾衰竭、呼吸衰竭、凝血障碍,故应进行血流动力学监测 CVP 和 PAWP,但要注意感染性休克 CVP 和 PAWP 的不一致性。条件允许的情况下,应用升压药的患者均应留置动脉导管,监测有创血压。确定输液量和种类科学的分配,血管活性药合理搭

配,在扩容基础上联合使用多巴胺、多巴酚丁胺和酚妥拉明加硝普钠,对血压很低患者加用间羟胺。对经过充分液体复苏,并应用大量常规升压药,血压仍不能纠正的难治性休克,可应用血管加压素,但不推荐将其代替去甲肾上腺素和多巴胺,成人使用剂量为 0.014～0.040 U/min。

三、控制感染

感染可分为外源性、原发内源性和继发内源性感染。外源性感染主要是外源性微生物直接感染正常无菌器官。原发和继发内源性感染是由咽部或肠道的微生物所致。非感染因素(创伤和手术),也可引起同感染刺激一样的临床征象。

1. 合理使用抗生素 在经验性初始治疗时选择广谱高效抗生素,同时采集标本尽快明确病原菌,然后根据药敏试验的结果选择适宜的抗生素,尽早转为目标治疗,采用降阶梯治疗的策略,并注意防止菌群失调和真菌感染。

2. 局部病灶感染的控制 当感染构成对生命的主要威胁又具有手术处理适应证时,应当机立断,在加强器官功能支持的同时尽快手术。

3. 预防新的感染 尽量避免不是必需的侵入性诊疗操作,对危重症患者实行保护性措施,预防感染;检查、操作前后洗手,严格无菌操作,做好各种管道消毒、灭菌管理,仪器设备消毒管理,尽可能的阻断医源性感染;维护、增强患者的免疫功能是防治感染的重要环节;口服或灌服不经肠道吸收的抗生素,对消化道采取选择性去污染。

四、代谢营养支持治疗

代谢营养支持采用三个阶段:①第一阶段即患者处于高度应激状态,胃肠功能仍处于明显障碍时,采用完全胃肠外营养;②第二阶段病情有缓解,胃肠道功能有明显恢复时,肠内营养和肠外营养可同时进行;③第三阶段病情得到完全控制,胃肠道功能完全恢复,逐步过渡至全部应用肠内营养。代谢支持的重点是保持正氮平衡,而非普通的热量供给。

五、血液净化疗法

血液净化可有效地清除细菌内毒素及有害介质,改善组织氧合作用,处理水、电解质和酸碱平衡,清除血液循环中代谢废物,是治疗 MODS 和 MOF 患者的一个有效措施。严重感染使细胞因子等炎症介质的大量产生和释放,改变肾脏的结构和功能,细胞因子、内皮素和血小板活化因子可降低肾脏血流量和肾小球滤过率,持续血液滤过能够以对流滤出和吸附的方式清除这些炎症介质,减轻和治疗 MODS 和 MOF;对血流动力学不稳定患者,持续血液滤过能够很好地控制液体平衡;当创伤后、大手术后高钠血症时应用无肝素透析疗效较好。

六、中医中药治疗

我国学者从 MODS 的防治入手,对中医药进行了尝试。运用中医“活血化瘀”“清热解毒”“扶正养阴”的理论,采用以当归、大黄、生脉等为主方的治疗,取得了良好的临床效果。尽管其机制在目前还不能很好的用现代医学理论解释,但疗效本身能表明其学术价值。一些研究发现,上述中药具有一定的免疫调节作用,因此,中医药防治 MODS 既是中国特色,也是今后我国 MODS 研究的重要方向。

第五节 多器官功能障碍及衰竭的监测与护理

一、监测

1. 氧代谢监测 系统监测机体的氧代谢状况,需从全身、器官及细胞 3 个水平进行(表 13-4)。但是床边危重症患者的细胞水平氧代谢监测仍困难。当前主要通过监测机体氧输送有关指标、血乳酸浓度及器官功能来评价机体氧代谢状况。

表 13-4 机体氧代谢监测指标

监测水平	监测指标
整体水平	心排血量、血压、动脉和混合静脉血氧含量、氧输送和氧耗、氧摄取率、动脉血乳酸、动静脉二氧化碳分压差和 pH 值差
器官水平	器官功能、黏膜 pH 值、动脉和黏膜 pH 差值、经皮 PCO_2 与 $PaCO_2$ 差值
细胞水平	NADH/NAD 值,细胞色素 α、α_3 的还原状态,三磷腺苷,二磷腺苷,细胞内 pH 值和 PCO_2

2. 动脉血乳酸监测 机体在氧供需失衡或细胞代谢障碍时,如休克、心搏骤停、严重贫血、肝功能障碍、中毒等,丙酮酸脱氢酶活性降低,丙酮酸不能进入三羧酸循环氧化而被大量还原为乳酸,使血液和组织中乳酸蓄积。动脉血乳酸正常值为 1 mmol/L。单纯高乳酸血症不能定为缺氧。非缺氧高乳酸血症的血乳酸水平一般<3 mmol/L,乳酸与丙酮酸比≤10∶1,通常不伴有酸中毒。而缺氧所致的高乳酸血症则较严重,常伴有酸中毒。高乳酸水平可引起多种循环衰竭而导致预后不良,因此,高乳酸性酸中毒对判断休克的严重程度和复苏效果有重要价值。但由于乳酸半衰期为 30 min 至十几小时,难以反映休克和复苏的即时变化。动脉血乳酸水平监测仅能反应全身氧代谢的总体变化。

3. 混合静脉血氧饱和度监测 临床上将测量混合静脉血氧饱和度作为反映组织氧利用能力的单个最佳指标,能反映组织氧供需动态平衡。由四个因素决定,心排血量、血红蛋白浓度、动脉的氧血红蛋白饱和度、氧消耗。最常采用的是来自肺动脉或右心房的静脉血作为监测标本,它是全身静脉回流的血液。混合静脉血氧饱和度(SvO_2)作为全身组织氧合情况的总体反映,其正常值为 68%~77%,平均值为 75%。$SvO_2 = SaO_2 - VO_2/CO \times Hb \times 1.36$,$VO_2$ 为摄氧量,在低血量、心排血量下降或代谢率增加等情况下,均可见 SvO_2 明显下降,使氧摄取率(O_2ER)增加。在脓毒血症或一些以全身炎症反应为基础疾病,尽管有外周组织缺氧的其他表现,SvO_2 却往往在正常范围,则提示外周存在分流或氧利用障碍。因此,SvO_2 是全身总体氧代谢的体现,局部某些组织缺氧并不能得到敏感地反应,SvO_2 下降能肯定机体存在绝对或相对缺氧,而 SvO_2 正常却不能排除这种可能。

4. 胃肠道黏膜组织灌流监测 胃肠道血运情况能敏感地反映休克时的循环变化,是休克时最早发生血管收缩和程度最严重的内脏器官之一,而且恢复最晚。由于胃肠黏膜内 pH (intramucosal pH,pHi)值与局部灌注及氧消耗存在相同的变化趋势,因此,测量胃肠黏膜组织内酸度可作为反映灌注和氧代谢的指标。所以,pHi 值是衡量内脏低灌流的指标。缺血、缺氧是导致胃肠黏膜屏障被破坏,诱发 MODS 的最重要因素之一。pHi 值的降低对脓毒血症、MOF 的发生率和病死率有良好的预警意义。pHi 值的正常范围为 7.35~7.45。隐性代偿性休克是指不具备低血压、脉速、少尿、高乳酸血症、血流动力学异常等休克表现,但实际存在内脏器官缺血和缺氧的一种状态,在全身血流动力学指标恢复后,胃肠道仍处于缺血和缺氧状态,即处在代偿性休克状态。指导该状态复苏的方法常用 pHi 值监测。

胃肠张力的测量法是一项相对非损伤性的测量胃黏膜内 $PaCO_2$ 的技术,通过该技术可平衡胃腔内与胃黏膜层之间的二氧化碳的压力梯度。胃肠张力的测量法作为一项监测组织器官氧供的技术,该方法的测量目标是胃腔内的二氧化碳压力。$PaCO_2$ 和胃黏膜二氧化碳值的差($Pr\text{-}aCO_2$)可能比 pHi 值更为敏感,而且在反映血容量降低方面,$Pr\text{-}aCO_2$ 比传统的血流动力学监测更为敏感。

5. 细菌学监测 对患者有关部位的体液进行定时细菌和真菌学检查和药物敏感试验,包括病变处分泌物或脓液、尿液、痰液、口腔分泌物,必要时包括血液、粪便等标本。

二、多器官功能障碍及衰竭的护理

1. 病情观察 多器官功能障碍及衰竭患者病情危重变化快,密切观察体温、脉搏、呼吸、血压和神志的变化,注意观察血流动力学、漂浮导管、呼吸功能、肾功能、脑功能、胃黏膜张力计等监护设备显示的各项指标,如有异常及时通知医生,随时配合抢救。

2. 各系统器官功能衰竭的观察和护理 患者出现心力衰竭时,应注意吸入氧浓度,输液的总入量,中心静脉压和血压变化。当患者出现少尿、无尿或氮质血症,水、电解质失衡及肾衰竭时,注意观察每小时尿量,少尿期观察高钾血症和高氮血症、酸中毒,多尿期注意负氮平衡和低血钾,提高机体抗感染的能力。患者出现呼吸衰竭时协助医生及早上呼吸机或气管切开,注意呼吸机参数和人机对抗,气道湿化持续泵入 2 mL/h 并间断滴入优于持续滴入。突然发生的意识障碍或突然加重的意识障碍是脑疝的重要征兆之一,如患者血压升高、脉搏变慢、呼吸深慢的"两慢一高"是颅内压增高的典型表现,但合并休克时并不典型;细胞毒性脑水肿常发生意识障碍,轻者嗜睡,重者昏迷;血管源性脑水肿多限一侧脑半球,轻者可不出现意识障碍;弥漫性脑水肿常伴有颅内压增高,重者出现脑疝,出现意识障碍甚至昏迷。患者出现黄疸迅速加深,进行性神志改变直至昏迷,或黄疸未出现前患者有神志改变,很快陷入昏迷,并有酷似烂苹果味夹杂粪臭和血腥气味应考虑肝衰竭引起的肝性脑病。外伤和手术的患者短期内血红蛋白迅速下降,首先应考虑活动性出血,呕血和黑便是应激性溃疡导致的消化道大出血典型的表现,鼻饲患者经常观察胃液颜色,可以早期发现消化道出血。脓毒败血症、微血管病性溶血性贫血、药物性溶血性贫血均可以引起急性溶血发作,使血红蛋白在短时间内迅速下降。

3. 多器官功能障碍及衰竭的特殊体位护理 机械通气的患者应采取 45°半卧位,以防发生呼吸机相关肺炎;应用高浓度氧气或高气道平台压的 ARDS 患者,可采取俯卧位通气,增加患者氧合。俯卧位通气的原理:①肺部血流灌注重新分配;②肺部通气重新分配;③心脏加于受压肺部的压力减少。对无知觉的患者应维持正常的或轻微增高的平均动脉压,降低增高的颅内压,保证适当的脑灌注压,头部抬高 30°,并保持在中线位置以利于静脉回流。急性左心衰竭的患者取半卧位减少静脉回流。伴随意识障碍、胃排空延迟,经鼻胃管或胃造瘘管输注营养液的患者,应取半卧位,以防营养液反流和误吸。

4. 营养与热量摄入的护理 多器官功能障碍及衰竭的患者因机体处于高代谢状态,体内能量消耗大,而使患者消瘦、免疫功能受损、内环境紊乱,故保证营养至关重要。营养与热量摄入,主要是肠内营养和肠外营养。输注肠内外营养液时应注意控制营养液的浓度,从低浓度开始,如能量密度从 2.09 kJ/mL 起,渐增至 4.18 kJ/mL 或更高,以避免营养液浓度和渗透压过高而引起的胃肠道不适、肠痉挛、腹胀和腹泻；控制输液量和速度，营养液从少量开始，250～500 mL/d，在 5～7 日内逐渐达到全量，交错递增量和浓度将更有利于患者对肠道营养的耐受，输注速度以 25～30 mL/h 起，视患者适应程度逐渐加速并维持 100～120 mL/h，以输液泵控制为佳。注意温度，接近正常体温为宜。每隔 4 h 抽吸并评估胃内残留量，若胃内残留量多于 100～150 mL，应延迟或暂停输注，必要时加胃动力药物，以防胃潴留引起的反流而误吸。防止误吸应注意妥善固定喂养管、取合适体位、及时估计胃残留量，加强观察。避免营养液污染变质，营养液应现配现用，保持调配容器的清洁、无菌，悬挂的营养液在较凉快的室温下放置时间少于 6～8 h。注意并发症如吸入性肺炎、急性腹膜炎、肠道感染等发生。

5. 预防感染的护理 多器官功能障碍及衰竭的患者机体免疫功能低下，抵抗力差，极易发生院内感染。遵医嘱按时间应用抗生素；尽量减少侵入性诊疗操作；应注意呼吸道感染，做好口腔护理、气管切开的护理，吸痰时注意无菌操作，定时雾化等，做好雾化器和呼吸机管道的消毒管理。注意泌尿系统感染，按时会阴冲洗、膀胱冲洗、尿道口消毒，及时更换尿袋，按时更换尿管等。注意动、静脉导管护理，及时更换腹膜和规范消毒，注意穿刺部位有无红肿、渗出。注意皮肤感染，保持皮肤清洁，按时翻身扣背，流体膜的应用可预防和治疗压疮，3M 贴膜加用湿润烫伤膏治疗压疮可取得良好效果。

小结

本章重点讲述了多器官功能衰竭的相关知识，要求学生掌握多器官功能衰竭的监测和护理，严密监测病情变化，特别注意维持良好的呼吸、循环、胃肠、肾等多系统或器官的功能，从营养供给、体位、预防感染等途径加强对患者的护理。

（张传坤）

思考题

一、简答题

1. 简述 MODS 的发病机制。

2. 简述 MODS 诊断的标准。

二、案例分析题

患者，男，25 岁，因急性弥漫性腹膜炎伴感染性休克住院治疗。近 6 天来每日平均尿量 300～400 mL，并有头晕、恶心、呕吐、四肢无力、牙龈出血。体检：T 39 ℃、P 120 次/分、R 30 次/分、BP 150/90 mmHg。神志清楚，面色苍白，皮肤可见片状出血点及淤斑。心音弱，心律不齐。呼吸急促，有酮味，双肺底部有水泡音。全腹有压痛、反跳痛和肌紧张。血常规：WBC 31.0×10^9/L、Hb 74 g/L。尿钠 250 mmol/24 h，尿相对密度 1.010；血尿素氮 20 mmol/L。

（1）此时患者机体处于何种状态？

（2）提出护理诊断和相应护理措施。

（3）如何控制液体入量？

中英文名词对照
ZHONGYINGWEN MIINGCI DUIZHAO

A

abdomen	腹部
abrasion	擦伤
acute abdominal pain	急性腹痛
acute ethanol/alcohol poisoning	急性酒精中毒
acute myocardial infarction,AMI	急性心肌梗死
acute stress disorder,ASD	急性应激障碍
advanced cardiac life support,ACLS	进一步生命支持
airway	气道
airway,A	开放气道
alert	警觉
American heart association,AHA	美国心脏协会
asphyxia	窒息
assistance respiratory extracorporeal,AREC	体外循环辅助呼吸
automated noninvasive blood pressure,ANIBP 或 NIBP	自动无创伤性测压法
automatic external defibrillator,AED	自动体外除颤仪

B

basic life support,BLS	基本生命支持
battlefield triage	战场伤员分类
Biots	间停呼吸
blind tract wound	盲管伤
breathing	呼吸
breathing,B	人工呼吸

C

carbon monoxide,CO	一氧化碳
carboxyhemoglobin,COHb	碳氧血红蛋白
cardiac arrhythmia	心律失常
cardiac output,CO	心排血量
cardiopulmonary resuscitation,CPR	心肺复苏
cardio-pulmonary-cerebral resuscitation,CPCR	心肺脑复苏
catharsis	导泻
central venous pressure,CVP	中心静脉压
cerebral infarction	脑梗死
cerebral thrombosis	脑血栓形成
chain of survival	生存链
Cheyne-Stokes breath	潮式呼吸
circulation	循环
circulation,C	循环支持
closed bone fracture	闭合性骨折
closed internal injury	闭合性内脏伤
closed wound	闭合性创伤
clostridium perfringens	产气荚膜杆菌
concussion	震荡伤
continuous mandatory ventilation,CMV	持续强制通气
continuous positive airway pressure,CPAP	持续气道正压通气
contusion	挫伤
coronary artery bypass grafting,CABG	冠状动脉旁路移植术
corticotrophin-releasing hormone,CRH	促肾上腺皮质激素释放激素
crush injury	挤压伤
crush syndrome	挤压综合征
cuffed oropharyngeal airway,COPA	口咽通气道

D

dead on arrive,DOA	送达医院已经死亡
defibrillation,D	除颤
diabetic ketoacidosis,DKA	糖尿病酮症酸中毒
disaster medicine	灾难医学
drowning	溺死
drug	药物

dyspnea　　　　　　　　　　　呼吸困难

E

earthquake　　　　　　　　　　地震
ED triage　　　　　　　　急救伤病员分类
effective advanced life support 有效的高级生命支持
electrocardiography,ECG　　　　　　心电
electroencephalogram,EEG　　　　脑电图
emergency and critical care nursing 急危重症护理学
emergency cardiovascular care,ECC　心血管急救
emergency intensive care unit,EICU

　　　　　　　　　　急诊重症监护室
emergency medical service　　　　紧急医疗
emergency medical service system,EMSS

　　　　　　　　　急诊医疗服务体系
emesis　　　　　　　　　　　　呕吐
enema　　　　　　　　　　　　灌肠
enterotoxin　　　　　　　　　肠毒素
epilepsy　　　　　　　　　　　癫痫
extracorporeal carbon dioxide removal,ECCO$_2$

　　　　　　　体外循环 CO_2 排除疗法
extracorporeal life support organization,ELSO

　　　　　　　体外循环生命支持组织
extracorporeal life support,ELS

　　　　　　　体外循环生命支持疗法
extracorporeal lung and heart assist,ECLHA

　　　　　　　体外循环心肺辅助疗法
extracorporeal lung assist,ECLA

　　　　　　　体外循环肺支持疗法
extrapulmonary blood gas exchange,EPBGE

　　　　　　　　　　肺外血气交换

F

fire　　　　　　　　　　　　火灾
flood　　　　　　　　　　　　水灾
fraction of inspired oxygen,FiO$_2$　吸入氧分数

G

gastric lavage　　　　　　　　　洗胃
Glasgow coma score,GCS　　格拉斯哥昏迷评分

H

heat illness　　　　　　　　　　中暑
hemodialysis　　　　　　　　　血液透析
hemodynamic monitoring　　　血流动力学监测
hemoperfusion　　　　　　　　血液灌流

hospital emergency department　医院急诊科
hydrogenion(acidosis)　　　　氢离子(酸中毒)
hypo/hyperglycemia　　　　　低/高糖血症
hypo/hyperkalemia　　　　　　低/高钾血症
hypo/hyperthermia　　　　　　低/高温
hypovolemia　　　　　　　　低血容量
hypoxemia　　　　　　　　　低氧血症

I

incised wounds or cut wounds　　切伤或砍伤
integrated post-cardiac arrest care

　　　　　　　　综合的心搏骤停后治疗
intensive care unit,ICU　　　重症监护病房
intermittent mandatory ventilation,IMV

　　　　　　　　　　间歇强制通气
intracranial pressure,ICP　　　　颅内压
intravenous blood gas exchange,IVBGE

　　　　　　　　　静脉内血气交换
intravenous oxygenator,IVOX　静脉内氧合
invasive hemodynamic monitoring

　　　　　　　有创血流动力学监测

K

Kussmaul respiration　　　　库斯莫尔呼吸

L

laceration　　　　　　　　　撕裂伤
laryngeal mask airway,LMA　　　喉罩
luxation and semiluxation　　脱位和半脱位

M

Mallory-Weiss syndrome 食管-贲门黏膜撕裂综合征
mass casualty triage　　　　大规模伤员分类
mechanical ventilation　　　　机械通气
mineral disaster　　　　　　　矿难
minute ventilation,VE　　　每分静息通气量
monitor　　　　　　　　　　监护
motor　　　　　　　　　　　运动
multiple organ dysfunction syndrome,MODS

　　　　　　　多器官功能障碍综合征
multiple organ failure,MOF　多器官功能衰竭
muscarinic symptoms　　　　毒蕈碱样症状

N

nasopharyngeal airway　　　　鼻咽通气道
near drowning　　　　　　　近乎溺死
nicotinic symptoms　　　　烟碱样症状

O

obstruction of foreign body in respiratory tract	呼吸道异物梗阻
open wound	开放性创伤
organophosphorous insecticides,OPI	有机磷杀虫药

P

pain	疼痛
penetrating wound	贯通伤
percutaneous cardiopulmonary support,PCPS	经皮心肺支持
percutaneous tracheostomy	经皮气管切开术
plasmapheresis	血浆置换
poison	毒物
poisoning	中毒
post-traumatic stress disorder,PTSD	创伤后应激障碍
pralidoxime chloride,PAM-CL	氯解磷定
pralidoxime iodide,PAM-I	碘解磷定
prehospital emergency medical care	传统院前急救
prehospital index,PHI	院前指数
preparedness/readiness	准备/预备
pressure support ventilation,PSV	压力支持通气
primary triage	初级分类
prolonged life support,PLS	延续生命支持
pulse oxygen saturation,SpO_2	脉搏血氧饱和度
puncture wounds	刺伤

R

rapid defibrillation	快速除颤
recovery/reconstruction/evaluation	恢复/重建/评价
respiration	呼吸
respiratory rate,RR	呼吸频率
response/implementation	反应/实施
resuscitative ambulance	复苏救护车
resuscitative ambulance ship	复苏救护艇
return of spontaneous circulation,ROSC	自主循环恢复
revised trauma score,RTS	修正的创伤评分

S

snakebite	蛇咬伤
speech	语言
sprain	扭伤
status epilepticus,SE	癫痫持续状态
stress-related disorder	应激相关障碍
sudden cardiac arrest,SCA	心搏骤停
sudden cardiac death,SCD	心脏性猝死
sudden death,SD	猝死
synchronized intermittent mandatory ventilation,SIMV	同步间歇强制通气
systemic inflammatory response syndrome,SIRS	全身性炎症反应综合征

T

tablets	药物过量
tamponade cardiac	心包填塞
tension pneumothorax	张力性气胸
thrombosis heart	心脏栓塞
thrombosis lungs	肺栓塞
thyrotropin releasing hormone,TRH	促甲状腺素释放激素
tracheal intubation	气管内插管术
tracheostomy	气管切开术
traffic crash	交通事故
transient ischemic attack,TIA	一过性脑缺血发作
trauma	创伤
trauma score,TS	创伤评分
triage	分诊

U

unresponsive adiaphoria	无反应

V

ventilator associated pneumonia,VAP	呼吸机相关肺炎
ventilator-induced lung injury,VILI	呼吸机相关肺损伤
verbal	语言

W

World Association for Emergency and Disaster Medicine,WAEDE	世界急救和灾害医学协会
γ-aminobutyric acid,GABA	γ氨基丁酸

参考文献

CANKAOWENXIAN

[1] 张波,桂莉.急危重症护理学[M].3 版.北京:人民卫生出版社,2012.

[2] 许虹.急危重症护理学[M].2 版.北京:人民卫生出版社,2010.

[3] 李世胜.急重症护理[M].北京:北京出版社,2014.

[4] 王一镗,刘中民.灾难医学理论与实践[M].北京:人民卫生出版社,2013.

[5] 李巍.院前创伤救治教程[M].北京:人民卫生出版社,2012.

[6] 涂汉军,刘菊英,肖敏.实用院前急救手册[M].北京:人民卫生出版社,2013.

[7] 吴太虎,王运斗,何忠杰.现代院前急救与急救装备[M].北京:军事医学科学出版社,2013.

[8] 李巍,项晓培.院前急救诊疗常规和技术操作规范(2013 版)[M].北京:人民卫生出版社,2014.

[9] 沈洪,刘中民.急诊与灾难医学[M].2 版.北京:人民卫生出版社,2013.

[10] 罗彩凤.灾难护理学[M].南京:江苏科学技术出版社,2013.

[11] 杨丽丽,陈小杭.急重症护理学[M].2 版.北京:人民卫生出版社,2012.

[12] 刘晓云,杨丽.急救护理学[M].长沙:中南大学出版社,2011.

[13] 朱京慈,胡敏.急危重症护理技术[M].北京:人民卫生出版社,2011.

[14] 杨桂荣,缪礼红.急救护理技术[M].武汉:华中科技大学出版社,2012.

[15] 刘书祥.急重症护理[M].上海:同济大学出版社,2012.

[16] 卢根娣,席淑华,叶志霞.急危重症护理学[M].上海:第二军医大学出版社,2013.

[17] 关青.急危重症护理学[M].北京:人民卫生出版社,2009.

[18] 朴镇恩.实用心肺脑复苏术[M].北京:人民军医出版社,2012.

[19] 周会兰.急危重症护理学[M].北京:人民卫生出版,2013.

[20] 王正国.创伤学基础与临床[M].武汉:湖北科学技术出版社,2007.

[21] 吕静,许瑞.急救护理学[M].长沙:湖南科学技术出版社,2013.

[22] 杨丽丽,陈小杭.急重症护理学[M].北京:人民卫生出版社,2009.

[23] 周秀华.急危重症护理学[M].2 版.北京:人民卫生出版社,2006.

[24] 万长秀.急救护理学[M].2 版.北京:中国中医药出版社,2012.

[25] 周秀华.急救护理学[M].北京:人民卫生出版社,2001.

[26] 孟庆义.急诊护理学[M].北京:人民卫生出版社,2009.

[27] 王红梅.心理与精神护理[M].河南:河南科学技术出版社,2008.

[28] 周郁秋.护理心理学[M].2 版.北京:人民卫生出版社,2007.

[29] 林崇德.心理测量学[M].北京:人民教育出版社,1999.

[30] 沈洪.急诊医学[M].北京:人民卫生出版社,2008.

[31] 许方蕾,陈淑英,吴敏.新编急救护理学[M].上海:复旦大学出版社,2011.

[32] 汤文浩.外科学[M].2 版.南京:东南大学出版社,2012.

[33] 吴在德,吴肇汉.外科学[M].7 版.北京:人民卫生出版社,2008.

[34] 王吉耀.内科学[M].2 版.北京:人民卫生出版社,2007.

[35] 黎毅敏.急危重症护理学[M].北京:中国协和医科大学出版社,2014.

[36] 李小寒,尚少梅.基础护理学[M].5 版.北京:人民卫生出版社,2012.

[37] Amal Mattu,Ariun S. Chanmugam,Stuart P. Sadron,et al. 避免急诊科常见错误[M].李春盛,译.北京:科学出版社,2012.

[38] 刘均娥.急诊护理学[M].2 版.北京:北京大学医学出版社,2010.

[39] 中华人民共和国卫生部,中国人民解放军总后勤部卫生部.临床护理实践指南(2011版)[M].北京:人民卫生出版社,2011.

[40] 谭进.急危重症护理学[M].2 版.北京:人民卫生出版社,2011.

[41] 邓小明,姚尚龙,于布为等.现代麻醉学[M].4 版.北京:人民卫生出版社,2014.

[42] 龙村.ECMO——体外膜肺氧合[M].北京:人民卫生出版社,2010.

[43] Krisa Van Meurs. M. D.,Kevin P. Lally. M. D.,Giles Peek. M. D.,et al. ECMO:危重病体外心肺支持[M].李欣,王伟,译.3 版.北京:中国环境科学出版社,2011.

[44] 王平.急危重症护理学[M].北京:人民军医出版社,2007.

[45] 谢虹,张孟.急救护理学[M].合肥:安徽大学出版社,2012.

[46] 钟清玲.急危重症护理学(汉英文)[M].北京:人民卫生出版社,2009.

[47] 王丽华,李庆印.ICU 专科护士资格认证培训教程[M].2 版.北京:人民军医出版社,2011.

[48] 田永明,廖燕.ICU 护理手册[M].北京:科学出版社,2010.

[49] 钱远宇.急诊监护技术[M].上海:科学技术文献出版社,2010.

[50] 刘长文,严静.危重症临床基本监测与处置[M].北京:人民卫生出版社,2009.

[51] 徐国英,刘颖青,李春燕.急诊专业护士资格认证培训教程[M].北京:人民军医出版社,2013.

[52] 宋志芳.实用危重病综合救治学[M].北京:科学技术文献出版社,2007.

[53] Bowdle T A. Complications of invasive monitoring [J]. Anesthesiol Clin North America,2002,20(3):333-350.

[54] 覃惠娟.有创血流动力学监测进展及护理[M].中国医药指南,2012,10(8):253-254.

[55] 尤黎明,吴瑛.内科护理学[M].5 版.北京:人民卫生出版社,2012.

[56] 罗学宏.急诊医学[M].北京:高等教育出版社,2008.

[57] 王志红,周兰姝.危重症护理学[M].北京:人民军医出版社,2003.

[58] 李春盛.急诊医学高级教程[M].北京:人民军医出版社,2010.